全国中医药行业高等教育“十三五”创新教材

芳香按摩实践

（供针灸推拿学、康复治疗学等专业用）

主　审　赵　毅
主　编　陆　萍　姚　雷

中国中医药出版社
·北　京·

图书在版编目（CIP）数据

芳香按摩实践/陆萍，姚雷主编．—北京：中国中医药出版社，2019.9（2024.8重印）

全国中医药行业高等教育“十三五”创新教材

ISBN 978-7-5132-5605-6

Ⅰ.①芳…　Ⅱ.①陆…②姚…　Ⅲ.①天然香料-保健-中医学院-教材　Ⅳ.①R161

中国版本图书馆 CIP 数据核字（2019）第 112300 号

中国中医药出版社出版

北京经济技术开发区科创十三街 31 号院二区 8 号楼

邮政编码　100176

传真　010-64405721

保定市西城胶印有限公司印刷

各地新华书店经销

开本 787×1092　1/16　印张 14.25　彩插 1.25　字数 352 千字

2019 年 9 月第 1 版　2024 年 8 月第 4 次印刷

书号　ISBN 978-7-5132-5605-6

定价　59.00 元

网址　www.cptcm.com

服务热线　010-64405510

购书热线　010-89535836

维权打假　010-64405753

微信服务号　zgzyycbs

微商城网址　https://kdt.im/LIdUGr

官方微博　http://e.weibo.com/cptcm

天猫旗舰店网址　https://zgzyycbs.tmall.com

全国中医药行业高等教育“十三五”创新教材

《芳香按摩实践》编委会

主　审　赵　毅（上海中医药大学）

主　编　陆　萍（上海中医药大学）

　　　　姚　雷（上海交通大学）

副主编　（按姓氏笔画排序）

　　　　邓海平（上海中医药大学）

　　　　许　丽（浙江中医药大学）

　　　　李冬梅（云南中医药大学）

　　　　张海燕（北京市成人按摩职业技能培训学校）

　　　　陈幼楠（北京中医药大学）

编　委　（按姓氏笔画排序）

　　　　王红民（北京市盲人学校）

　　　　王晓宇（复旦大学附属徐汇医院）

　　　　冯　麟（贵州中医药大学）

　　　　李　洁（河北中医学院）

　　　　李丹丹（新疆医科大学）

　　　　李守栋（南京中医药大学）

　　　　杨　涛（河南中医药大学）

　　　　杨良兵（广州中医药大学）

　　　　吴靳荣（上海中医药大学）

　　　　张　欣（长春中医药大学）

　　　　陈　军（山东中医药大学）

　　　　林丽莉（福建中医药大学）

　　　　周　典（上海中医药大学）

　　　　郑　丽（苏州大学）

郑娟娟（上海中医药大学）
姚长风（安徽中医药大学）
黄锦军（广西中医药大学）
彭　进（湖南医药学院）
彭　亮（湖南中医药大学）
樊　云（湖北中医药大学）
秘　书　郑娟娟（上海中医药大学）

编写说明

芳香按摩以具有各种功效的芳香精油或精油组合制剂为介质，在中医理论和芳香疗法原理的指导下，通过规范的按摩手法和操作法，作用于人体体表，调整人的生理、心理状态，用以保健养生，并有一定的防治疾病作用。芳香按摩是芳香疗法的核心内容，在现代芳香疗法和中国传统芳香疗法中都占有举足轻重的地位。近年来芳香按摩备受关注，在全世界方兴未艾的全新的保健医学方式和整合医学中扮演着重要的角色。本书为全国中医药院校第一本有关芳香疗法的正式教材，也是国内第一本芳香按摩的专业教科书。

本教材分为七章。第一章芳香按摩概述，介绍了芳香疗法和芳香按摩的概念，以及中国传统芳香疗法和现代芳香疗法发展简史。第二章芳香精油的基础知识，包括精油的定义、提取方法、化学和物理性质及其安全性问题。重点介绍了34种芳香精油和13种基础油各自来源植物的学名、提取部位、提取方法与主要成分等，并从生理和心理两方面分别说明了各种芳香精油、基础油的功效应用。第三章芳香按摩的准备，包括环境和用具用品等一般芳香按摩的准备事项，以及芳香按摩的禁忌证和可能出现的意外及其处理方法等。第四章芳香按摩的基本手法，选编了13种芳香按摩的基本手法和复合手法，是芳香按摩实践的主体内容和教学重点之一。第五章芳香按摩操作实践，结合局部应用解剖和经络腧穴基础知识，根据各个部位的不同特点，阐述各部位芳香按摩操作法，也是芳香按摩实践的教学重点。第六章芳香按摩特定操作，介绍了淋巴引流和芳香塑身这两种特定操作法的操作步骤和动作要领，及建议使用的精油品种。第七章其他芳香应用方法介绍，介绍了鼻腔、口腔、黏膜和经由皮肤等不同途径的其他芳香应用方法，为芳香精油的日常使用提供参考。

本教材突出技能训练特点，动作讲解详细，且强调教材视觉效果，配有芳香植物插图56幅，手法及操作法配图265幅，腧穴插图61幅及其他芳香疗法插图11幅，以弥补文字描述之不足。不仅适应推拿手法专业教学拓展及实践应用需要，亦可供广大芳香疗法和推拿爱好者参考自习使用。

本教材由全国16所高等中医药院校和上海交通大学、苏州大学共同编写，同时联合了新疆医科大学、湖南医药学院、北京市盲人学校、北京市成人按摩职业技能培训学校及复旦大学附属徐汇医院在芳香按摩领域中的知名专家和资深教师执笔。第一章由赵毅、彭进执笔；第二章由姚雷、张海燕、陆萍、吴靳荣、郑丽执笔；第三章由周典、李洁、彭亮执笔；第四章由王晓宇、李守栋、杨涛、张欣、陈军执笔；第五章由陆萍、邓海平、王红民、郑娟娟、李冬梅、陈幼楠执笔；第六章由许丽、林丽莉、李丹丹、冯麟执笔；第七章由樊云、姚长风、黄锦军、杨良兵执笔。全书由陆萍、姚雷统稿。

感谢上海中医药大学赵毅教授对本书的悉心审阅和指导，沈雪勇教授提供的腧穴图片；感谢摄影师赵泳天、IFA燕尼珮尔国际芳疗学校校长李燕来女士为本教材的辛勤付出。

由于编者水平及时间所限，疏漏和不妥之处在所难免，殷望批评指正，以便再版时进一步完善。

《芳香按摩实践》编委会

2019年5月

目 录

第一章 芳香按摩概述

【导学】本章介绍了芳香疗法和芳香按摩的概念，以及中国传统芳香疗法和现代芳香疗法发展简史。通过学习，要求明确芳香按摩的概念，了解现代芳香疗法和中医传统芳香疗法的区别，以及从殷商时期至明清时期中国传统芳香疗法的古籍记载内容。重点掌握现代芳香疗法的发展源流。

第一节 芳香疗法与芳香按摩

一、芳香疗法

芳香疗法包括现代芳香疗法和中医传统芳香疗法两大体系。

现代芳香疗法，是指使用植物芳香精油来舒缓压力与增进健康的一种自然疗法。它以芳香植物蒸馏萃取出的精油制剂为介质，以现代芳香疗法理论为指导，以不同的方法如香熏、按摩、嗅吸、沐浴、热敷等，让精油作用于人体，通过调节人体的各大系统，激发人体自身的平衡和治愈功能，达到强身健体、改善精神状态的目的。“芳香疗法”这个名字来自拉丁文 Aromatherapy。“Aroma” 意谓芬芳、香气，即渗透入空气中的一种看不见但闻得到的精微物质，这里指植物精油的芳香挥发成分，亦指植物精油本身；“Therapy” 意谓对疾病的治疗。

中医传统芳香疗法的范围更广。它使用芳香类药用植物的多种制剂而不局限于精油，以中医传统理论为指导，通过焚香、膏摩、佩戴、熏衣、暖被、药枕、香囊、茗茶、蜡烛、鼻烟、沐浴、热敷、藏书、祭祀、药膳、化妆等不同方法，应用于日常生活和养生治疗各方面，对人体起到扶正祛邪、疏通经络、平衡阴阳、怡情养性等作用。

芳香疗法被广泛地应用于中医各领域，所用的芳香植物也具备草药的性质，但作为一种职业或行业，还是属于养生保健的范畴，或属于自然疗法。

二、芳香按摩

芳香按摩，是芳香疗法的主要组成部分之一。在现代芳香疗法和中国传统芳香疗法中都具有举足轻重的地位。

芳香按摩以具有各种功效的芳香精油或精油组合制剂为介质，在中医理论和芳香疗法原理的指导下，通过规范的按摩手法和操作法，作用于人体体表，调整人的生理、心理状态，起到保健养生作用，并有一定的防治疾病作用。

第二节　芳香疗法的历史

一、中国传统芳香疗法简史

（一）　殷商时期

中国最早的文字是殷商时期的甲骨文。根据出土的甲骨文可见，在殷商时期，芳香药物已在宫廷和民间得到应用，或作为化妆之品，或作为治疗之药。举行各种宗教仪式和重大的宫廷活动都要焚香以清新空气、消毒环境。殷商时期甲骨文中的“香”字写作“”，从黍从口，象盛黍稷于器之形，以见馨香之意。甲骨文中有几段文字，记载了为王室成员按摩前作的可行性占卜过程。其中《明》2354 记载：“辛亥卜，宾贞：勿取臭暨付（拊）?”（译文：辛亥日，名宾的占卜师卜问：是否叫臭和拊来按摩?）这一条卜辞中的“拊”是一位宫廷专职按摩师，“臭”是“拊”的助手，负责按摩前的焚香洁净、香汤沐浴之类的工作。由此可见，殷商的宫廷已经有了专职的按摩师和芳香工作人员，且芳香制剂也被用于焚香、沐浴等按摩配套程序中了。

（二）　先秦时期

先秦时期，边陲与海外的沉香等香料尚未进入内地，故内地的香料以香草为主，如椒、兰、芷、桂等植物。这一时期的古籍，《周易》载有白茅、兰香，《管子》载有大椒、檀香、白芷、蘼芜和香椒，《山海经》记载香类药有薰草、杜衡、苏叶、艾、佩兰、白芷、芎、秦艽、桂、檀等。《诗经》记载芳香药物 9 种，为青蒿、芸香草、兰香、菖蒲、白茅、益母草、艾叶、泽兰、檀香。屈原不仅是一位伟大的诗人，也是一位药物专家，他对芳香药物的应用代表了战国时期的最高水平。《九歌・湘夫人》：“荪壁兮紫坛，播芳椒兮成堂，桂栋兮兰橑，辛夷楣兮药房。罔薜荔兮为帷，擗蕙櫋兮既张。白玉兮为镇，疏石兰兮为芳。芷葺兮荷屋，缭之兮杜衡。合百草兮实庭，建芳馨兮庑门。”（译文：荪草装点墙壁啊紫贝铺砌庭坛，四壁撒满香椒啊用来装饰厅堂。桂木作栋梁啊木兰为桁椽，辛夷装门楣啊白芷饰卧房。编织薜荔啊做成帷幕，析开蕙草做的幔帐也已支张。用白玉啊做成镇席，各处陈设石兰啊一片芳香。在荷屋上覆盖芷草，用杜衡缠绕四方。汇集各种花草啊布满庭院，建造芬芳馥郁的门廊。）这些华丽诗句所描绘的芳香植物构筑和装饰的庭院居室，可以温暖芳香、避风除湿、辟秽驱虫、疏风散寒，有一定的医学道理。《九歌・云中君》载“浴兰汤兮沐芳”，较早记载了将芳香药物用作沐浴之剂。他的《离骚》，还有香药本草的服用描述：“朝饮木兰之坠露兮，夕餐秋菊之落英。”

当时人们已经懂得焚烧艾叶、菖蒲等来驱疫避秽。佩香囊、插香草、沐香汤、修香饰、供香酒的习俗，已在民间普及。每年端午期间熏燃各种香料植物以杀灭越冬后的各种害虫以防病的习俗一直流传至今。

1973 年，湖南长沙马王堆三号汉墓出土的先秦医书《五十二病方》，记载的芳香药物有白芷、芎䓖、辛夷、厚朴、蜀椒、桂、菌桂、姜、葱等。还有香囊的应用。

《灵枢·经筋》治疗面瘫运用了膏摩法，以马膏涂摩其痉挛侧，而以“白酒和桂”涂摩其弛缓侧。白酒和桂有活血化瘀、祛风通络、芳香理气的作用。手法为“拊”法。

1972年，甘肃武威出土了东汉医简92枚，名《治百病方》，其中木简78枚，木牍14枚。其中一张膏摩方“治千金膏药方”尤为引人注目。其摩膏的药物由川椒、川芎、白芷、附子4味中药组成，主要为芳香药物，以后历代的膏摩方也大多采用了芳香药物。其膏摩的临床操作，是“薄以涂之”，再用“三指摩”的手法按摩，“摩之皆三干而止”，即摩到药物吸收，反复三次。“治千金膏药方”膏摩法的适应证，有喉痹、血府痛、咽干，适合口服和外敷的病证还有心腹痛、嗌痛、齿痛、昏衄、金创、头痛和妇女产后诸病等。

（三）　两汉南北朝

西汉时期，随着陆上丝绸之路和海上丝绸之路的繁荣，沉香、郁金、苏合香、熏陆、檀香、胡椒、龙脑香、安息香等香药经丝绸之路，从波斯等国传入内地。汉武帝用沉香祭天。《补后汉书艺文志》录有郑玄的《汉宫香方注》。说明当时汉代香药的使用已经普及。

《汉书·司马相如传》：“其东则有蕙圃衡兰，芷若射干，穹穷昌蒲，江离蘼芜，诸柘巴且……其北则有阴林巨树，楩楠豫章，桂椒木兰，檗离朱杨，樝梨梬栗，橘柚芬芳。”《后汉书》《三国志》也记载了蕙、兰（木兰）、芷、麝香、苏合香、辛夷、艾、当归等香药本草。

东汉·张仲景所撰《金匮要略》，最早记载了“膏摩”一词。

《肘后救卒方》对我国汉代以前已经广泛应用的膏摩法做了首次系统总结。膏摩疗法的内容主要集中在卷八《治百病备急丸散膏诸要方第七十二》。摩膏的主要药物组成，包括了当归、川椒、细辛、川芎、杏仁等芳香药物。《肘后救卒方》还介绍了一种面部美容按摩法：“疗人䵟，令人面皮薄如蕣华方：鹿角尖，取实白处，于平石上以磨之，稍浓取一大合，干姜一大两，捣，密绢筛，和鹿角汁，搅使调匀。每夜先以暖浆水洗面，软帛拭之。以白蜜涂面，以手拍，使蜜尽，手指不粘为（尽）。然后涂药，平旦还，以暖浆水洗，二三七日，颜色惊人。涂药不见风日，慎之。”（卷六《治面疱发秃身臭心惛鄙丑方第五十二》）这种涂润肤剂后以手指拍打面部的美容方法很有科学性，它既可促进面部的血液循环，又避免面部肌肤受过度牵拉的伤害，现代美容界至今仍很推崇这一手法。而芳香药物干姜在面部美容中的作用，也值得关注。

南朝史学家范晔，不仅撰《后汉书》传世，而且编写了我国第一部香类方药专著《和香方》。原书已佚，沈约的《宋书》记载了该书自序：“麝本多忌，过分必害；沉实易和，盈斤无伤。零藿虚燥，詹糖黏湿。甘松、苏合、安息、郁金、奈多、和罗之属，并被珍于外国，无取于中土。又枣膏昏钝，甲煎浅俗，非唯无助于馨烈，乃当弥增于尤疾也。”既有国产香药，也有进口香药，还提出了用药过量对人体有害。

膏摩在魏晋南北朝时期在民间也已流传。《说郛》卷七引晋代曹毗《杜兰香别传》：“杜兰香降张硕。硕问祷祀何如。曰：‘消摩自可愈疾，淫祀无益。’兰香以药为消摩。”

消摩，明代的方以智《通雅》、张萱《疑耀》、清代的周亮工《书影》都认为是按摩。“以药为消摩”是一种膏摩疗法，这是芳香药物按摩的较早记载。

（四）唐宋时期

唐宋时期是芳香疗法应用的鼎盛时期。

《隋书·经籍志》著录了《香方》《杂香方》《龙树菩萨和香方》三部香药医方。这是汉魏南北朝以来宫廷、民间、寺院用香经验的总结。《旧唐书》《新唐书》记载的香药贡品就有30多种，主要有沉香、麝香、龙脑、甲香、詹糖香、郁金香、白胶香等。

唐代，以芳香药制作的口脂、面药等芳香美容化妆品在宫廷和民间流行。

唐代《法苑珠林》记载了在寺庙中建浴室以芳香沐浴治疗恶疮：“又《福田经》云：有比丘名阿难。白世尊曰：我念宿命生罗阅只国为庶民子，身生恶疮治之不瘥。有亲友道人来语我言，当浴众僧取其浴水，以用洗疮便可得愈，又可得福。我即欢喜往到寺中，加敬至心，更作新井，香油浴具，洗浴众僧。以汁洗疮，寻蒙除愈。从此因缘。所生端正，金色晃昱，不受尘垢。九十一劫常得净福庆佑广远。今复值佛心垢消灭逮得应真。又十诵律云：外国浴室形图犹如圜仓，开户通烟下作伏渎，出外内施三擎阁齐人所及处，以瓶盛水满三重阁，火气上升。”

《千金要方》《千金翼方》《外台秘要》等医籍记载了很多香药本草。也有以芳香药物为主的膏摩方，如《千金翼方》治疗蛇蜂蝎毒的“大麝香丸”。

宋代，海上丝绸之路的发展，加快了海外香料药的进口，以及从沿海口岸销往全国各地。一艘20世纪70年代从泉州打捞上来的宋代沉船，其货舱所藏的香料药就将近2吨。描绘汴梁风貌的《清明上河图》有沉香的广告。一香铺前的招牌上写着“刘家上色沉檀楝香”字样。宋代记录和研究香文化的专集有洪刍《香谱》、范成大《桂海香志》、叶廷圭《名香谱》、沈立之《香谱》。宋代《政和本草》《证类本草》《太平圣惠方》《圣济总录》等医书，也记载了大量香药本草和香类医方。

北宋王怀隐等编订的《太平圣惠方》，继《肘后救卒方》《千金要方》后，又一次对膏摩法做了总结。记载了摩顶油、摩顶膏、摩顶细辛膏、摩风白芷膏、麝香摩膏等膏摩方近百首，远远超出了《千金要方》和《外台秘要》。如用摩腰圆（丸）治疗腰痛，其主要方药组成就是丁香、麝香、芸苔子、龙脑等芳香药物。

北宋末年的《圣济总录》，是宋代又一部大型官修方书。其中一首著名的“大补益摩膏”，更是将芳香类药物运用到了极致：“治五劳七伤，腰膝疼痛，鬓发早白，面色萎黄，水脏久冷，疝气下坠，耳聋眼暗，痔漏肠风。凡百疾病，悉能疗除。兼治女人子脏久冷，头鬓疏薄，面生䵟黵，风劳血气，产后诸疾，赤白带下。大补益摩膏方：木香、丁香、零陵香、附子（炮裂）、沉香、干姜（炮）、舶上硫黄（研）、桂（去粗皮）、白矾（烧灰研）各一两，麝香（研）、腻粉（研）各一分。上一十二味，捣罗八味为末，与四味研者和匀，炼蜜丸如鸡头实大。每先取生姜自然汁一合，煎沸，投水一盏，药一丸同煎。良久化破，以指研之，就温室中蘸药摩腰上，药尽为度。仍加绵裹肚系之，有顷，腰上如火。久用之，血脉舒畅，容颜悦泽。”（卷八十九·虚劳腰痛）

（五） 金元时期

元代，中国的版图扩大到了与波斯接壤的地区，芳香药物从西北丝绸之路的进口数量大大增加。

金元四大家之一的朱丹溪，擅长运用摩腰膏。据《丹溪心法》和《丹溪治法心要》记载，摩腰膏的成分为附子、乌头、南星、朱砂、干姜、雄黄、樟脑、丁香、吴茱萸和麝香，主要由芳香药物组成，制成龙眼大的药丸。用时以姜汁化开，如厚粥状，置掌中，烘热后掌摩腰部，再用烘软帛缚定，感觉腰热如火。主治老者虚人腰痛。经过身为一代名医的朱丹溪的推荐，更由于摩腰膏的确切疗效，这张摩腰膏方流传极广。明代的《证治准绳》《明医指掌》《杂病治例》《玉机微义》《仁术便览》《万氏家传宝命歌括》都相继记载推行摩腰膏。直至清代，在《理瀹骈文》《急救广生集》等书中还有人继续使用摩腰方。清代徐大椿在《兰台轨范》中说："有人专用丹溪摩腰方治形体之病，老人虚人极验，其术甚行。"

（六） 明清时期

明清时期，中国的四大发明先后传到国外，郑和的船队七下西洋，将中国的丝绸、茶叶、瓷器带到南亚、西亚大陆各国，也将当地的各种香药带回国内。芳香药物在民间得到更为广泛的普及。《明史》《清史稿》记载了沉香、安息香、降香、龙涎香、乳香、胡椒、肉豆蔻、片脑、檀香、木香、丁香、蔷薇水、苏合油等大量芳香类药物。明代李时珍《本草纲目》记载了香药本草100多种。清代吴其濬《植物名实图考》专辟"芳草"类，图文并茂地介绍了数十种芳香类本草植物。

《明史·列传第二百八》记载：1403年明成祖即位，朝鲜国遣使朝贡。说到其国王的父亲有疾，希望能得到龙脑、沉香、苏合香、香油等物，"帝命太医院赐之"。

明代《古今医统大全·卷九十八·通用诸方补遗》记载了香身丸、香肥皂、福建香茶饼、合香、衣香解汗气、北京上料肥皂丸、上料安息香方、中料安息香、下料安息香、龙桂香饼料、扇坠香等大量芳香方剂。如"香身丸：治人身汗气、恶气、口齿气。零陵香、藿香（各二两），白芷、丁香、香附子、当归、槟榔、益智仁（各一两），甘松、官桂（各半两），白豆蔻（三钱），麝香（三分）。上为末，炼蜜丸如豆大，噙化，久之则透体皆香。"《古今医统大全·卷之八十五·临产须知》记载了以香油摩腹部用于助产："经验滑石散。治产难，水下胞干，胎滞不生，用此最效。滑石（飞过，一两），白蜜、香油（各半盏）。上将油蜜，慢火熬熟，三四沸，掠去沫，调滑石末，顿服。外以油调于产妇脐腹，上下摩之，立效。"

清代，我国掌握了芳香植物的蒸馏提取技术。据《御香缥缈录》第三十二回记载，慈禧太后已经运用蒸馏法提取耐冬花的精华用于美容："太后的梳妆台将安息前的半小时光景，太后既把那些鸡子清用香皂和清水洗去以后，接着便得另外搽上一种液汁，这种液汁也是太后自己所发明的，它的制法如下：制造的手续是并不怎样繁复的，只是那一套用具却很特别。它的构造的意义大致和现代的蒸馏器相同，全部是铜制的，一排共是三个圆筒；第一个圆筒里面是安着少许的水和酒精，下面用不很猛烈的火焰蒸着，于是那酒精和水所蒸发成了的水汽便打一根很细的铜管里流往第二个圆筒里去，这第二个圆筒内是满装着许多的耐冬花，下面也燃着火，待第一个圆筒内流来的汽水，再合着这些耐冬花蒸上一会之后，自然又蒸发成一种水汽，这种水汽便打另外一支细铜管中流进了第三个圆筒中去；这时候所得的水汽，已是酒精，水和耐冬花三者所混合成的精液了，而且是充满着一股花香，像我们所习用的香水精差不多，又因蒸煮它很费工夫，不能不预先积储若干，以便太后每晚敷用。这种液汁据说是富于收敛性的，它能使太后脸上方才已经鸡子清绷得很紧的一部分的皮肤重复宽弛起来，但又能使那些皱纹不再伸长或扩大，功效异常伟大；因此每晚太后在上床以前所做的最末的一件事，便是搽抹这种花液。”

芳香美容的各种商品也在民间广泛流通。清道光刻本《诸珍美备》，记载北京正阳门外大栅栏中间路北，有云香阁熟药香货胰皂脂粉店。有金花沤、金花胭脂、荷花胭脂等产品介绍。

二、现代芳香疗法简史

芳香疗法（Aromatherapy）起源于古埃及，近代盛行于欧洲。

植物油，例如橄榄油、芝麻油和亚麻子油，在新石器时代就已经被提取出来了，同时出现了浸渍芳香植物以制取芳香油的做法。芳香油的使用方法，一种是用于烹饪，一种是涂抹身体。有关芳香油医疗作用的文字记载，最早来自古埃及人的文献，记录了当时人们用芳香油来治病、浴后按摩、配置膏药和处理木乃伊。在古埃及新王国时期第十八王朝的法老图坦卡蒙（Tutankhamun，前1341—前1323年）的墓中发现了一块镶嵌板上的绘画，描绘其王后正在为他身上涂抹芳香油（图1-1）。

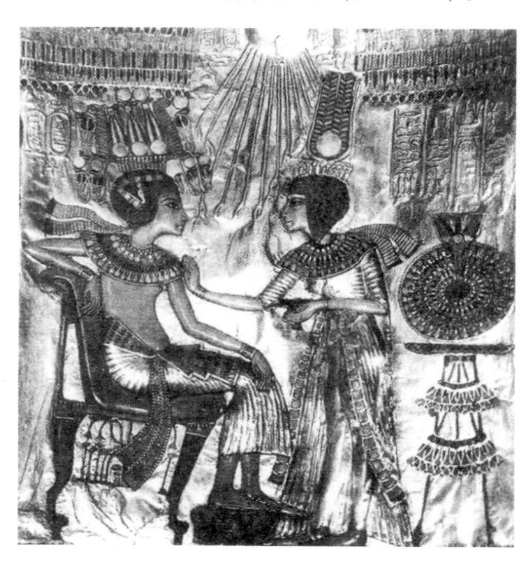

图1-1 图坦卡蒙法老的妻子为其涂敷芳香油的绘画

在其他古代文明中，都有用芳香植物浸渍的油或油脂涂在皮肤上的记载。在中南美洲，印加人、玛雅人都在洗蒸汽浴和按摩时使用松木油等芳香油。利用芳香油来按摩，一直是印度草医学的一个重要组成部分。

在欧洲，古希腊人向古埃及人学了不少芳香油的知识。西方医学奠基人希波克拉底（Hippocrates）建议，为了维持健康，每天都应该洗芳香浴和接受按摩。把芳香油用于外涂的治疗手段，也持续了几个世纪。12 世纪德国著名的基督教神秘主义者和治疗医师希尔德加德（Hildegard），留下了许多用芳香油涂在皮肤上治疗疾病的方法。以后，药物疗法逐渐代替了传统的草药，草药和芳香疗法不再为人们喜爱。

现代形式的芳香疗法起源于 20 世纪 20 年代的法国。当时法国化学家盖特·福赛（Rene Maurice Gattefosse）在偶然的机会发现欧薄荷的油有特殊的治疗作用。有一次他在自己的香料实验室不小心烫了手。惊慌之下他立即从身边的瓶子里倒出欧薄荷油涂在手上，他的手很快得以痊愈并且未留下疤痕。欧薄荷油的奇特效果引起了他对芳香精油的医疗特性的兴趣，于是开始研究芳香精油的治疗效果。1928 年，其研究成果发表于科学刊物上，首次提出了“芳香疗法”的概念。

二战以后，一位在法国工作的奥地利护士玛格丽特·摩利（Marguerite Maury）为芳香疗法做了大量推广和普及工作。她的著作《摩利夫人的芳香疗法》1961 年以法文问世，原名是《青春的财富》，1964 年被译成英文。其内容包括健康、美容、饮食、烹饪、植物、精油及理疗。现在已成为芳香疗法从业人员的必读手册。

盖特·福赛的论文影响了一批法国的医生。其中有一位外科医师让·瓦尔内（Jean Valnet）博士，他将芳香精油应用成果写成了芳香疗法的“圣经”《芳香疗法实践》（*The Practice of Aromatherpy*）。他将盖特·福赛创立的芳香分子学和临床医学相结合，开始在临床医学上应用。1971 年创立植物芳疗学院，培养了一大批法国著名的具有医学背景的芳疗师。其后，法国全科医生拉普拉兹（Jean Claud Lapraz）和杜拉佛尔（Christian Duraffourd）对植物疗法精油的抗感染、抗病毒功效，植物疗法和人的身心平衡三个方面做了深入研究。两人合著有《植物疗法的临床应用》《药用植物——从传统到科学》《传染病的植物疗法 ABC》等书。医师潘威尔（Phenoel）和芳疗师法兰贡（Franchomme）合作，在 20 世纪 80 年代出版了《精确芳疗学》一书，对芳香分子的化学结构和芳疗的临床应用进行了总结。以后潘威尔在巴黎成立了潘威尔芳疗学院。另外，法国药剂师多米尼克（Dominique Baudoux）和法兰贡于 1975 年共同创立普罗芳实验室，开展精油及其治疗功效的研究。多米尼克于 1981 年创立多米尼克国际芳疗学院，著有《芳疗学：用精油自我治愈》《实用芳疗学》等 23 部专著。法兰贡离开普罗芳后于 80 年代初在罗马尼亚成立国际芳疗学校。

【思考题】

1. 何谓现代芳香疗法？
2. 如何理解中医传统芳香疗法？
3. 芳香按摩是如何定义的？
4. 《五十二病方》中记载了哪些芳香药物？
5. 现代形式的芳香疗法起源于何时何地？

第二章　芳香精油的基础知识

【导学】本章概述了芳香精油的基础知识，包括精油的定义、提取方法、化学和物理性质及其安全性问题。重点介绍了 34 种芳香精油和 13 种基础油的基源植物的学名、提取部位与提取方法，其各自的主要产地、主要成分，并从生理和心理两方面分别说明了各种芳香精油、基础油的功效应用。

在讲述了各种精油和基础油的成分与功效特点后，本章还介绍了一些适用于常见皮肤问题、情绪心理问题等的复方精油配方，以及复方精油调配时必须掌握的调配原则、方法与注意事项等。

第一节　精油概述

一、精油的定义

精油一词起源于欧洲，它的英文是 Essential oil，其词又来源于拉丁语的“essentia”，意即“本质”的意思，也就是说精油是植物香的根本。但是精油并不完全局限于植物，还有少量来自于动物，比如麝香（来自麝科动物成熟的雄体香腺囊中的分泌物）、抹香（来自于鲸消化系统的肠梗阻物质）。因此，植物精油是指从发香植物的全体或部分器官如花（玫瑰、薰衣草）、根茎（白芷、生姜）、叶片（薄荷、欧洲茶树）、树皮（桂皮）、果皮（柑橘）、种子（胡椒、八角）、树脂（乳香、没药）等通过水蒸气蒸馏，或压榨法，或有机溶剂法获取的挥发性的萜烯类化合物。

精油的特点是：

（1）每种精油都是由多种化合物组成。到目前为止，测得的精油化合物种类没有少于 15 种的，其化合物多属单萜、倍半萜和双萜的萜烯类化合物。

（2）分子量小，容易挥发。

（3）精油在常温下多呈液体状态，大多数化合物不溶解于水，可以溶解于油脂和有机溶剂。

（4）因为是萜烯类化合物，双键多，暴露于空气中容易氧化。

（5）未经稀释的精油有一定的刺激性和腐蚀性。

（6）每种精油都含有其特征性组分，从而产生区别于他种的特征性香气。

（7）每种精油的特征化合物都具有不同的生物活性，因而具备不同的功效。

（8）有些精油的特征性化合物，也可能是致敏物质或是毒性物质，从而引起安全性问题。

（9）精油是可燃液体，一般精油的燃点均在45～100℃，属于三级液体易燃危险品。

二、芳香植物产生精油的原因

精油是芳香植物生命活动中重要的代谢产物。研究发现，芳香植物的精油成分和浓度，在不同生长时期、不同环境条件下会发生变化，在植物生殖生长期和在环境胁迫的条件下精油含油率会显著增加。芳香植物和周围其他生物种类在长期相互适应和协同进化的过程中已经建立了互惠互利的关系，植物不像动物那样遇到不良环境会逃逸或迁徙，只能通过自身产生和释放一些化合物，来抵御环境的压力并完成传宗接代的历史使命。科学家发现，芳香植物往往通过分泌各种萜类挥发性化合物来吸引昆虫为之授粉，昆虫会根据这些气味浓度的梯度，朝目标物飞去，这些挥发性物质是昆虫的引诱剂，同时也是我们称为精油的物质。植物在遭遇环境胁迫、病原微生物的侵害，以及遭受植食性动物侵食时也会大量产生精油物质。植物正是通过分泌精油物质行使化学通信作用，调控昆虫的授粉行为，抑制和调控与周围其他植物的相互关系。

油室、树脂道、油腺（图2－1）是分泌精油的主要部位，它们有些分布在植物的叶和表皮，有些在花瓣，有些在根茎，有些在树皮或树干。分泌精油的量和强度与植物生长的不同时期、不同环境有关。

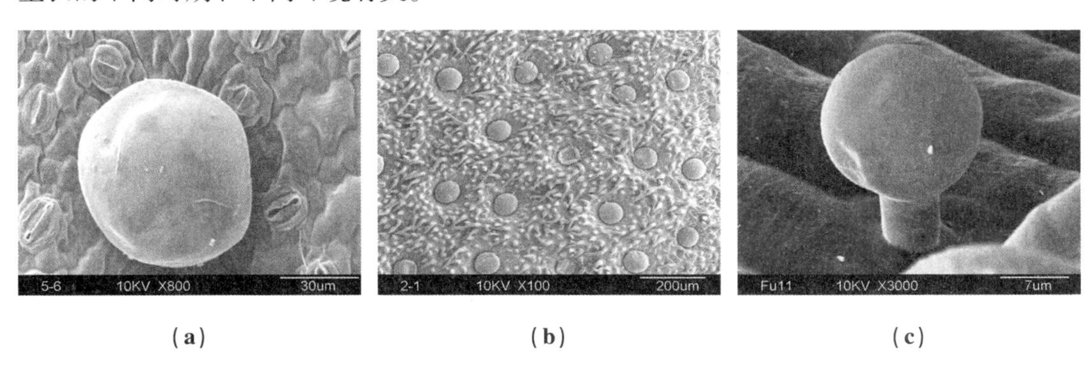

（a）　（b）　（c）

图2－1　薄荷（a）、牛至（b）、鼠尾草（c）油腺细胞

三、精油的提取方法

精油的提取方法主要有：水蒸气蒸馏法、有机溶剂浸提法、压榨法、微波辅助法、吸附法、分子蒸馏法、超临界二氧化碳流体萃取法等。本节所介绍的芳香植物加工和精油提取方法，均属物理方法。因为应用于芳香疗法的精油产品，决定其生理和情绪疗效的关键在于精油纯天然的化学组分和配比，故须采用非化学提取方法，即在精油提取的过程中，不添加任何的化学物质。

1. 水蒸气蒸馏法　水蒸气蒸馏法在精油提取方法中占主导地位，且应用于规模化生产。此法早在16世纪的欧洲就已开始使用，至今仍为人们所沿用和改进。水蒸气蒸馏法的优越性在于设备成本较低、操作方法简单、无污染物质残留等。鉴于提取效率、成本和精油安全性的考虑，水蒸气蒸馏法目前被用作植物精油提取的主要方法。

国内外应用水蒸气蒸馏法提取精油的芳香植物主要有迷迭香、薰衣草、百里香、罗勒、香叶天竺葵、柠檬草、鼠尾草、香桃木、柠檬马鞭草、菊花、西洋甘菊、罗马甘菊、香锦菊、薄荷、玫瑰、莳萝、紫苏、丁香、大叶桉、柠檬桉、白千层、牛至、肉桂、月桂、香茅、蔷薇、神香草、岩兰草、檀香、欧蓍草等。

水蒸气蒸馏的基本原理是油水共沸。精油中有许多成分，沸点各不相同，其中多数成分的沸点在100℃左右。水蒸气蒸馏法就是利用了精油的这一特点，使与植物汁液混合的蒸馏水汽化成水蒸气时带着精油分子一起蒸发出植物表面，然后再将混合水蒸气冷却成水滴，回落在油水分离器中（图2－2）。

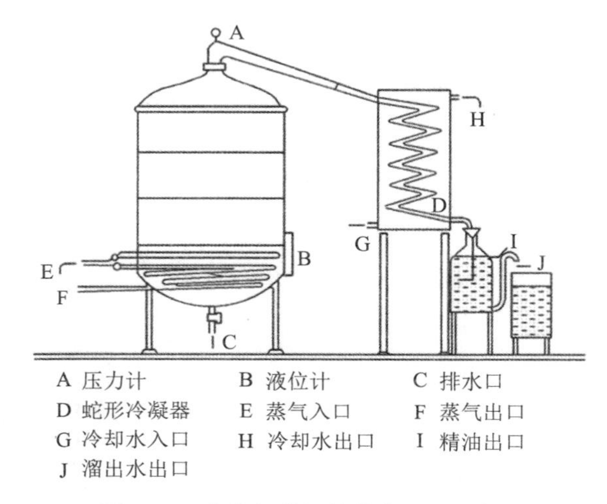

图2－2　水蒸气蒸馏的基本原理示意图

2. 压榨法　压榨法必须在室温或低温下进行，通过外压力将柑橘皮的油囊破碎，使精油从柑橘皮油囊中分离出来的一种操作。主要用于柑橘类精油的提取，如甜橙、柠檬等，姜油也采用此法提取。柑橘类精油的化学成分都是热敏性物质，如甜橙油除含有大量易于变化的萜烯类成分外，其主香成分醛类（葵醛、柠檬醛）受热容易氧化、变质，因此，柑橘类精油适于用冷压和冷磨法。

3. 吸附法　吸附法的应用远比蒸馏法少。那些不宜在水蒸气里蒸煮或不宜在高温中加工的鲜花如茉莉、桂花、栀子花等用吸附法更易获取高品质的头香。用作吸附剂的物质要有大的表面积，在工业上大量使用的吸附材料是硅胶和活性炭，少量加工也可采用脂吸法。

脂吸法是萃取精油最古老的方法，即利用油脂来吸收芳香精华。在层层相叠的玻璃片中涂抹厚厚的油脂（猪油或牛油），放入花朵后盖上静置，期间更换花朵，直到油脂吸满芳香分子，再将油脂与芳香精质分离，需用时20～30天。用脂吸法提取的精油浓度高、气味饱满，但其缺点是加工时间长、成本高。

四、精油香气的鉴定及其化学和物理性质

每种精油的特征性化合物各不相同，即使同种精油，因提取方法或贮藏方法的不同亦会使精油成分产生变化，所以，精油物理性质和化学性质的测量可以区分精油的种类差异和质量的优劣。首先，香气是鉴别精油质量的主要指标。其次，精油的物理和化学性质也是区分精油质量好坏的重要指标。精油的物理和化学性质及测试方法如下。

1. 精油的物理性质 通常通过相对密度、折光指数、旋光度、颜色来描述。

（1）相对密度：相对密度是检验精油质量的物理常数之一。比重是相对密度的一种表达方式。例如精油在15℃时的比重在0.6962～1.188之间，多数精油的比重都小于1（如月桂油的比重是0.940）。一个地区、一种精油的比重都在一个范围之内，通过测定比重，可以初步判定其品质和组成变化程度。1981年4月，ISO 279公布了精油相对密度的测定方法，并定义了精油相对密度的概念，即一种精油的相对密度是指在20℃时，一定体积的精油质量与20℃时同体积蒸馏水的质量之比。常用测定方法有比重瓶法、韦氏比重秤法和密度计法。

（2）折光指数：光穿过空气的速度和穿过其他介质的速度是不同的，光穿过空气的速度与穿过某检测样品的速度的比值，称为折光指数。测定折光指数可以检查香精的组成变化程度和判断不同的精油。精油的折光指数指在一个恒定的温度下，当具有一定波长的光从空气射入精油时，光线入射角的正弦与折射角的正弦的比例。目前主要借助阿贝折光仪和数字式折光仪进行测量。

（3）旋光度：旋光度是精油的重要物理常数之一，通过测试物质的旋光度（或比旋光度）可以区别或检查其纯杂程度。不少精油成分有旋光性，有使偏振光的偏振面向右或向左旋转的性质，右旋用“+”，左旋用“-”表示。因为一种精油的旋光度在一定的范围内，所以这个指标是检验精油质量的重要指标。例如，柠檬油的旋光度是+57°～+65°，如果加了松节油，旋光度就改变成+25°～-40°了，表明原来的结构已经发生了变化。

（4）精油的颜色：大多数精油的颜色是黄、淡黄或深黄色，如薰衣草、薄荷、柠檬等。但也有蓝色精油，如洋甘菊；红色精油，如山萩油。同一种精油，也会因质量的变化在同一色系中呈现深浅各异的现象。所以，精油的颜色也是判断精油种类和精油质量的标准之一。

目前比较常用的有目测法、紫外分光光度法和色差法，其中罗维朋比色仪（属于目测法）比较常用，罗维朋滤色片是用颜色由浅到深的玻璃组成的。红色用R表示，蓝色以B表示，黄色以Y表示，中性色实为不同程度的黑色，称为中性灰色，用N表示。所以罗维朋用R、B、Y、N四个标度值来描述。分光光度法是基于溶液对光的选择性吸收而建立起来的一种分析方法，有色物质溶液的颜色与其浓度有关。溶液的浓度越大，颜色越深。利用光学比较溶液颜色的深度，可以测定溶液的浓度。色差法是比较样品溶液和标准溶液总色差大小的一种方法。

2. 精油的化学性质

（1）精油品质鉴定的化学测试：即精油酸值测试。因精油在加工过程中或者在储藏过程中都会发生精油的氧化和水解，这时精油的酸值变大，所以通过酸值的测定可以检验精油的质量。精油的酸值是指中和1g精油试样中游离酸所需要的氢氧化钠毫克数。

（2）精油化学成分的测试：精油的化学成分目前多采用气相色谱分析法（gas chromatography），简称气相色谱。以气相作流动相的色谱过程，一般沸点500℃以下的物质，热稳定性好的组分均可以被分离和测定。

精油是由萜烯类化合物（图2-3）组成，这类化合物根据异戊二烯原则，以1个异戊二烯即5个碳骨架为单位，1个异戊二烯为半萜，但这在精油中并不存在。2个异戊二烯，即10个碳原子头尾相连的为单萜，单萜在精油中很多，多属中、低沸点的部分。如果是15个碳原子的则称为倍半萜，二萜即20个碳原子，三萜即30个碳原子，它们的分子量很大，不属精油成分，通过蒸馏法很难获取。

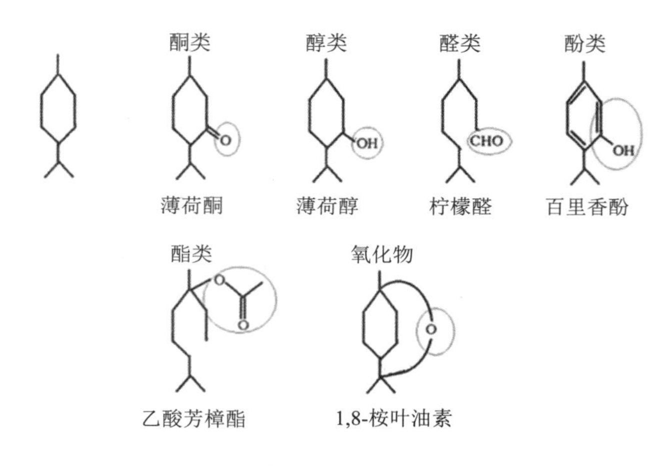

图2-3 萜烯类化合物结构分子图

单萜类，多为植物精油的主体香部分。

倍半萜类，在自然界分布很广，异构体很多，沸点高，是很多种精油中比较重要的微量成分。如柚子中的圆柚酮，卡南加油中的金合欢醇，大花茉莉中的橙花叔醇以及香根油中的香根酮等。

双萜，一般不在水蒸气蒸馏出的精油中存在，多出现在溶剂萃取油和浸提油中。由于国际上规定芳香疗法使用的精油不能含有有机溶剂，所以在本教材中不予阐述。

凡是有相同分子式，而性质和结构不相同的化合物称为异构体，这种现象称为异构现象。分子中原子或原子团相互连接的次序相同，即结构相同，但在空间的排序却不相同，这样的异构体称为立体异构体。因此，天然来源的香料内涵更丰富、更独特，其精油成分呈现的异构现象及特有功效，合成香料至今无法完全模仿和取代。

精油中微量成分也是天然香料无法全方位模造的原因之一。例如，玫瑰花的香气成分被检测出300多个组分，其中香茅醇、玫瑰蜡等9种成分占1%以上；香叶醇、橙花醇、β-苯乙醇、丁香酚甲醚、芳樟醇、金合欢醇以及丁香酚等成分占84%，上述成分均不能呈现玫瑰精油特有的香气。而一些微量成分如玫瑰醚（0.45%）、橙花醚、玫瑰呋喃（0.16%）、β-突厥酮、β-突厥烯酮（0.14%）等则对玫瑰精油香气起到了重要作用。

（3）精油的功效性：某种精油的功效取决于它所含有的特定化合物，以及它所含化合物的综合作用。因为每种精油含有化合物的种类不止一种，往往几十种或上百种，所以无法简单判断其功效。近30多年来，研究者们一方面不断总结前人的实践经验，另一方面通过动物实验、体外实验、临床试验验证前人总结的功效，同时发现新的功效。例如德国精油化学家Kurt Schnaubelt认为，95%的精油种类有抗感染作用，75%的精油种类可用于心理治疗，具有调节神经系统和平衡激素水平的作用，50%的精油种类可治疗慢性炎症和具有抗过敏作用，25%的精油种类有辅助治疗代谢障碍的作用。

第二节 精油的安全性

一、精油的安全性概述

精油的安全性是一个复杂的话题，它包括以下几个方面：

（1）香料作物种植过程中因农药化肥的过量使用、环境污染造成香料作物中含有不安全的物质，从而导致在精油提取加工过程中此类物质被带入精油的安全性问题。

（2）采用有机溶剂法萃取精油过程中有机溶剂混入精油造成的安全性问题。

（3）精油提取后因储藏罐选用不当（如塑料壶、铁质罐、不避光、不密闭），而产生的污染和氧化问题。

（4）贮藏场所潮湿、强光、高温造成精油的质量劣化。

（5）某些精油本身就含有较高的酮类化合物、酚类化合物、内酯化合物等，直接给人体带来危害。

（6）精油不经稀释直接使用带来的灼伤、刺激和危害。

（7）孕妇、儿童、癫痫病人不宜使用精油的时候而错误大量使用导致的危害。

（8）一些对精油过敏的人群使用了精油。

（9）多数精油不能口服，却被误饮。

（10）对化学型的混淆，造成误用。

二、“天然”“标准”不等于“安全”

精油属于植物天然产物，由于天然产物多少都会因为气候的变化等不可抗拒的客观原因造成批次间和年度间化学成分和物理性质的变化，精油生产商为了能持续稳定地满足市场的需要，根据其生产精油化学成分的变化规律制定企业自己的精油标准（该标准须报批国家相关部门并备案），说明其生产的精油的化学成分的变动区间和物理性质。某种精油的国家标准是指国家标准制定的相关部门在本国各企业标准的基础上制定一个比较通用的精油标准，且该标准在企业进行国内外贸易时适用。

工厂生产加工出来的精油只是原料，它会进一步通过香精香料公司、化妆品公司、食品企业，洗涤用品、药材公司，芳香疗法企业（在国外很多国家把芳香疗法作为辅助医疗手段用于治疗和保健）、纺织或时尚行业等不同企业，这些企业根据自己产品的特点或需求，对原料进一步整理、提纯，或单离或与其他香料（天然或合成）配伍制成各种配方加入各种产品中，通常将这些产品称为“加香产品”（香精），或称为功效性产品。加香产品往往以微量的比例添加到各种食品、洗涤用品或化妆品中。功效性产品也包括食品或日化产品的抗菌防腐剂，在这类功效性产品中精油所占比例也非常少。但精油若使用在芳香疗法或用于人体涂抹、按摩、吸入等方面时，精油的使用量相对加香产品要高很多。

三、精油化合物本身的毒性问题

一些研究者在研究精油化合物种类的同时，也非常关注不同的化合物在皮肤吸收过程中给人体带来的安全性问题。研究发现不同的化合物在被皮肤吸收后，以不同的速度进入血液中，例如松节油、1,8－桉叶油素、α－蒎烯渗透到血管需要20分钟；丁子香酚、芳樟醇、大茴香脑、乙酸芳樟酯、香叶基酯、芸香酮需要20～40分钟；茴香油、香柠檬油、柠檬油、水杨酸甲酯乙醚需要40～60分钟；柠檬草油、肉桂醛需要60～80分钟；香菜籽油、芸香油、胡椒薄荷等需要100～200分钟。渗透速度和分子量的大小、亲脂性有关。

另有研究报道指出，一些酮类、酯类、醛类化合物进入血液后会和血红蛋白结合从而干扰血红蛋白的功能。尤其酮类化合物，若过量使用会在肝脏中积累，从而导致肝中毒。因此必须强调，凡是酮类化合物含量高的精油一定要慎用或禁用。如在唇萼薄荷精油中的一种成分——长叶薄荷酮，在肝脏代谢中产生较强的化学反应生成薄荷呋喃，这种代谢物和肝细胞产生不可逆的结合，导致肝脏破坏。樟脑也是酮类化合物，在很多精油中都存在，但已有研究证实樟脑会引起中枢神经系统中毒。此外，一些醛类化合物也会引发中枢神经系统受损，如肉桂是日常生活中常用的调味料，但若过量使用，其中的肉桂醛则会导致头晕眼花、眼胀眼涩、尿少干渴、咳嗽、脉数大等毒性反应；肉桂精油从肉桂皮提取出来时浓度已经浓缩了100倍以上，过量使用会造成皮肤黏膜的灼伤。

四、精油化学型和精油使用不当造成的安全性问题

同种植物产生的精油在化学组成间也有差异，我们将这类植物叫作“化学型”。例如百里香油是一种植物产生精油的统称，有不同的化学型。大多百里香油富含具有刺激性化学物质百里香酚；但同时也有百里香酚含量极少，或根本不含，却含有大量芳樟醇的百里香精油。含有大量百里香酚的百里香精油由于伴有刺激性而有一定的危险性，因此百里香精油既有安全的也有危险的。

五、人为造成的安全性问题

（1）香料植物种植过程中使用化肥、农药带来的精油污染问题。

（2）精油中被加入了非天然的合成化合物。

（3）过度延长精油保质期，或者储存条件不充分使精油品质劣化。精油的劣化原因主要有氧化、高温和光照。

（4）精油强调全组分使用，禁止将精油切割或用合成原料进行重组。

六、精油安全性的保证措施

1. 种植与提取　香料植物栽培时应当把握品种的正确性，种植过程中使用有机种植，或控制农药、化肥的使用，提取过程不可使用有机溶剂等，从源头控制精油的安全性。

2. 精油的储存　精油的保质期一般为精油购入后或在开瓶后 1 年内。使精油有效期延长的最好方法是将精油冷藏保存，可使精油的保质期延长 2 倍。但需注意，冷藏会使精油的黏性提高。

3. 包装和标签　精油宜用褐色或深蓝色玻璃瓶灌装，纯精油每瓶容量≤10mL，以免万一被误饮不至于造成太大的伤害。同时产品标签上应注明精油的名称、拉丁学名、化学型、纯度标示、容量、生产地、精油提取方法和提取部位、主要成分、使用方法（如是否需要稀释、涂抹还是嗅吸）、使用量、注意事项和禁用人群，以及制造商、批号、保质期等。

4. 使用前“皮试”　“皮试”是保证精油使用安全性的一个常规措施。即使用前先将精油涂抹在前臂远端掌侧，5 分钟后观察皮肤的反应，如无不良反应提示可以接受这种精油，反之则不能使用。

5. 使用剂量　无论哪种化合物，无论天然还是合成，过量使用都会带来安全性问题，因此芳香疗法中精油的使用量是全世界普遍关注的问题。

第三节　常用单方精油

一、玫瑰（Rose）精油

在世界范围内能够提取出精油的玫瑰品种很多，用于芳香疗法的玫瑰精油主要是大马士革玫瑰，在我国有较长药用历史的玫瑰并且拥有国标玫瑰品种的是苦水玫瑰，此两种玫瑰同属蔷薇科蔷薇属多年生灌木。

（一）大马士革玫瑰（Damask rose）精油

【植物来源】蔷薇科蔷薇属植物大马士革玫瑰 *Rosa damascena*（彩图 1）。

【主要产地】保加利亚、土耳其、法国等。

【提取部位】花。

【提取方法】水蒸气蒸馏法。

【气味】甜美细致的花香。

【主要化学成分】香叶醇、香茅醇、芳樟醇、乙酸芳樟酯、乙酸香叶酯、玫瑰醚、十九至二十一烷烃、丁子香酚等。

【功效应用】

1. 对身体的作用 大马士革玫瑰精油具有调节女性内分泌的作用，可缓解经前紧张，治疗月经不调等妇科病症。大马士革玫瑰精油还有补脾健胃、清热解毒、凉血止血等功效，可促进胆汁分泌。大马士革玫瑰精油适合所有皮肤，可用于皮肤潮红、疹块及面部或其他部位的红色丘疹，治疗湿疹、皮炎、过敏性皮疹、痤疮或其他过敏红肿。

2. 对心理的作用 大马士革玫瑰精油具有较强的镇静安神的功效，擅长调理情绪。可缓解焦虑、精神紧张、抑郁等。

【注意事项】孕妇禁用。

（二） 苦水玫瑰 （Kushui rose） 精油

【植物来源】蔷薇科蔷薇属植物苦水玫瑰 *Rosa sertata* × *R. rugosa Yü et Ku*（彩图2）。

【主要产地】中国甘肃。

【提取部位】花。

【提取方法】水蒸气蒸馏法。

【主要化学成分】香茅醇、香叶醇、橙花醇、乙酸香茅酯、芳樟醇、玫瑰醚、十九至二十一烷烃、丁子香酚。与大马士革玫瑰精油的主要区别是：香茅醇相对含有率高于大马士革玫瑰，橙花醇和香叶醇以及烷烃的相对含有率低于大马士革玫瑰。

【功效应用】苦水玫瑰精油具有优良的抗焦虑和缓解睡眠障碍的作用，其他功效与大马士革玫瑰精油类似。

【注意事项】孕妇禁用。

二、薰衣草（Lavender）精油

薰衣草为唇形科多年生亚灌木，品种多达100多种，但提取精油用于医疗或芳香疗法的品种只有真薰衣草（True lavender），目前属于真薰衣草的品种不多。

【植物来源】唇形科薰衣草属植物真薰衣草 *Lavandula angustifolia*（彩图3）。

【主要产地】原产于地中海沿岸，以及北纬、南纬40°~45°的区域。后逐渐在全欧洲繁殖，现在世界各地均有种植。但仍以原产地为地中海沿岸的薰衣草品质最好，且生长在700~1400米高山地区的薰衣草品质尤佳。

【提取部位】花穗。

【提取方法】水蒸气蒸馏法。

【气味】香气柔和淡雅。

【主要化学成分】芳樟醇、乙酸芳樟酯、乙酸薰衣草酯、罗勒烯、4－松油烯醇、

金合欢烯、樟脑、1，8-桉叶油素。

【功效应用】薰衣草由于富含酯类化合物和醇类化合物，特有清甜香气，安全系数较高，因此使用非常广泛。

1. 对身体的作用 薰衣草精油具有消炎止痛、消毒杀菌的功效。可用于缓解头痛、风湿痛、坐骨神经痛、关节炎及各种软组织疼痛；以及治疗痛经、经少、产后恶露不尽等妇科病症；更可用于痤疮、烫伤、烧伤等多种皮肤感染和各种创伤的治疗。薰衣草精油也有镇定安神降压的功效，对改善高血压、失眠、疲劳等人群有益。此外，薰衣草精油也适合用来治疗感冒、哮喘、咳嗽、鼻炎、鼻窦炎、鼻咽黏膜炎等。

2. 对心理的作用 薰衣草精油对心理的影响和对生理的作用相呼应，其有良好的安定情绪、抗抑郁功效，可帮助情绪不佳的亚健康人群和精神病患者，缓解各种抑郁症、焦虑、疲劳综合征、失眠、癔症等。

薰衣草精油可加强子宫收缩，孕妇（尤其孕早期）禁用。

【注意事项】

（1）避免眼部接触薰衣草精油。

（2）建议薰衣草精油调配使用浓度≤5%。

三、洋甘菊（Chamomile）精油

菊科植物种类多达上万种，但目前只有4种植物提取的精油可用于芳香疗法，它们是德国甘菊、罗马甘菊、蜡菊（意大利永久花）和欧蓍草。金盏菊油属于浸泡油而不属于精油，万寿菊精油中因含有大量酮类化合物不能在芳香疗法中使用。

（一）罗马甘菊（Roman chamomile）精油

【植物来源】菊科春黄菊属植物罗马甘菊 *Anthemis nobile*（彩图4）。

【主要产地】原产于葡萄牙、法国、阿尔及利亚。现主产地为比利时、荷兰、英国、法国和意大利等国，美国等北美地区也有栽培。

【提取部位】花以及地上部叶片。

【提取方法】水蒸气蒸馏法。

【气味】酸酸甜甜有如苹果香气，兼有药草的味道。

【主要化学成分】2-甲基丁酸异戊酯、当归酸异丁酯、2-甲基溴丙酸甲酯、α-蒎烯、桧烯、β-蒎烯、β-石竹烯、桃金娘烯醛、乙酸己酯、丁基当归酸。

【功效应用】罗马甘菊精油是性质温和、无刺激的精油，是处理婴幼儿问题的理想香精油，甚至刚出生的婴儿都可使用。罗马甘菊在地中海地区以多种形式用作儿童药物已有数千年的历史。

1. 对身体的作用 罗马甘菊精油具有镇痉作用，是很好的抗痉挛和止痛剂，对因神经紧张引起的疼痛尤其适用，如头痛、偏头痛、牙痛、便秘、消化道痉挛等。

罗马甘菊精油也具有中枢神经系统镇静作用，可改善失眠、月经不调、经前期综合

征和更年期综合征等。并刺激白细胞生长，增强免疫系统功能，防治贫血。

罗马甘菊精油有平衡皮肤油脂的作用，适用于各种皮肤，包括敏感肤质。应用于芳香按摩，与针对不同皮肤问题配方的复方精油调和在一起都能起到很好的效果。

2. 对心理的作用 罗马甘菊精油含酯量高，故有极好的镇静功效，适用于诸多与紧张相关的情志问题，如焦虑、愤怒、恐惧等的治疗。亦常被用于儿童的镇静。有研究表明，使用罗马甘菊进行芳香按摩后，焦虑程度明显减轻。

【注意事项】

（1）孕妇慎用罗马甘菊精油。

（2）皮肤破损及软组织损伤肿胀的局部，不宜使用罗马甘菊进行芳香按摩。

（二） 德国甘菊 （German chamomile） 精油

【植物来源】菊科母菊属植物德国甘菊 *Matricaria chamomilla* 或 *Matricaria recutita*（彩图5）。

【主要产地】多产于阿根廷、埃及、匈牙利、德国、捷克、斯洛伐克、俄罗斯、乌克兰等国。目前在世界市场中流通的大部分德国甘菊产于阿根廷和埃及。

【提取部位】花。

【提取方法】水蒸气蒸馏法。

【气味】青涩的草药味，兼有温热的泥土气息。

【主要化学成分】α-红没药醇氧化物A、α-红没药醇氧化物B、母菊薁、β-金合欢烯、大根香叶烯、蒿酮等。

【功效应用】

1. 对身体的作用 对任何炎症，德国甘菊是最好的精油。其消炎作用优于罗马甘菊精油，可广泛用于关节炎和软组织无菌性炎症、泌尿系统炎症、口腔炎症等，尤其擅长处理消化道和妇科炎症，如十二指肠溃疡、胃炎、阴道炎、盆腔炎等。

德国甘菊精油对皮肤炎症的功效也很好，适合各种皮肤（包括敏感皮肤），是非常优良的皮肤净化保养品。应用德国甘菊精油局部外敷或芳香按摩可缓解几乎任何类型的皮炎与皮疹，如浮肿、烫伤、粉刺、疱疹、发炎的伤口、皮肤溃疡、湿疹、暗疮、脓疮、癣等。德国甘菊精油同时具有较强的抑制组胺作用，故其对过敏反应亦有效，如过敏性皮炎、哮喘、食物过敏等。

2. 对心理的作用 同罗马甘菊精油。

【注意事项】孕早期禁用。

四、依兰依兰（Ylang-ylang）精油

【植物来源】番荔枝科卡南加属植物依兰依兰 *Cananga odorata*（彩图6）。

【主要产地】印尼的爪哇岛、苏门答腊岛以及其他东南亚热带地区，菲律宾、澳大利亚、马达加斯加等地也有种植。

【提取部位】花。

【提取方法】水蒸气蒸馏法。

【气味】气味沉厚香甜。

【主要化学成分】大根香叶烯 D，β－石竹烯，乙酸苄酯，苯甲酸甲酯，苯甲酸苄酯，芳樟醇，香叶醇，杜松烯，依兰油烯，葎草烯。

【功效应用】

1. 对身体的作用　依兰依兰精油具有降气平喘、宁心定悸的功效，传统用于按摩可治疗心律不齐、心动过速和高血压等心血管病症。

依兰依兰精油是少数几种有益于癫痫病的精油之一，它镇痉和镇静的特性能缓解癫痫病患者发作时的症状，并能减少其发作次数。同时，依兰依兰精油对其他慢性疾病如哮喘、肠激惹综合征等消化系统病症也有一定的治疗作用。此外，依兰依兰精油还有平衡皮脂分泌的作用。

2. 对心理的作用　依兰依兰精油是一种出色的抗抑郁剂和镇静剂，芳香按摩中使用依兰依兰精油，常用来缓解焦虑、紧张的情绪，以及失眠、性生活障碍等由于压力、精神等因素导致的病症。

【注意事项】忌高浓度及长时间使用依兰依兰精油，否则会导致头痛和呕吐。

五、茉莉（Jasmine）精油

【植物来源】木犀科素馨属植物素馨花 *Jasminum grandiflorum* L.（彩图 7）。

【主要产地】芳香疗法使用品种为原产法国的大花茉莉，有别于我国的小花茉莉。茉莉原产于中国和印度北部，现在印度、埃及、摩洛哥、法国、意大利、中国和日本为主要产地，土耳其、阿富汗、阿根廷与位于非洲东部的葛摩伊斯兰联邦共和国诸岛也有种植。

【提取部位】花。

【提取方法】冷浸法和溶剂萃取法（只使用医用纯乙醇溶剂）。

【气味】浓郁的、难以复制的、甜美高雅的芳香。

【主要化学成分】苯甲酸苄酯、茉莉内酯、乙酸苄酯、芳樟醇、顺式茉莉酮、异植物醇、苯甲酸顺式己烯酯、苄醇、邻苯二甲酸二丁酯、棕榈酸甲酯、吲哚、茉莉酮酸甲酯、丁香酚、植酮等。

【功效应用】

1. 对身体的作用　茉莉精油虽然价格昂贵，但仍可用于芳香按摩，因为其原精的纯度很高且用量很少。

茉莉精油是女性子宫的“补品”，具有调和子宫机能的功效，可用于防治痛经、月经不调等妇科常见病症。产妇阵痛初期，用茉莉精油按摩产妇腹部及腰骶部，有助于增强宫缩与减轻疼痛。产后使用茉莉精油则利于产后康复。同时，茉莉精油亦有男性阳刚的一面，被称为“精油之王”。它能增强男性性功能并改善某些男性病症（如前列腺肥大症）。

在呼吸系统方面，茉莉精油能调节并加强呼吸的深度，具有镇痉作用，能缓解支气管痉挛，治疗咳嗽。

此外，茉莉精油能有效软化皮肤，在芳香按摩中对任何皮肤都适用，对干燥、敏感肌肤尤其适用。

2. 对心理的作用 茉莉在印度草医学中即被用于安神。茉莉精油具有极佳的芳香气味，是最好的抗抑郁药之一。其让人放松、温暖的功效，使其多用于心理治疗，尤其适用于产后抑郁及那些疲劳且抑郁的患者。

【注意事项】

（1）孕妇及哺乳期妇女禁用。

（2）茉莉精油必须低剂量使用。

六、橙花（Neroli）精油

【植物来源】芸香科柑橘属植物苦橙 *Citrus bigaradia*（彩图 8）。

【主要产地】法国、摩洛哥、意大利、葡萄牙、埃及、突尼斯等。

【提取部位】花瓣。

【提取方法】水蒸气蒸馏法。

【气味】浅淡略带青涩味的花香。

【主要化学成分】苯乙酸、橙花醇、香叶醇、芳樟醇、橙花叔醇、金合欢醇、月桂烯等。

【功效应用】

1. 对身体的作用 橙花精油的镇痉功效和镇定特性，使它成为治疗因紧张引起的腹痛、肠易激综合征、腹泻、失眠、心悸、头痛、眩晕及更年期综合征等各种病症的理想药物。芳香按摩应用橙花精油还可改善局部血液循环，舒筋解痉，并减轻静脉曲张。

因其增强细胞活性、促进细胞再生的特性，故橙花精油常作为皮肤修补药物用于芳香疗法，如局部芳香按摩可增加皮肤弹性、滋养抗皱、消除疤痕；用于孕妇有助于消除妊娠纹等。适用于干性及敏感肌肤。

2. 对心理的作用 橙花是一种温和的镇静剂，具有抗抑郁、使人放松安神的功效，用于芳香按摩可有效地稳定受术者的情绪，缓解焦虑、恐惧等各类心理问题，对长期严重的焦虑症患者尤其适用。亦可缓解一般人群的紧张或恐惧心理，如考试紧张、飞行恐惧和手术前焦虑等。

【注意事项】由于具有非常强的放松作用，在需要聚精会神工作的情况下必须慎用。

七、檀香（Sandalwood）精油

【植物来源】檀香科檀香属植物檀香 *Santalum album*（彩图 9）。

【主要产地】原产于印度、摩洛哥、马来西亚、印度尼西亚。现主要分布于东南亚、澳大利亚和太平洋地区。

【提取部位】树干心材。

【提取方法】水蒸气蒸馏法。

【气味】甜美、温和、优柔的具有木质感的独特香气，且香气细致轻幽、持久不散。

【主要化学成分】α－檀香醇、β－檀香醇、反式α－香柠檬醇、α－檀香醛、*cis*－白檀醇、檀香烯等。

【功效应用】

1. 对身体的作用　檀香精油具有镇静作用，芳香按摩应用檀香精油可改善深度睡眠质量，延长睡眠时间，是失眠患者理想的治疗药物。

在印度医学、中国传统医学中，檀香被用作消炎药已若干世纪，因此在温和的具有杀菌消炎功效的精油中，檀香精油是最有效的精油之一。其可广泛地用于皮肤、呼吸系统、泌尿系统感染的病症，如皮炎、痤疮、胸腔感染、气管炎、支气管炎、咽喉炎、肺部感染、膀胱炎及尿路感染等。

腰背部芳香按摩应用檀香精油对神经炎、坐骨神经痛、腰痛等也都有帮助。此外，下肢、胸腹等部位应用檀香精油芳香按摩，可促进淋巴与静脉血回流，增强心肌功能，从而改善静脉曲张、痔疮、骨盆充血、胸闷心悸等症。

2. 对心理的作用　檀香精油的放松、镇静效果绝佳，用于熏香以清心宁神、排除杂念已有数千年的历史。其镇静作用现已被众多实验室研究证实，对疲劳综合征、抑郁、紧张、焦虑等精神心理障碍患者有很好的治疗和引导作用，令人快速进入放松、平静的状态。

【注意事项】檀香精油的催情效果众所皆知，必须谨慎使用。

八、乳香（Frankincense）精油

【植物来源】橄榄科乳香属植物乳香树 *Boswellia carterii*（彩图10）。

【主要产地】原产于非洲东北部，如埃塞俄比亚、苏丹，以及中东地区、土耳其、中国等。

【提取部位】树脂。

【提取方法】水蒸气蒸馏法。

【气味】非常清新、清纯，略带木头香味和樟脑味。

【主要化学成分】乙酸辛酯、正辛醇、柠檬烯、α－蒎烯、苧烯、桧烯、水芹烯，杜松烯、乳香醇、辛醛、芳樟醇、白千层醇、β－罗勒烯、紫苏烯。

【功效应用】

1. 对身体的作用　乳香精油可降气平喘、止咳化痰、镇静安神，是一种理想的镇静剂和最适合治疗呼吸道感染的精油之一。应用乳香精油在上背部和胸部按摩可用于哮

喘、咳嗽、咽喉炎、慢性支气管炎等呼吸道感染病症的治疗；在腹部按摩可温宫调经；用于躯干和肢体，可延缓肌肤衰老，恢复肌肤弹性。

2. 对心理的作用 “镇静安神”是乳香精油在芳香按摩应用中十分重要的功效，它可使呼吸变得深而缓慢，从而使人情绪得以迅速平静，因此对疲劳、焦虑、注意力涣散、多动症、产后抑郁，以及与压力相关的各种症状均有良好的疗效。

【注意事项】尚未见相关报道。

九、没药（Myrrh）精油

【植物来源】橄榄科没药属植物地丁树 *Commiphora myrrha*（彩图 11）。

【主要产地】从阿拉伯半岛到东非均有分布。

【提取部位】树脂。

【提取方法】水蒸气蒸馏法。

【气味】具有树胶所特有的浓厚、温热而微苦的烟味，略带麝香味。

【主要化学成分】石竹烯、肉桂醛、枯茗醛、丁子香酚、莪术烯、古巴烯、揽香烯、甲基异丁基酮。

【功效应用】

1. 对身体的作用 没药精油是消炎良药，长期以来被用于医治创伤和疼痛，如皮肤破损性外伤、扭伤和劳损、关节炎、痛风和坐骨神经痛等。也常用于治疗疤痕，口腔溃疡、牙龈炎等口腔问题，以及皮肤炎症。

没药精油的抗菌作用还可用于呼吸、消化系统病症，应用于局部芳香按摩对感冒、咳嗽痰多、支气管炎、咽喉炎、胃炎、细菌感染的腹泻等有辅助治疗作用。

此外，抗霉菌也是没药精油的主要功效，适用于念珠菌性阴道炎、病理性白带等症，对湿疹和脚气也有很好的治疗效果。

2. 对心理的作用 没药精油有轻微的镇静作用，能改善精力分散和精神忧郁。

【注意事项】孕妇禁用。

十、安息香（Benzoin）精油

【植物来源】野茉莉科野茉莉属（也叫安息香科安息香属）植物安息香树 *Styrax benzoin*（彩图 12）。

【主要产地】苏门答腊、爪哇、婆罗洲及其附近的岛屿产苏门答腊安息香（Sumatra benzoin）；泰国、越南、柬埔寨、老挝产暹罗安息香（Siam benzoin），我国云南思茅、广西、广东等省区也有分布。

【提取部位】树脂。

【提取方法】溶剂萃取法。

【气味】特有的香甜气味，带有香草的味道。

【主要化学成分】苯甲酸、桂皮酸、桂皮醛、桂皮醇酯、苏和香烯、香夹兰醛。

【功效应用】

1. 对身体的作用　安息香精油具有活血化瘀及润肺止咳的功效。常被用来缓解关节及软组织疼痛；有助于排除呼吸道中黏液废弃物而改善支气管炎、气喘、咳嗽、咽喉炎等症。

安息香精油亦可抑制血糖升高，对口腔溃疡、皮肤红肿痒痛、粉刺、干燥龟裂、冻疮等黏膜和皮肤感染有良效。

2. 对心理的作用　安息香精油具有镇静功效，对精神焦虑、紧张者能使其迅速得到安抚；对情绪悲伤、寂寞、沮丧者又能起到很好的激励作用。安息香精油和玫瑰精油混合使用效果更佳。

【注意事项】

（1）对于皮肤极敏感的受术者，芳香按摩使用安息香精油时剂量宜小。

（2）安息香精油的镇静作用会使人产生昏昏欲睡的感觉，因此工作中需集中注意力时慎用。

（3）芳香按摩及其他方式应用时，均须避免安息香精油触及眼部。

十一、雪松（Cedar）精油

【植物来源】雪松精油实际指精油中富含雪松醇（cedrol）的来自于柏科圆柏属的北美圆柏，也称为弗吉尼亚雪松 *Juniperus virginiana*（彩图 13），而大西洋雪松 *Cedrus atlantica*（松科雪松属）精油中雪松醇实际含有率极低甚至没有。在芳香疗法中具有镇静、强壮作用和杀菌作用的主要成分是雪松醇，而在 *Juniperus virginiana* 中雪松醇含量高达 20% 以上。

【主要产地】*Juniperus virginiana* 原产于北美，*Cedrus atlantica* 原产于摩洛哥。

【提取部位】树干木质部。

【提取方法】水蒸气蒸馏法。

【气味】较厚重而温暖的木质香气。

【主要化学成分】前者主要含有雪松醇、α－雪松烯、罗汉柏烯、β－石竹烯、古巴烯。后者主要含有雪松醇、雪松烯及大西洋酮。

【功效应用】

1. 对身体的作用　弗吉尼亚雪松精油具有镇静和助眠作用，可有效地改善失眠、头痛、疲劳综合征等。其化痰镇咳功效，使其成为治疗支气管炎、咳嗽、感冒、痰多咯痰不爽的理想药物。弗吉尼亚雪松精油另一重要作用是促进淋巴回流，使静脉血管保持柔软有弹性，及正常的张力。

大西洋雪松精油具有祛痰、溶解黏液和脂肪的作用，可减轻风湿痛、关节痛、蜂窝组织炎、水分与脂质郁积等症状。

2. 对心理的作用　雪松是人类最早使用的芳香物质之一，常被用作寺庙中的焚香。因而其具有镇静作用，可用于压力大、紧张和焦虑者，使其心理和精神得到安抚。

【注意事项】

（1）*Juniperus virginiana* 没有禁忌报道，*Cedrus atlantica* 因含有酮类化合物，宜微量使用。

（2）孕妇建议以 1∶1000 的比例微量使用。

十二、丝柏（Cypress）精油

【植物来源】柏科柏属植物丝柏 *Cupressus sempervirens*（彩图 14）。

【主要产地】地中海地区。

【提取部位】叶子和球果。

【提取方法】水蒸气蒸馏法。

【气味】木质香气，清澈而振奋，香气持久。

【主要化学成分】α－蒎烯、3－蒈烯、月桂烯、桧烯、β－蒎烯、苧烯、γ松油烯、松油烯。

【功效应用】

1. 对身体的作用 丝柏精油有“体液调节剂”之称，其应用于芳香按摩中可加快机体新陈代谢，排出代谢产物，并有效治疗肢体水肿。丝柏精油的收敛功效，能促使血管收缩，控制机体水分过度流失。其稀释后向心性按摩下肢对静脉曲张颇具功效，亦常用于多汗、盗汗、齿衄、痔疮、经量过多等病症，用于足部按摩则可治疗脚汗过多。

丝柏精油也是循环系统的“补药”，能调节肝脏功能。它还可调节卵巢功能，调理经前期综合征和更年期综合征等不适。

镇静消炎也是丝柏精油的主要功效之一。应用于胸部和上背部芳香按摩可治疗呼吸系统功能低下相关病症，如慢性支气管炎、哮喘及各种原因的咳嗽。

此外，丝柏精油对油性皮肤有调整作用。

2. 对心理的作用 丝柏精油也有镇静作用，可缓解愤怒情绪，尤其适用于内向甚至有自闭倾向者。

【注意事项】

（1）孕妇慎用。

（2）尽量使用新鲜的丝柏精油，开瓶后时间过长被氧化后易使皮肤过敏。

十三、欧洲刺柏（Juniper）精油

【植物来源】柏科刺柏属植物欧洲刺柏 *Juniperus communis*（彩图 15）。

【主要产地】北美、欧洲各国、亚洲北部和澳大利亚。

【提取部位】刺柏叶油来自刺柏（有果实的）枝叶，杜松油来自刺柏球果中的浆汁。

【提取方法】水蒸气蒸馏法。

【气味】木质和水果的混合香气。

【主要化学成分】刺柏叶油为α-蒎烯、桧烯、β-蒎烯、月桂烯、3-蒈烯、α-松油烯、苧烯、γ-松油烯、松油烯、松油烯-4-醇、葎草烯、石竹烯、大根香叶烯δ杜松烯等。杜松油为石竹烯D、桧烯、β-石竹烯、龙脑、宁烯、α-蒎烯、月桂烯。

【功效主治】刺柏油对泌尿系统的亲和力特别强，是非常有效的利尿剂，同时其兼有杀菌消炎作用，因此是治疗水肿、膀胱炎、尿路感染、尿潴留和高血压的优选药物，可在少腹或腰骶部按摩应用。研究显示，刺柏油可促进尿酸排泄，从而对痛风、关节炎、坐骨神经痛等有止痛之效。

刺柏油还有健脾和胃之功，可增强消化系统功能，提高免疫力。杜松油也是极佳的皮肤清洁剂，可用于油性和充血皮肤，治疗痤疮、粉刺、湿疹、皮炎、癣等皮肤问题。

另外，杜松油有很好的减肥作用，近年来成为减肥最常用的精油之一。

【注意事项】孕妇、哺乳期妇女和肾病患者禁用。

十四、桉叶（Eucalyptus）精油

【植物来源】能够提取桉叶油的品种很多，在芳香疗法上使用较多的是桃金娘科桉属植物蓝桉 *Eucalyptus globulus*（彩图16）。

【主要产地】澳大利亚、西班牙、美国等很多国家都有种植，我国也有种植。

【提取部位】桉叶。

【提取方法】水蒸气蒸馏法。

【气味】青滋香，清凉感，渗透性的香气。

【主要化学成分】1，8-桉叶油素（相对含有率为85%）、香茅醛、α-蒎烯、烩烯、莰烯，水芹烯，β-蒎烯、γ-松油烯。

【功效应用】

1. 对身体的作用 蓝桉精油擅长提高免疫力，抗菌抗病毒，对呼吸系统细菌和病毒感染效果显著。且其还有不错的止咳化痰功效，故常用于胸背部芳香按摩，治疗过敏性鼻炎、鼻窦炎、感冒、支气管炎、哮喘等病症。蓝桉精油另一个较其他精油特殊的功效，即溶解胆结石的作用，是胆石症患者辅助治疗或日常保健的优选。

2. 对心理的作用 桉叶精油有提神醒脑、振奋精神的功效，可使人冷静并集中注意力。

【注意事项】高血压病和癫痫患者禁用。

十五、茶树（Tea-tree）精油

【植物学名】桃金娘科白千层属植物茶树 *Melaleuca alternifolia*（彩图17）。

【主要产地】澳大利亚。

【提取部位】叶和嫩枝。

【提取方法】水蒸气蒸馏法。

【气味】新鲜而清洁的气味。

【主要化学成分】4－松油烯醇、1，8－桉叶油素、γ－松油烯、对伞花烃、α－松油醇、α－蒎烯、异松油烯、香橙烯、α－杜松烯等。

【功效应用】在芳香按摩中，茶树精油最有用的特性是其具有提高免疫力的作用，对易感人群或病后不易康复的患者适用。同时其具有显著的抗病毒、抗细菌和抗霉菌的功能。在上背和胸部按摩使用茶树精油可用于呼吸系统感染，在体表局部使用对痤疮、疣、癣等亦有效。

【注意事项】尚未见相关报道。

十六、丁香（Clove）精油

【植物来源】桃金娘科蒲桃属植物丁香 *Eugenia caryophyllus*（彩图18）。

【主要产地】印尼、马达加斯加、西印度群岛、菲律宾以及其他热带地区都有种植。

【提取部位】花苞（也可从叶片萃取）。

【提取方法】水蒸气蒸馏法。

【气味】略带刺激的辛香味。

【主要化学成分】丁香酚、异丁香酚、乙酸丁香酯、甲基醚丁香酚、石竹烯、葎草烯等。

【功效应用】丁香精油酚含量很高，因此是强力杀菌、抗感染、抗病毒、抗霉菌、抗寄生虫、消炎的精油，可治疗扁桃体炎、病毒性肝炎、肠炎、霍乱、膀胱炎、子宫炎、输卵管炎、类风湿关节炎等，以及带状疱疹、皮肤溃疡、伤口发炎、疥疮、面疱等皮肤感染。

丁香同时兼有止痛和放松平滑肌的作用，常被用来治疗牙痛，在腹部按摩可缓解腹胀、消化不良、消化道痉挛和肠易激综合征等。此外，丁香还具有调节甲状腺机能、升高血压的作用。

【注意事项】

（1）孕妇、婴幼儿、皮肤敏感者及高血压病患者忌用。

（2）丁香具有皮肤刺激性，不可直接用于浸浴，用于芳香按摩必须经过稀释。

十七、胡椒（Pepper）精油

【植物来源】胡椒科胡椒属植物黑胡椒 *Piper nigrum*（彩图19）。

【主要产地】印度、马达加斯加、斯里兰卡、新加坡。

【提取部位】果实。

【提取方法】水蒸气蒸馏法。

【气味】辛香，略刺激。

【主要化学成分】松油萜、柠檬烯、水茴香萜等。

【功效应用】

1. 对身体的作用 黑胡椒精油是较热性的精油，其温暖的特性对肌肉酸痛、疲劳的四肢和肌肉僵硬很有帮助，同时也可紧实骨骼肌、扩张局部的血管、改善风湿性关节炎与四肢短暂麻痹现象。黑胡椒精油能强化胃功能，增进肠胃平滑肌蠕动，促进食欲，并能驱胀气和止吐。

黑胡椒精油可促进血液循环，改善贫血状况；亦利于蛋白质的消化、瘀血的消退和脂肪的消除；发烧时低剂量使用黑胡椒精油则有驱寒散邪、镇痛和退烧功效。

2. 对心理的作用 在芳香疗法中黑胡椒精油是一种类似兴奋剂的油，其具有强大的激励作用，常用于解决情绪低落、疲劳和嗜睡等症。

【注意事项】婴幼儿勿用。

十八、茴香（Fennel）精油

【植物来源】伞形科茴香属植物甜茴香 *Foeniculum vulgare*（彩图 20）。

【主要产地】法国、意大利等地中海地区，我国北方地区也有栽培。

【提取部位】种子。

【提取方法】水蒸气蒸馏法。

【气味】浓郁的茴香芳香，微辛辣，具有一定的刺鼻性。

【主要化学成分】顺式洋茴香脑、反式洋茴香脑、甲基醚蒌叶酚等。

【功效应用】

1. 对身体的作用 茴香精油是消化系统的良药，其用作助消化药已有很长一段历史。茴香精油可刺激肝脏分泌胆汁，缓解消化道平滑肌痉挛，故而有助于促进消化，缓解腹痛（婴幼儿急腹痛）、腹胀、肠易激综合征，改善便秘、呃逆、呕吐等症状。茴香精油的降低食欲和消化脂肪的特殊功效有助于减肥，故常被用于瘦身塑形芳香按摩中。

茴香精油的镇痉作用还表现在能缓解咳嗽、痛经等症。有研究表明茴香精油含有一定麻醉性，能够抗肌肉痉挛，使肌肉放松并使受术者降低痛阈，也适合痛风、类风湿关节炎、蜂窝组织炎的辅助治疗。

在妇科方面，其茴香醛成分有类似于女性激素的作用，对解决经前期综合征、更年期问题，助产以及建立规律月经周期等方面有作用，亦能促进乳汁分泌，改善乳少症状。

此外，茴香精油具有良好的利尿作用，可用于尿道感染与肾结石的防治。茴香精油对皮肤亦有很好的净化效果，可解蚊叮虫咬之毒，可清洁过于油腻的皮肤，改善肌肤松弛和毛孔粗大问题，祛除细纹使肌肤紧实。

2. 对心理的作用 茴香精油有助于稳定情绪，对情绪紧张者有效。因此，古人有将茴香悬挂于门上以驱魔辟邪的习俗。

【注意事项】

（1）在正常剂量下使用无特别的警示信息，勿过量使用。

（2）孕妇、癫痫患者忌用。

十九、甜橙（Orange）精油

【植物来源】芸香科柑橘属植物甜橙 *Citrus aurantium*（彩图21）。

【主要产地】美国、南美洲、中国、印度和地中海沿岸。

【提取部位】果皮。

【提取方法】压榨法。

【气味】典型的橙皮香味。

【主要化学成分】柠檬烯、佛手柑脑、柠檬醛等。

【功效应用】

1. 对身体的作用 甜橙精油首先具有健胃、促进胃肠蠕动的功效，可用来帮助消化，增进食欲，治疗便秘、腹泻等消化系统病症。其次，甜橙精油也可与薰衣草、橙花等交替用于失眠的防治。甜橙精油因富含维生素C，且有一定发汗功效，也常被用来抵抗病毒感染，防治感冒。

此外，甜橙精油用于芳香按摩可改善肢体末梢循环，舒缓肌肉疼痛。对皮肤亦有保湿效果，且能平衡皮肤的酸碱值，帮助胶原形成，淡化细纹，改善干燥、皱纹、湿疹皮肤，让疲惫的肌肤恢复活力。

2. 对心理的作用 甜橙精油是少数被实验证明有镇静作用的精油之一，能抗抑郁、平缓紧张情绪，保持身心愉悦，改善焦虑所引起的失眠以及抑郁等情志相关病症。

【注意事项】甜橙精油具轻微光敏性，使用后4～8小时内避免将皮肤暴露于日光或强光下。

二十、香柠檬（Bergamot）精油

【植物来源】芸香科柑橘属植物香柠檬 *Citrus bergamia*（彩图22）。

【主要产地】原产于意大利，直到近代开始在意大利以外的国家种植，如今种植最多的有意大利、科特迪瓦和巴西，法国、摩洛哥、几内亚也有种植。

【提取部位】果皮。

【提取方法】压榨法。

【气味】新鲜的柑橘味，味道清香，略带花香。

【主要化学成分】乙酸沉香酯、牻牛儿酯、萜品烯酯等。

【功效应用】

1. 对身体的作用 像多数柑橘类精油一样，香柠檬精油是一种很好的抗细菌和抗真菌剂。尤其对尿道和外生殖器官的亲和力很强，是最适合治疗膀胱炎、尿路感染的精油之一。同时也是优良的消化道和呼吸道抗菌剂，可刺激食欲，减轻胃痛，改善消化不良、胀气等不适，驱除肠内寄生虫，帮助消除胆结石等，并可治疗支气管炎、扁桃体炎等呼吸系统病症。只是可用于呼吸系统问题的精油很多，故而香柠檬精油在这方面的应用较少。

香柠檬精油出色的杀菌净化功效和清新香甜的味道，使其成为众多芳疗师治疗皮肤感染的首选精油。局部芳香按摩可平衡油性肤质者的皮脂腺分泌，对面部痤疮、青春痘、湿疹、癣、伤口、疱疹、脂溢性皮炎、晒伤等效果良好。

此外，历史上其在意大利作为民间医药常用于治疗热病，有退热的功效。

2. 对心理的作用 香柠檬精油是所有精油中可同时用于生理和心理症状最有价值的精油之一。其在芳香按摩中传统上即主要用作抗抑郁的镇静剂，现代研究通过脑电图检测证实了香柠檬精油可改善人的情绪，使人放松。从而多用于解决精神紧张、恐惧、焦虑、抑郁以及由压力相关因素引起的情志问题。

【注意事项】

（1）香柠檬精油具有光敏性，且这种光敏反应会持续好几天。故在日光浴或日照前 12 小时内忌用于皮肤上。

（2）稀释到低于 2% 的香柠檬精油没有光敏反应。

二十一、葡萄柚（Grapefruit）精油

【植物来源】芸香科柑橘属植物葡萄柚 *Citrus paradisi*（彩图 23）。

【主要产地】葡萄柚是人工种植树种，目前以色列、美国、巴西等国是主要产地。

【提取部位】果皮。

【提取方法】压榨法。

【气味】具有和新鲜葡萄柚非常类似的微苦的清香柑橘味。

【主要化学成分】柠檬烯（90% 以上）、醛类、呋喃香豆素等。

【功效应用】

1. 对身体的作用 葡萄柚精油可有效地刺激淋巴系统，促进淋巴回流，加快新陈代谢。将它用于芳香按摩有助于排除乳酸，缓解肌肉疲劳僵硬和酸痛，去除体内过多的油脂并分解脂肪，运动员或舞蹈演员可借此控制体重以及维持肌肉的最佳状态。

葡萄柚精油还具有利尿和解毒功效，帮助身体排除过多的水分，利于体液潴留、蜂窝织炎和关节炎等病症的治疗。

此外，葡萄柚精油也可以调节肌肤和头皮皮脂腺的分泌，促进头发生长。尤其适合油性肌肤，帮助油性皮肤保持清洁，从而防治痤疮等皮肤问题。

2. 对心理的作用 抗抑郁是葡萄柚精油的重要功效。它的提神和轻度兴奋作用非常适合在秋冬季节使用，对季节性情绪失调患者有良效。平常使用可缓解压力、放松情绪。

【注意事项】葡萄柚精油有轻微的光敏性，但无毒性、刺激性和过敏性，使用后避免皮肤长时间暴露于强光下，或建议在晚上使用。

二十二、柠檬（Lemon）精油

【植物来源】芸香科柑橘属植物柠檬 *Citrus limon*（彩图 24）。

【主要产地】原产于印度，如今世界各地均有种植，意大利、西班牙、葡萄牙等南欧国家和美国佛罗里达、加利福尼亚为主要产地。

【提取部位】果皮。

【提取方法】压榨法。

【气味】柑橘类的香气，气味强烈、清爽而新鲜。

【主要化学成分】柠檬烯、β-蒎烯、γ-松油烯、α-蒎烯、月桂烯等。

【功效应用】

1. 对身体的作用 柠檬精油具有较强的提高人体免疫力的功能。可以激发白细胞在人体中吞噬异物并产生抗体，抵御和消灭入侵的病原微生物，具有强抗病毒和抗菌功效，从而使病症得以康复。可用于流行性感冒、支气管炎、牙龈发炎和口腔溃疡等多种病症。

柠檬精油对身体的另一重要功效为活血排毒，调节循环系统功能。其所拥有的收敛作用有助于促进淋巴循环，故柠檬精油不仅可用于防治静脉曲张、高血压病、动脉粥样硬化，还对蜂窝组织炎、水肿等病症非常有效。此外，柠檬精油也能调节消化系统；减少皮脂分泌，改善油性肌肤，美白肌肤，软化疤痕组织，对淡化雀斑，去除皮肤疣、瘤等问题有效。

2. 对心理的作用 柠檬精油有助于使人澄清思绪，使疲劳的精神得以迅速恢复，对于思维易分散、焦虑者有效。

【注意事项】

（1）柠檬精油具有光敏性。

（2）在芳香按摩中使用柠檬精油的浓度宜 $<1\%$，以免引起皮肤过敏。

二十三、胡椒薄荷（Peppermint）精油

唇形科薄荷属中常用的植物有两大类，一是薄荷类（mint），一类是留兰香（spearmint），两类都是重要的香料作物，两类中包含的品种也很多。由于后者香芹酮含量较高，在芳疗中使用不多。在薄荷类中，亚洲薄荷在全世界的产量远远高于胡椒薄荷，但在芳疗中使用很少，具体原因不详。

【植物来源】唇形科薄荷属植物胡椒薄荷（又名椒样薄荷）*Mentha piperita*（彩图25）。

【主要产地】原产于欧洲，如今遍长于世界各地，美国目前是最大的产地，中国、印度、法国等也有种植。

【提取部位】地上部茎叶。

【提取方法】水蒸气蒸馏法。

【气味】清爽的薄荷脑香气，具有强劲的穿透力。

【主要化学成分】薄荷醇（60%~75%）、薄荷酮、1，8-桉叶油素、异薄荷酮、薄荷呋喃（2%以下）。

【功效应用】

1. 对身体的作用 芳香按摩中使用薄荷精油，首先对皮肤和黏膜具有降温效果，可用于发热，皮炎、皮肤过敏、蚊虫叮咬等各种皮肤瘙痒。其明显的薄荷脑气味可解除鼻腔和鼻窦阻塞，从而减轻感冒鼻塞、鼻炎、鼻窦炎的症状。

薄荷精油接触皮肤后的冷刺激，具有较强的麻醉特性，故而它也是一种有效的止痛剂，常被用于治疗头痛、偏头痛，以及关节炎、软组织损伤等各种疼痛。冷刺激过后，体表出现炽热、火辣的感觉，表明芳香按摩使用薄荷精油后能使局部毛细血管扩张，有效刺激血液循环，亦能缓解关节炎、软组织损伤等各种疼痛。

腹部按摩使用薄荷精油则具有疏肝利胆、解痉止呕的功效。研究表明，薄荷精油对消化道平滑肌具有抗痉挛作用，可促进胆汁流动以助消化，尤其是脂肪的消化。因此，可用于治疗恶心、呕吐、腹痛、腹泻、消化不良，以及化疗或手术后的反胃等。

此外，薄荷精油还可以清洁皮肤，清除皮肤毛孔阻塞，在皮肤上外用具有温和的抗菌能力，能抑制皮肤表面细菌滋生。

2. 对心理的作用 薄荷精油对心智的作用突出，具有强烈的醒脑、振奋和集中精神的效果。可用于精神倦怠、沮丧、恐惧、忧郁等各种心理或情绪障碍，是调节心理和情绪的良药。

【注意事项】

（1）大量口服薄荷精油对神经和肝脏有毒副作用，稀释后外涂按摩无不良刺激和过敏反应。

（2）午后至晚上不宜使用薄荷精油，以免干扰正常睡眠，增加导致失眠的可能。

（3）婴幼儿、儿童、孕妇、哺乳期妇女和心脏纤维性颤动患者勿用，体质虚寒者注意使用剂量。

（4）薄荷精油对黏膜有刺激作用，额部、颞部使用时注意避开眼睛周围。

二十四、广藿香（Patchouli）精油

【植物来源】唇形科广藿香属植物广藿香 *Pogostemon cablin*（彩图 26）。

【主要产地】原产于马来西亚，现广植于印度尼西亚等数个东南亚国家，印度、中国和巴拉圭、南非也有种植。

【提取部位】全株药草。

【提取方法】水蒸气蒸馏法。

【气味】温热浓郁的泥土芳香气味，略带甜甜的香料味，有些刺鼻，且气味持久，经久不易散去。

【主要化学成分】广藿香醇、倍半萜烯、倍半萜酮等。

【功效应用】

1. 对身体的作用 广藿香有着久远的药用历史，专解蛇伤虫咬或用以祛除害虫。在印度、中国以及马来西亚，广藿香更被当作杀菌、退热的家庭必备药。

在所有精油中，广藿香精油是抗真菌效果最强的香精油之一，且具有很强的促再生作用，能帮助细胞新生、伤口愈合结痂，但对皮肤却非常温和，因此是难得的治疗皮肤病症的外用药物。芳香按摩应用广藿香精油适用于痤疮、皮炎、湿疹、头屑、皮肤皲裂、疤痕、灼伤、褥疮、脓包等多种皮肤细菌、真菌感染病症。

广藿香精油也可刺激胃黏膜促进胃液分泌，增强消化能力。还具有利尿、减轻体液潴留的功效。

2. 对心理的作用 广藿香精油具有醒脑提神的功效，能刺激中枢神经，通过调节神经递质治疗忧郁、焦虑、紧张、疲劳、神经衰弱等情志相关病症。

【注意事项】

（1）广藿香精油的气味大多数人觉得难闻，不能接受，故使用时须注意受术者喜恶反应。

（2）广藿香精油低剂量使用有与玫瑰精油类似的镇静效果，但高剂量反而会对人体造成刺激，如使人失去胃口，甚至让人生厌。

（3）广藿香精油的气味会随着时间而改善，即时间愈长气味愈好。

二十五、甜罗勒（Sweet basil）精油

【植物来源】唇形科罗勒属植物甜罗勒 *Ocimum basilicum*（彩图 27）。

【主要产地】甜罗勒原产于印度等亚洲热带地区和太平洋岛屿，现在包括埃及在内的北非、欧洲和美国都有栽培。

【提取部位】全株药草。

【提取方法】水蒸气蒸馏法。

【气味】淡淡的清甜香味，类似丁香甘甜又带有香辛料的味道。

【主要化学成分】沉香醇、小茴香醇、己醇等。

【功效应用】

1. 对身体的作用 解除平滑肌痉挛是甜罗勒精油最具特征的功效。应用于胃脘部芳香按摩可有效地缓解消化道痉挛，治疗肠易激综合征、消化道溃疡、恶心呕吐、胃痉挛、腹痛、腹泻等症。用于腰骶和少腹部则有助于治疗痛经、月经不调等症。用于胸部和上背部则可缓解因上呼吸道感染、支气管炎、气管炎、哮喘等引起的发热及呼吸道痉挛。甜罗勒精油也常用于头部芳香按摩，具有提神醒脑的作用，不仅能唤醒记忆，使头脑清晰，而且对头痛、偏头痛有良效。

甜罗勒精油中的倍半萜烯类成分有降尿酸的作用，使它也可用于痛风、动脉粥样硬化、关节炎的防治。

此外，甜罗勒精油能够紧实肌肤，改善皮肤松弛状况。甜罗勒精油也适用于蚊虫叮咬。

2. 对心理的作用 甜罗勒精油对情绪心理的干预效果仅次于迷迭香，因此甜罗勒精油可振奋精神，解郁除烦。

【注意事项】

（1）孕妇、皮肤敏感者以及16周岁以下未成年人勿用。

（2）甜罗勒精油使用剂量宜小，或经稀释后使用，过量使用可出现如麻木、皮肤过敏等不良反应。

二十六、香叶天竺葵（Geranium）精油

【植物来源】牻牛儿苗科天竺葵属植物玫瑰天竺葵 *Pelargonium roseum*（彩图28）。

【主要产地】香叶天竺葵原产于非洲南部和摩洛哥、阿尔及利亚、法国、埃及等国家，现在我国云南省内多地也有栽培。

【提取部位】叶片。

【提取方法】水蒸气蒸馏法。

【气味】带柑橘味又似玫瑰的芳香气息。

【主要化学成分】香茅醇、沉香醇、牻牛儿醇等。

【功效应用】

1. 对身体的作用 香叶天竺葵精油温和的性质及合理的价格，使其成为最常用的芳香按摩精油之一。

天竺葵精油能刺激肾上腺皮质分泌性激素，因此有助于调节更年期激素水平，促使排卵规律，改善经期紧张。

天竺葵精油因含醇量高，且又能平衡皮脂腺的分泌，所以具有极好的收敛作用，是一种温和的高效抗炎杀菌、抗真菌香精油。天竺葵精油适用于任何肤质，是天然的皮肤祛污剂。在芳香按摩中应用可紧实肌肤，促进皮肤细胞新生，利于日常肌肤保养和疤痕及妊娠纹的修复。对于痤疮、湿疹、癣、皮炎、带状疱疹、冻疮和其他皮肤病，以及静脉曲张均有显著的疗效。

此外，香叶天竺葵精油亦可刺激淋巴系统，控制感染。与利尿功能共同作用，还可用于黄疸、肾结石、尿道感染、蜂窝组织炎、脚踝浮肿等病症。

2. 对心理的作用 香叶天竺葵精油与香柠檬同样具有抗抑郁的功效，改善人的情绪，使人放松。用于精神紧张、恐惧、焦虑、抑郁以及由压力相关因素引起的情志问题。

【注意事项】

（1）孕妇勿用。

（2）某些人使用香叶天竺葵精油后数小时会出现过度兴奋现象，因此建议午后避免使用，或与薰衣草等精油混合使用。

二十七、百里香（Thyme）精油

【植物来源】唇形科百里香（麝香草）属植物沉香醇百里香 *Thymus vulgaris*

linalol（彩图 29）。

【主要产地】原产于地中海沿岸和欧洲南部，现在法国、英国、美国等为主要产地。

【提取部位】全株药草。

【提取方法】水蒸气蒸馏法。

【气味】香气具有强烈的草药味，甜味明显，可以扩散很远。

【主要化学成分】沉香醇、侧柏醇、牻牛儿醇等。

【功效应用】

1. 对身体的作用 沉香醇百里香精油具有很广泛的抗菌消炎功能。它既是良好的肠道抗菌剂，又是非常好的肺部抗感染剂。适用于支气管炎、胸膜炎、支气管肺炎等呼吸系统感染，肠炎、胃炎等消化道炎症，以及葡萄球菌引起的肾盂肾炎、输卵管炎、宫颈炎，念珠菌引起的膀胱炎、阴道炎、口腔炎等全身各系统感染病症。

沉香醇百里香精油同时是为数不多的可用于儿童且功效较全面的精油之一。可防治儿童皮肤、消化系统和呼吸系统的多种病症。

2. 对心理的作用 罗马人最著名的传说是出征前佩戴百里香能激发勇气，因此百里香精油有振奋精神，消除疲惫、沮丧和挫败感的作用。沉香醇百里香精油更可活化脑细胞，提高记忆力和注意力。

【注意事项】沉香醇百里香精油是单萜醇类精油，非常温和、安全，不会刺激皮肤，幼童亦可使用。在选择百里香精油时要注意区分沉香醇与百里酚等其他不同化学型的百里香精油。

二十八、迷迭香（Rosemary）精油

【植物来源】唇形科迷迭香属植物樟脑迷迭香 *Rosmarinus officinalis*（彩图 30）。

【主要产地】原产于地中海沿岸，如今整个欧洲及世界各地都有种植，以法国、西班牙、摩洛哥、葡萄牙、马来西亚和突尼斯等国最为著名。

【提取部位】全株药草。

【提取方法】水蒸气蒸馏法。

【气味】散发樟脑味，以及浓郁的新鲜绿草气息，又带有淡淡的薄荷气，给人干净清爽的感觉。

【主要化学成分】樟脑、马鞭草酮、藏茴香酮、己酮等。

【功效应用】

1. 对身体的作用 迷迭香精油对大脑和中枢神经系统的刺激作用非常显著，不仅是众所周知的增进记忆的良药，也是语言功能损伤，瘫痪等感觉、运动神经损伤患者的良药。

迷迭香精油有良好的兴奋和舒张血管的功效，能改善局部血液循环，局部按摩使用可治疗肌肉和关节疼痛僵硬，消除肢体浮肿或肿胀；用于头面部芳香按摩则可缓解

因血管收缩引起的头痛。

有研究表明，迷迭香精油有较强的祛痰和镇痉功效，因此对感冒、哮喘、支气管炎、鼻窦炎等呼吸系统病症非常有效。

此外，迷迭香精油对胃肠、心、肺、肝、胆都有裨益。对松弛的皮肤有收敛、紧实的功效，使皮肤保持弹性。对头皮可改善头屑，刺激毛发再生。

2. 对心理的作用　迷迭香精油对整个身体有良好的强身提神的作用，对疲倦、困乏、抑郁、神经衰弱、嗜睡、精神萎靡者有显著疗效。

【注意事项】

（1）孕妇、癫痫患者禁用。

（2）浸浴、按摩时宜使用经稀释的迷迭香精油，避免刺激皮肤。

二十九、柠檬草（Lemongrass）精油

【植物来源】禾本科香茅属植物柠檬草 *Cymbopogon flexuosus*，*Cymbopogon citratus*（彩图 31）。

【主要产地】原产于印度，也生长于其他的热带地区，如巴西、西印度群岛和斯里兰卡，坦桑尼亚等非洲国家、尼泊尔和中国也有栽植。

【提取部位】全株药草。

【提取方法】水蒸气蒸馏法。

【气味】柠檬加青草的清爽气息。

【主要化学成分】柠檬醛（含量最多，占 70% ~80%）、橙花醛、牻牛儿醛、金合欢醛等。

【功效应用】

1. 对身体的作用　印度运用柠檬草已有数百年的历史，主要用作杀菌消毒剂，治疗各种感染所致的发热和传染病。其杀菌消炎的功效已得到现代研究证实。

和其他具柠檬味的精油一样，柠檬草精油也是极好的皮肤调理剂和除臭剂，既可用于皮肤消毒，又具有平衡油脂、调理油性及粉刺皮肤之功。且可柔软和紧实肌肤，恢复肌肤弹性，解决面疱、体臭、脚臭等问题。

柠檬草精油亦可刺激副交感神经，助消化，调和心脏功能，消除乳酸缓解肌肉酸痛等。

2. 对心理的作用　柠檬草精油能提振精神，对消除疲劳和萎靡状态很有帮助。

【注意事项】

（1）该精油刺激性较强，纯的柠檬草精油会伤害皮肤，所以必须经过稀释后方可使用。

（2）过敏性肤质者慎用。

三十、神香草（Hyssop）精油

【植物来源】唇形科神香草属植物神香草 *Hyssopus officinalis*（彩图 32）。

【主要产地】原产于地中海沿岸，现在法国和南欧是主要产地。

【提取部位】全株药草。

【提取方法】水蒸气蒸馏法。

【气味】与薄荷一样，但微带苦味。

【主要化学成分】单萜酮（45%～58%）、单萜烯（25%～30%）、倍半萜烯（12%～15%）、倍半萜醇（5%～10%）。

【功效应用】

1. 对身体的作用 神香草精油有神经毒性，是一种应谨慎使用的香精油。但其具有出色的抗感染、消炎作用，可抑制金黄色葡萄球菌、肺炎链球菌等，能减轻气道痰液刺激和气道痉挛，故常用来治疗鼻炎、支气管炎、咳嗽、气喘、肺炎、呼吸性变态反应等病症以及胸腔感染。

神香草精油也是治疗瘀肿最好的药物之一，其可促使伤口愈合、迅速消除外伤瘀斑和疤痕。此外，神香草精油还可通过调节脂肪代谢，消除油脂，达到减肥的目的。

2. 对心理的作用 神香草精油可使人头脑清晰敏锐，释放痛苦情绪，有助于病后康复，以及缓解焦虑、紧张和疲劳。

【注意事项】

（1）神香草精油因有神经毒性，所以须在医师或专业芳疗师的指导下正常剂量谨慎使用。

（2）婴幼儿、孕妇、癫痫和高血压病患者禁用。

三十一、香紫苏（Clary sage）精油

香紫苏与鼠尾草（sage）是完全不同种的植物，鼠尾草精油因含大量酮类化合物而被限制应用于芳香疗法。

【植物来源】唇形科鼠尾草属植物香紫苏 *Salvia sclarea*（彩图 33）。

【主要产地】原产于北地中海地区，现在法国、英国、俄罗斯、美国、摩洛哥和中国新疆都有大量种植。

【提取部位】叶片和花。

【提取方法】水蒸气蒸馏法。

【气味】芬芳的药草香味，常有浓郁的花香或果香，或者少许木质香味。

【主要化学成分】芳樟醇、石竹烯氧化物、乙酸龙脑酯、橙花醇乙酸酯、乙酸芳樟酯等。

【功效应用】

1. 对身体的作用 香紫苏精油对平滑肌和骨骼肌的痉挛均有显著缓解作用，因此可广泛应用于芳香按摩中。如用于胸背部可治疗哮喘，缓解呼吸道痉挛；用于腹部可治疗腹痛、肠易激综合征、痛经等消化道和盆腔脏器平滑肌痉挛；用于腰骶部可治疗腰部软组织损伤所致的腰痛；用于下肢部则可缓解腿部肌肉痉挛所致的抽筋等。

香紫苏精油也具有调节激素的作用，对女性生殖系统病症有较好疗效，芳香按摩常用来治疗痛经、经期紊乱、更年期综合征、经前期综合征、经量少等病症。

此外，香紫苏精油可调节皮肤油脂腺（尤其是头部）分泌，能修复皮肤细胞，帮助改善粉刺、发炎和痤疮等肌肤问题。还可促进细胞再生，有利于毛发的生长。

2. 对心理的作用　香紫苏精油具有显著的减压功能，是有效的抗抑郁剂。芳香按摩中用它可解决所有压力相关问题，包括抑郁、易怒、疲倦，以及大病后焦虑、产妇分娩时的恐惧等。

【注意事项】

（1）妊娠早期、乳腺病患者、癌症患者禁用。

（2）不得过量使用，过量使用会导致头痛。

（3）使用香紫苏精油期间忌饮酒。

三十二、香根草（Vetivert）精油

【植物来源】禾本科香根草属植物香根草 *Vetiveria zizanoides*（彩图 34）。

【主要产地】原产于印度和斯里兰卡，如今在包括中国、印尼在内的亚洲地区，以及西非和拉丁美洲都有种植。

【提取部位】根部。

【提取方法】水蒸气蒸馏法。

【气味】青草加泥土的气味，且芳香气味浓烈。

【主要化学成分】客烯醇、杜松醇、岩兰草醇、岩兰草酮、桉叶油醇、客烯酸、紫穗槐烯等。

【功效应用】

1. 对身体的作用　按摩是香根草精油的传统用法，它有促进局部血液循环的功效，因此可用来治疗软组织损伤、关节炎等筋伤问题。

香根草精油可帮助滋养肌肤及保持干燥缺水肌肤的水分，具有多种护肤功效，有益于痤疮、粉刺、暗疮、皮炎、肌肤松弛老化以及妊娠纹等皮肤问题。香根草精油还有刺激免疫系统的作用，可增加人体对抗压力和疾病的能力。

2. 对心理的作用　香根草精油在印度被称为“宁静之油”，是一种强而有效的镇静剂。其对焦虑、过度亢奋、忧郁、失眠等精神病症疗效显著。香根草精油对心理和精神的影响也是它最大的功效。

三十三、欧白芷（Angelica）精油

【植物来源】伞形科当归属植物欧白芷根（当归根）*Angelica archangelica*（彩图 35）。

【主要产地】原产于北欧，现在匈牙利、比利时、荷兰、德国等欧洲国家都有种植。

【提取部位】根部或种子。

【提取方法】水蒸气蒸馏法。

【气味】甜甜的草药味，香气浓郁，很好闻。

【主要化学成分】β－水芹烯、柠檬烯、α－蒎烯、石竹烯、龙脑、芳樟醇等。

【功效应用】

1. 对身体的作用 欧白芷精油和多数精油一样具有增强免疫系统功能的作用，经常使用可有效防治各种传染性疾病，同时可用于贫血或虚弱患者。欧白芷精油对改善消化系统功能也有显著的疗效，如能改善消化不良、胀气、反胃不适、腹痛、胃溃疡、神经性厌食症等病症。

欧白芷精油良好的祛痰功效使其也被广泛用于感冒、慢性支气管炎、喘咳、胸膜炎等呼吸系统病症。

此外，欧白芷精油还有解毒和利尿的重要功能，用它按摩体表可促进淋巴排毒和所有的排泄器官（肝脏、肾脏、皮肤）排除废物，不仅对皮肤有消炎、润滑作用，且适用于风湿性关节炎、肢体水肿、蜂窝组织炎、膀胱炎的患者。

2. 对心理的作用 芳香按摩中使用欧白芷精油能迅速消除压力和疲劳，使患者或受术者身心得以恢复，情绪积极。

【注意事项】

（1）欧白芷精油有较强的光敏性，使用后局部皮肤不可日晒。

（2）通常使用剂量宜小。

三十四、姜（Ginger）精油

【植物来源】姜科姜属植物姜 *Zingiber officinalis*（彩图 36）。

【主要产地】原产于亚洲的中国和印度，后经欧洲散布至南美洲，现在非洲、西印度群岛、牙买加等地也有种植。

【提取部位】根茎。

【提取方法】水蒸气蒸馏法。

【气味】与新鲜的姜很像，强烈的辛辣味。

【主要化学成分】姜烯、倍半水芹烯、α－蒎烯、莰烯、β－水芹烯、γ－红没药烯。

【功效应用】姜精油具有温通经络、消炎止痛的功效。芳香按摩应用稀释后的姜精油可用于治疗关节炎、风湿病和软组织损伤而致的疼痛，并可改善四肢末梢循环。姜精油还有解痉止呕、暖宫止痛、促进胃液分泌和肠胃蠕动的作用，用其按摩腰腹部可缓解痛经、腹痛、腹泻、恶心呕吐等症。在感冒流涕、咽痛时使用姜精油则有化痰去湿之效。此外，姜精油具有抗疲劳作用。

【注意事项】姜精油是强效红皮剂，有刺激性，使用浓度过高的姜精油会致皮肤过敏。

第四节　常用基础油

一、基础油概述

推拿操作中涂于受术者体表起润滑作用或兼有治疗作用的膏类、油类、酒类等制剂称为推拿介质。在芳香按摩中，按摩介质就是经基础油稀释后的精油。

精油原液不能直接使用，必须要通过基础油来稀释方能使用。虽然精油也可以通过有机溶剂来稀释，但有机溶剂对人体的使用有很多安全性问题，欧盟规定禁止有机溶剂用于人体的口服、皮肤吸收和嗅吸，所以精油必须借助植物油脂稀释后方能使用。

“基础油”既是“按摩油”也是“稀释油”，是指各种植物性油脂（动物油脂也曾使用过），能直接用于肌肤按摩，起润滑肌肤和提供药用或营养性成分的作用。

迄今为止，用于芳香按摩的基础油绝大多数来自各种植物的果实或种子，其油脂多采用压榨法或者冷榨法获取，这些油脂因植物脂肪性油脂的种类或构成不同，所以选择哪种油脂和哪种精油配合都会带来不同的按摩效果，甚至一些油脂中还会含有除脂肪酸以外的营养成分，如维生素类、色素类，赋予不同油脂以不同的功效，所以了解不同的植物油脂成为必不可少的内容。精油和基础油的基本区别见表 2－1。

表 2－1　精油和基础油的基本区别

性质	基础油	精油
挥发性	低	高
黏性	高	低
香气	弱	强
酒精的可溶性	不溶	可溶或部分可溶
皮肤软化性	有	没有
提取法	压榨或冷榨	水蒸气蒸馏、压榨
食用性	可	极其少量

尽管目前基本上所有的基础油种类都选择了食用植物性油脂的种类，其加工工艺和食用油也有很多类似，但实际上基础油对纯度、颜色、手感以及成分的要求更高，比如脱色、脱酸等工艺上有显著差别，所以并不是食用油就直接可以作为身体按摩的基础油。另一方面，为了使精油能更好地被皮肤吸收并向深层渗透，增强治疗效果，故对脂肪酸种类的要求比较高，要求基础油最好含有更多的多不饱和脂肪酸。总之，必须符合以下条件的植物性油脂方可成为精油的基础油：①无毒、无过敏性物质，可食用的油脂。②不饱和脂肪酸的含量高。③在室温下是流动的液体。④对人体皮肤的渗透性强，分子量相对小。⑤对精油呈现较好的溶解性。⑥无味、无色或淡色、透明。⑦具有一定的抗氧化性。

无论哪种植物油脂都是由甘油三酯和各种各样的饱和或不饱和脂肪酸构成。脂肪酸是由 n 个 CH_3 和末尾的 COOH 构成，我们讨论的基础油的碳个数主要在 C12～C24 范围内，在这些碳链中如果以“C－C”（单键）形式链接，我们把它称为饱和型脂肪酸，如果有一个“C＝C”（双键），则称为单不饱和脂肪酸，如果有好几个双键即为多不饱和脂肪酸（图 2－4）。不同的油脂，皮肤的吸收率不同，有研究者在实验中得出，脂肪油中短链和多不饱和脂肪酸的比例越高，经皮吸收率越高。同时还有实验证明，不饱和脂肪酸比例越高，经皮吸收的速度越快。由于多不饱和脂肪酸链条柔软，流动性好，皮肤吸收好，因此是我们理想的选择，但是这种含有多个双键的脂肪酸的植物种类在地球上发现得还不是很多，所以现实使用时还是使用了很多单不饱和或饱和脂肪酸。后者虽然吸收效果不是十分理想，但其优点是不易氧化和容易储藏。

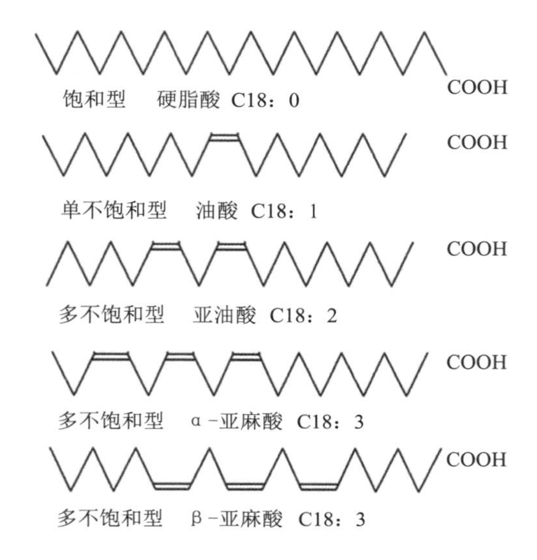

图 2－4　饱和脂肪酸与不饱和脂肪酸

除了通过对种子或果实压榨法获取各种植物的基础油外，研究者还发现，一些植物的有效成分不存在于果实或种子中，而是存在于花朵或叶子甚至根茎中，这些物质可以通过基础油浸泡获得其有效成分，于是又产生了另一种基础油，我们称这类油为“浸出油”。

二、常用基础油

（一）　压榨油

压榨油，即经直接压榨制取的油。

1. 荷荷巴油（Jojoba oil）

【植物来源】油蜡树科油蜡树属植物油蜡树 *Simmondsia chinensis*（彩图 37）。

【主要产地】美国南加州和亚利桑那州、以色列、墨西哥及澳大利亚等地。

【提取部位】果实。

【提取方法】压榨法。

【特点】荷荷巴油是延展性和渗透性俱佳的基础油。常呈半固态状，黄色，无味，油质较轻滑似脂腺分泌的油脂。成分多为 C20 及 C22 的长链脂肪酸，饱和脂肪酸占 93%，也含丰富的维生素 D 及蛋白质。荷荷巴油具有高度稳定性，能耐强光和高温，不易氧化，是可以久藏的油。

【功效应用】荷荷巴油具有平衡皮脂分泌、疏通毛孔的能力，可维持皮肤水分，减少皱纹及软化皮肤，对肌肤有十分显著的美容功效，适合油性、敏感性等各种肤质，是面部、躯干和四肢部芳香按摩最常用的基础油之一。荷荷巴油也是头发用油的最佳选择，其可以改善粗糙的发质，使头发柔顺，并有助于头发晒伤后的修复、延缓白发生长及预防头发分叉。

2. 甜杏仁油（Almond oil）

【植物来源】蔷薇科李属植物杏树 *Prunus amygdalis var. dulcis*，*Prunus dulcis*（彩图 38）。

【主要产地】地中海国家、黑海沿岸国家和美国加州。

【提取部位】果实。

【提取方法】压榨法。

【特点】甜杏仁油属于中性的基础油，呈透明或淡黄色，气味清香，质地清爽柔软、滑润而不油腻。且极为温和，具有良好的亲肤性，连最娇嫩的婴儿都可以使用。与任何植物油皆可互相调和，因此是使用最广泛的基础油。甜杏仁油中单不饱和脂肪酸含量占 66%，多不饱和脂肪酸含量占 17%，并含有维生素 A、维生素 B_1、维生素 B_2、维生素 B_6和维生素 E 等。

【功效应用】甜杏仁油含丰富的维生素，具有滋养与保湿的神奇功效，适用于各种肤质，尤其适用于易痒、红肿、干燥、发炎、油性、过敏性及婴幼儿肌肤。甜杏仁油可刺激内分泌系统，促进细胞更新，因此长期使用可以有效地消除妊娠纹、治疗皮肤晒伤。同时，甜杏仁油还具有隔离紫外线的作用。

此外对于运动过度引起的肌肉疼痛，以甜杏仁油按摩可加强细胞携带氧气的功能，消除疲劳与碳酸累积，具有镇痛及减轻刺激的作用。

甜杏仁油内服，则可用于咳嗽、膀胱炎、乳腺炎、口腔炎等病症的辅助治疗。

3. 葡萄籽油（Grape seed oil）

【植物来源】葡萄科葡萄属植物葡萄 *Vitis vinifera*（彩图 39）。

【主要产地】法国、意大利等地中海沿岸国家，以及中国、智利和澳大利亚。

【提取部位】种子。

【提取方法】压榨法。

【特点】葡萄籽油呈透明或淡绿色，无味、细致、清爽不油腻。其中饱和脂肪酸占 11%，多不饱和脂肪酸占 69%，并含有抗氧化物质。

【功效应用】葡萄籽油最为称道的是其抗自由基、抗氧化功效，可防治过敏、神经系统损伤等。由于葡萄籽油还富含维生素、矿物质和蛋白质，用于皮肤可降低紫外线的伤害，保护肌肤中的胶原蛋白，增强肌肤的保湿效果，润泽柔软肌肤，预防黑色素沉着和淡化色斑，以及减少皱纹延缓衰老。

此外，葡萄籽油还具有保护血管弹性、阻止胆固醇囤积在血管壁上及减少血小板凝固等作用，可改善水肿、高血压和动脉硬化等症。

4. 玫瑰果籽油（Rose hip oil）

【植物来源】蔷薇科蔷薇属植物犬蔷薇 *Rosa canina*（彩图 40）。

【主要产地】南美和智利。

【提取部位】种子。

【提取方法】压榨法。

【特点】玫瑰果籽油颜色偏红。其中饱和脂肪酸占 6%，多不饱和脂肪酸占 78%，因此玫瑰果籽油极易被皮肤吸收。且玫瑰果籽油富含维生素 C。

【功效应用】玫瑰果籽油能促进皮肤新陈代谢，具有保湿效果，可积极改善干燥肌肤，淡化幼纹，令肌肤日渐丰盈饱满而有弹性。适用于多种肌肤，特别适合衰老、暗黄、受损、色斑肌肤。

此外，利尿也是玫瑰果籽油的主要功效之一。

5. 橄榄油（Olive oil）

【植物来源】木犀科木犀榄属植物橄榄树 *Olea europaea*（彩图 41）。

【主要产地】意大利、西班牙、地中海沿岸和我国均有栽培。

【提取部位】果实。

【提取方法】压榨法。

【特点】橄榄油的特点是含有大量单不饱和脂肪酸，含量占 74%，橄榄油中饱和脂肪酸占 10%，多不饱和脂肪酸占 16%。还含有维生素 A、维生素 B、维生素 D、维生素 E、维生素 K 及抗氧化物等。

【功效应用】橄榄油可用于滋润干燥肌肤，预防皱纹。橄榄油还有一定的抑菌作用，对烧烫伤或皮肤溃疡、感染有辅助治疗作用。

橄榄油口服有降脂降压功效，有助于减少高血压病、冠心病、脑中风、脂肪肝等病症的发生。

6. 榛果油（Hazelnut oil）

【植物来源】桦木科榛属植物榛果树 *Corylus avellana*（彩图 42）。

【主要产地】法国、土耳其等地中海沿岸国家。

【提取部位】种子。

【提取方法】压榨法。

【特点】呈淡黄色，质地细致，具有较重的坚果味。榛果油中不饱和脂肪酸占 74%，多不饱和脂肪酸占 17%，故其皮肤吸收性好。

【功效应用】榛果油能快速被皮肤吸收，具有刺激细胞再生、促进循环、补充皮肤营养、软化滋润皮肤的作用，并有轻微的收敛性和调和性，从而帮助皮肤保持稳定和弹性，适合各种肤质。榛果油亦可作为油性、混合性皮肤使用的基础油，以及改善粉刺的基础油。

7. 椰子油（Coconut oil）

【植物来源】棕榈科椰子属植物椰树 *Cocos nucifera*（彩图 43）。

【主要产地】印度尼西亚、马来西亚、西印度群岛、巴西、墨西哥和非洲，中国的主要产区是海南岛、雷州半岛和台湾岛南部等地。

【提取部位】胚乳。

【提取方法】压榨法。

【特点】浅黄色或白色，带有明显的椰香，低温时呈固态，极为稳定，故易保存。椰子油延展性好，富含饱和脂肪酸，其饱和脂肪酸含量达 85%，不饱和脂肪酸含量只占 6%。因其多为短链饱和脂肪酸，所以仍较易被皮肤吸收。

【功效应用】椰子油是良好的润肤剂和皮肤保湿剂，对干燥、受损的头发和肌肤可有效地起到软化与滋润作用。且椰子油也可用于晒伤或其他皮肤外伤。

8. 鳄（酪）梨油（Avocado oil）

【植物来源】樟科鳄梨属植物鳄梨 *Persea americana*（彩图 44）。

【主要产地】中美洲国家、西班牙、以色列和我国有栽培。

【提取部位】果实。

【提取方法】压榨法收集后用离心机分离萃取而成。

【特点】鳄（酪）梨油单不饱和脂肪酸占 68%，多不饱和脂肪酸占 13%，易被皮肤吸收。含维生素 A_1、维生素 B_2、维生素 B_6、维生素 C、维生素 D 等多种维生素，以及多种矿物质如钾、镁、钙、钠等。

【功效应用】适合干性、敏感性、缺水、湿疹肌肤使用，可改善干性、脆弱和因晒伤而引起的皮肤问题。在芳香按摩中应用可增加皮肤含水量和皮肤弹性，预防皮肤衰老。

9. 月见草油（Evening primrose oil）

【植物来源】柳叶菜科月见草属植物月见草 *Oenothera biennis*，黄花月见草 *Oenothera. glazioviana*（彩图 45）。

【主要产地】北美、英国和地中海沿岸国家。

【提取部位】种子。

【提取方法】低温压榨法。

【特点】月见草油香味很淡，其中多不饱和脂肪酸占 80%，同时月见草油中含有大量的 γ-亚麻酸，它也是一种多不饱和脂肪酸。目前世界范围内富含 γ-亚麻酸的植物非常稀有，另外因多不饱和脂肪酸暴露在空气中容易氧化，故而以制成胶囊的月见草油常见。

【功效应用】月见草油可以治疗婴儿和老年人的一些酶系统存在缺陷的病症，前者酶系统尚未发育完全，后者酶系统处于衰弱状态，需要得到外源补给。月见草油亦有降低胆固醇、降血压、抑制血栓形成的功效，可用于高血压病患者。

此外，月见草油为人熟知的是对女性经前期综合征、更年期综合征以及因自体免疫反应引起的炎症有良好的治疗作用。在皮肤方面，月见草油也是一种极佳的保湿剂，适用于干燥老化甚或干裂的肌肤。对过敏性湿疹也有一定的治疗效果。

10. 小麦胚芽油（Wheatgerm oil）

【植物来源】禾本科小麦属植物小麦 *Triticum vulgare*（彩图 46）。

【主要产地】美国、加拿大和澳大利亚等国家。

【提取部位】小麦的胚芽部分。

【提取方法】压榨法。

【特点】小麦胚芽油呈黄棕色，有种特殊气味。其含多不饱和脂肪酸 60%，单不饱和脂肪酸 18%，并富含维生素 E，素有“维生素 E 之王”之称。

【功效应用】小麦胚芽油是一种天然抗氧化剂，能促进人体新陈代谢，应用于体表能保持皮肤弹性和润泽，有助于减肥、抗皱、消除疤痕、防止色素沉着等，从而达到延缓皮肤衰老的目的。尤其适合衰老、干燥、粗糙、色素沉着的皮肤。

小麦胚芽油也具有调节内分泌、促进血液循环的功效，可用来改善月经不调、更年期综合征等，其内服可软化血管，预防高血压、动脉硬化等多种心血管疾病。

此外，小麦胚芽油与其他植物油混合使用，能延长复方精油的保存期限。

11. 琉璃苣籽油（Borage oil）

【植物来源】紫草科琉璃苣属植物琉璃苣 *Borago officinalis*（彩图 47）。

【主要产地】中东以及西班牙、北非等地中海沿岸地区。

【提取部位】种子。

【提取方法】压榨法。

【特点】琉璃苣籽油无刺激性，其中亚麻酸含量高达 40%。

【功效应用】琉璃苣籽油广泛用于高血压病、高脂血症、骨关节炎等病症，还可缓解女性生理期和更年期内分泌失调出现的诸多不适症状。

琉璃苣籽油用于体表则可提高皮肤弹性，恢复皮肤光泽。各种肤质都适用。

（二） 浸出油

浸出油为用压榨油浸提其他植物花、茎、叶或根所获得的油。

1. 金盏菊油（Calendula oil）

【植物来源】菊科金盏花属植物金盏菊 *Calendula officinalis*（彩图 48）。

【主要产地】原产于地中海地区，现在全世界的花园几乎都可找到它。

【提取部位】花瓣（使用其他植物性油脂浸泡）。

【提取方法】浸提法。

【特点】金盏菊花被浸泡在某种经稳定处理、可以抗腐化的植物油里。金盏菊油保持了金盏花特有的脂溶性物质活性，带有一些木质气味。

【功效应用】金盏菊油在许多方面的疗效都非常出众，如抗痉挛、抗炎症、止血通经等。被广泛地应用于创伤、各种感染、静脉曲张、消化道溃疡、月经失调等病症，对蜂蛰叮咬亦有缓和作用。

金盏菊油对皮肤和黏膜具有软化、保护和修复作用，干燥肌肤尤其适用，亦常用于处理皮肤晒伤、粉刺、皮肤冻伤、湿疹、疤痕等皮肤问题。

2. 圣约翰草油（St. John's wort oil）

又名点叶金丝桃油。

【植物来源】金丝桃科连翘属植物贯叶连翘 *Hypericum perforatum*（彩图 49）。

【主要产地】澳大利亚、地中海地区和我国分布均较广。

【提取部位】花瓣（使用其他植物性油脂浸泡）。

【提取方法】浸提法。

【特点】圣约翰草有很多观赏性品种，本节介绍的圣约翰草是黄色花瓣上分布小黑点，在阳光下叶片上可以看到油腺细胞的品种。浸出油中含黄酮金丝桃苷（也称金丝桃素）、伪金丝桃蒽苷、芦丁和 α－蒎烯等。

圣约翰草浸出油呈深红色，有淡淡的草香味。

【功效应用】圣约翰草油具有促进血液及淋巴循环的功效，可放松肌肉，缓解软组织损伤、关节炎、痛风、风湿等病症所致的疼痛。对晒伤、烧烫伤、切割伤等各种皮肤创伤以及油性皮肤、粉刺、湿疹等皮肤常见问题也有很好的效果。

在情志方面，圣约翰草油是一种抗抑郁剂，可消除紧张情绪、缓解忧郁。

第五节　精油配方及使用案例

在了解了各种精油和基础油的成分与功效特点后，本节介绍精油的具体对症应用，对于不同人群、不同症状，精油和基础油的选择不同。那些用一种精油就能解决问题的精油叫作单方精油，有些需要多种精油协同作用才能取得良好效果的精油叫作复方精油。本节所述配方的含义是：①某单方精油中所含精油的种类及其含油率，和基础油的种类及其含油率；②某复方精油中精油的种类和数量，以及基础油的种类和数量（包括使用两种以上基础油的可能性）。基础油在此类油中除了充当稀释和载体的角色外，也发挥相应的功效。

按照国际惯例精油必须要经过基础油稀释后方能用于体表按摩，但 100% 的纯精油在配方中到底占有率为多少才能既安全又有效？这是一个全世界都在探讨的问题，本教材参照国际上使用芳疗历史比较悠久的国家的现行规则，将精油使用浓度规定在1% ~5%。

以下建议精油种类，根据受术者喜好的香气与需要的效果，选择其中至少三种精油混合使用。

一、常见皮肤问题适用的复方精油配方

（一） 油性皮肤

精油：丝柏、天竺葵、薰衣草、依兰依兰、雪松、刺柏、胡椒薄荷。
基础油：荷荷巴油、椰子油、榛果油。
配方中精油浓度：1.5% ~3%。
使用方法：头面或躯干肢体部芳香按摩，可添加于面膜和面霜中使用。

（二） 干燥性皮肤

精油：安息香、乳香、甜橙、茉莉、香紫苏、广藿香。
基础油：鳄梨油、月见草油、甜杏仁油、橄榄油、小麦胚芽油、椰子油、荷荷巴油。
配方中精油浓度：1.5% ~3%。
使用方法：头面或躯干肢体部芳香按摩，可添加于面膜和面霜中使用。

（三） 老化皮肤

精油：檀香、乳香、玫瑰、天竺葵、安息香、橙花、薰衣草、罗马甘菊。
基础油：葡萄籽油、鳄梨油、月见草油、圣约翰草油、椰子油、琉璃苣籽油、榛果油、玫瑰果油、小麦胚芽油、甜杏仁油。
配方中精油浓度：1.5% ~3%。
使用方法：头面或躯干肢体部芳香按摩，可添加于面膜和面霜中使用。

（四） 日光灼伤皮肤

精油：雪松、杜松、茶树、德国甘菊、没药。
基础油：橄榄油。
配方中精油浓度：1.5% ~3%。
使用方法：头面或躯干肢体部芳香按摩，可添加于面膜和面霜中使用。

（五） 敏感性皮肤

精油：茉莉、德国甘菊。
基础油：荷荷巴油。
配方中精油浓度：1.5% ~3%。
使用方法：头面或躯干肢体部芳香按摩。

（六） 炎症皮肤

精油：没药、安息香、依兰依兰、洋甘菊、香紫苏、茶树、薰衣草、柠檬。
基础油：圣约翰草油、甜杏仁油、金盏菊油、琉璃苣籽油、月见草油、椰子油。
配方中精油浓度：1.5% ~3%。

使用方法：局部芳香按摩。

（七） 疤痕皮肤

精油：德国甘菊、丝柏、刺柏、香叶天竺葵、茶树、乳香、广藿香、神香草。
基础油：玫瑰果油、鳄梨油、月见草油、金盏菊油、圣约翰草油。
配方中精油浓度：1.5%～3%。
使用方法：局部芳香按摩。

（八） 褥疮

精油：没药、茶树、德国甘菊、广藿香。
基础油：金盏菊油、圣约翰草油、月见草油、琉璃苣籽油、玫瑰果油。
配方中精油浓度：1.5%～3%。
使用方法：局部芳香按摩。

二、常见情绪心理问题适用的复方精油配方

用于缓解情绪性或精神障碍的精油种类较多，本节主要介绍抗焦虑、提振精神、平衡情绪、助睡眠四种配方。每种配方都有两种使用方法，即芳香按摩或局部涂抹经皮肤吸收，以及嗅吸经呼吸道吸收。前者的使用需借助基础油的稀释，在面部和身体相应部位按摩或涂抹，后者则直接借助香熏装置或浸浴，通过加热挥发其香气成分，人体通过鼻腔嗅吸香气物质来发挥缓解情绪心理问题的作用。

（一） 抗焦虑

精油：香柠檬、雪松、葡萄柚、甜罗勒、依兰依兰、甜橙、檀香、茉莉、香叶天竺葵、乳香、玫瑰、德国甘菊、薰衣草。

基础油：可根据本章第四节对基础油的介绍选择任何一种基础油，但由于圣约翰草油本身就含有抗焦虑活性成分，因此建议以任一基础油混合圣约翰草油使用更好。

配方中精油浓度：1.5%～3%。

使用方法：局部或全身芳香按摩，浸浴或直接嗅吸使用。

（二） 提振精神

精油：桉叶油、胡椒薄荷、香柠檬、甜罗勒、柠檬草、没药、生姜、苦水玫瑰、橙花、迷迭香、刺柏。

基础油：本章第四节中介绍的任何一种基础油。

配方中精油浓度：1.5%～3%。

使用方法：局部或全身芳香按摩，浸浴或直接嗅吸使用。

（三） 平衡情绪

精油：檀香、薰衣草、香紫苏、香叶天竺葵、西柚、雪松、安息香、德国甘菊、广

藿香、神香草、丝柏。

基础油：本章第四节中介绍的任何一种基础油。可加入 1/3 月见草油。

配方中精油浓度：1.5% ~3% 。

使用方法：局部或全身芳香按摩，浸浴或直接嗅吸使用。

（四） 助睡眠

精油：橙花、德国甘菊、甜橙、香紫苏、薰衣草、安息香、茉莉。

基础油：本章第四节中介绍的任何一种基础油。

配方中精油浓度：1.5% ~3% 。

使用方法：局部或全身芳香按摩，浸浴或直接嗅吸使用。

三、其他病症的复方精油配方

（一） 脚气

精油：柠檬草、姜、茶树、刺柏、没药、百里香、雪松、柠檬、薰衣草、迷迭香、神香草、丝柏、桉叶油。

基础油：荷荷巴油，可加入 1/3 金盏菊油。

配方中精油浓度：2% ~5% 。

使用方法：足浴和局部涂抹。

（二） 月经不调

精油：香叶天竺葵、香紫苏、依兰依兰、丝柏、茉莉、广藿香、大马士革玫瑰。

基础油：荷荷巴油，可加入 1/3 月见草油。

配方中精油浓度：1.5% ~3% 。

使用方法：腹部或全身芳香按摩，浸浴或直接嗅吸使用。经期禁止浸浴。

（三） 更年期综合征

精油：大马士革玫瑰、香叶天竺葵、香紫苏、茉莉、香柠檬、西柚、乳香、没药、德国甘菊、薰衣草。

基础油：荷荷巴油，可加入 1/3 月见草油。

配方中精油浓度：1.5% ~3% 。

使用方法：全身芳香按摩，小腹和腰骶部需重点操作，亦可浸浴或直接嗅吸使用。经期禁止浸浴。

（四） 头痛、 偏头痛

精油：胡椒薄荷、薰衣草、罗马甘菊、香蜂草、甜橙、橙花、没药、姜、甜罗勒、香紫苏。

基础油：本章第四节中介绍的任何一种基础油。

配方中精油浓度：1.5% ~3%。

使用方法：局部或全身芳香按摩，浸浴或直接嗅吸使用。

（五） 肌肉痉挛

精油：姜、迷迭香、胡椒薄荷、雪松、刺柏、薰衣草、没药、桉叶油、柠檬草、乳香。

基础油：本章第四节中介绍的任何一种基础油。

配方中精油浓度：3% ~5%。

使用方法：局部或全身芳香按摩，亦可在按摩后进行热敷或浸浴。

（六） 肩颈、 四肢酸痛

精油：桉叶油、薰衣草、迷迭香、香根草、神香草、姜、刺柏、柠檬草。

基础油：本章第四节中介绍的任何一种基础油。

配方中精油浓度：3% ~5%

使用方法：局部或全身芳香按摩，亦可在按摩后进行热敷或浸浴。

（七） 骨关节炎

精油：姜、胡椒薄荷、杜松果油、迷迭香、乳香、柠檬、丝柏、薰衣草。

基础油：本章第四节中介绍的任何一种基础油。

配方中精油浓度：3% ~5%。

使用方法：局部或全身芳香按摩，亦可在按摩后进行热敷或浸浴。

（八） 便秘

精油：柠檬草、甜茴香、迷迭香、胡椒薄荷、姜。

基础油：本章第四节中介绍的任何一种基础油。

配方中精油浓度：3% ~5%。

使用方法：以顺时针方向为主进行腹部芳香按摩，局部可在按摩后进行热敷。孕妇禁用。

（九） 减除多余脂肪

精油：葡萄柚、杜松果、丝柏、迷迭香、姜、柠檬草。

基础油：榛果油、荷荷巴油、甜杏仁油。

配方中精油浓度：3% ~5%。

使用方法：局部或全身芳香按摩，可在按摩后进行浸浴。

第六节 复方精油的调配

复方精油，即为了达到特定疗效，将 2 种以上的单方精油和基础油按照比例混合，其中精油与精油之间是相互协调的，有相辅相成、增强疗效的作用。

精油的分子很小，可快速被吸收，作用于真皮与皮下组织，继而进入血液循环运行全身。加强细胞的作用，提高机体的自愈能力。精油与品质纯正的冷压植物基础油调配在一起，具有优良的抗氧化、抗自由基作用，可延缓皮肤衰老，增加皮肤弹性，且不含重金属及化工残留物质，为追求天然健康的人士所钟爱。

一、复方精油的调配原则

单方精油不宜直接用于皮肤，因此在芳香按摩中精油必须用纯正植物基础油调配稀释方可使用。其调配原则为：

1. 根据受术者健康需要和香气喜好。
2. 调配剂量以1%～3%为宜。

二、复方精油调配注意事项

1. 在调配复方精油配方时，须考量受术者的年龄，更应视其身体状况、心理状况，以及对香气的喜好，给予复方精油的搭配处方和使用方法上的建议。
2. 一个复方精油配方以3～5种单方精油为宜，勿使用5种以上的单方精油。
3. 精油的选择应考量精油的化学成分和香气组合。
4. 一种精油配方若持续使用一周没有效果，则应根据受术者对香气的喜好和精油功效更改配方。
5. 同一配方的复方精油勿连续使用超过3个月。
6. 应视对方的皮肤状况选择基础油，进行复方基础油的配制。如天气寒冷，顾客皮肤干燥、发痒，宜选用甜杏仁油与小麦胚芽油或鳄梨油配合作为基础油，有滋润皮肤、预防干裂的效果。

三、复方精油的调配方法

通常以5mL植物（基础）油为一个计量单位，作为100%，不同年龄滴入纯精油的剂量不同，即调配的剂量不同：

0～6周岁的安全剂量为0.5%（表示5mL的基础油中滴入0.5滴纯精油）。

7～14周岁的安全剂量为1%～2%（表示5mL的基础油中滴入1～2滴纯精油）。

14周岁以上至成人的安全剂量为1.5%～3%（表示5mL的基础油中滴入1.5～3滴纯精油）。

【思考题】

1. 芳香精油在学术上是如何定义的？
2. 芳香精油的提取方法有哪些？
3. 如何理解精油描述中的“天然”与“安全”？
4. 玫瑰、薰衣草、洋甘菊、桉叶、茶树、甜橙、柠檬、甜罗勒、百里香、神香草、香紫苏等精油具有哪些功效？分别可用于哪些病症？

5. 什么是基础油？根据不同的提取方法，基础油可分为哪两类？

6. 荷荷巴油、甜杏仁油、葡萄籽油、椰子油、月见草油、小麦胚芽油、金盏菊油等基础油各有什么特点？

7. 用于“助睡眠”可选用哪些精油来组成复方精油的配方？

8. 复方精油如何调配？调配时需要注意的事项有哪些？

第三章　芳香按摩的准备

【导学】本章介绍了环境要求和用具用品等一般芳香按摩的准备事项，要求重点学习芳香按摩的禁忌证和可能出现的意外及其处理方法，掌握精油使用与芳香按摩注意事项。以利于芳香按摩技能实践的进行，避免失误。

第一节　芳香按摩的环境要求

芳香按摩是采用规范、独特的按摩手法，将植物芳香精油运用于人体，调节人体的各脏腑系统功能，激发人体自身的自愈平衡与再生能力，调整人的生理、心理状态的自然疗法。不同于传统的推拿治疗与保健，芳香按摩更注重场所环境的安全和舒适、精油介质的芬芳和纯净以及操作者动作的连贯和舒缓，使人的身、心、灵三者达到平衡和统一。

一、室内环境要求

1. 温度　为保持室内环境舒适，一般室温的均值为22℃左右，冬季宜控制在18～20℃，夏季则保持在25～27℃。

2. 湿度　理想的室内环境湿度应维持在40%～60%之间。

3. 通风　芳香按摩操作室应与外界环境保持良好的通风，以便香气可以迅速、有效地消散，并且不会影响其他区域。如果操作室是无窗的房间，应安装通风设备。

4. 照明　芳香按摩操作室内照明亮度均匀，灯具应具备调节亮度功能，照度宜在30～75lx范围内。

5. 声音　芳香按摩操作室内保持安静，可播放轻柔的音乐以舒缓气氛，切忌大声喧哗。

6. 色彩　芳香按摩操作室内装饰适宜选择浅色调，如淡绿色、浅黄色、淡粉色等，以使人感觉温馨、舒适，利于受术者放松身心。

7. 场地　芳香按摩操作室的面积以每间$10m^2$左右为宜，可至少容纳一张操作床、一个工作平台或手推车、洗手台等，并且在放置物品后，可容纳操作者和受术者至少两人活动。

二、卫生与消毒

1. 空气洁净度　空气洁净度是清洁环境中空气中含悬浮粒子量多少的程度。芳香按摩操作室应保持良好的空气洁净度。

2. 地面卫生　芳香按摩操作室地面保持洁净，没有灰尘、杂物、积水。

3. 设施和物品　卫生与消毒操作床、铺巾、浴巾、毛巾等都应保持干净，消毒方法主要分为物理性消毒和化学性消毒两类（表3－1）。

表3－1　常用消毒方法

类别		原理	方法	备注
物理消毒法	煮沸消毒法	运用水中加热的原理将病原体杀死	将洗净的毛巾、铺巾等直接煮沸20分钟	塑胶制品、化学纤维布料等不适于此方法消毒
	蒸汽消毒法	利用蒸汽高热的原理将病原体杀死	将洗净的毛巾、铺巾等放入蒸汽消毒箱内20分钟	只适用于白色毛巾消毒
	紫外线消毒法	利用紫外光杀灭病原体	将清洁后的美容器具放入紫外线消毒柜内	适用于毛巾、铺巾、精油容器消毒
化学消毒法	酒精消毒法	抑制细菌生长	使用浓度为75%的酒精浸泡或擦拭	适用于玻璃、金属等器皿，以及操作者的双手皮肤消毒
	过氧化氢消毒法	抑制细菌生长	使用浓度为3%的过氧化氢溶液浸泡或擦拭	适用于玻璃、金属等器皿，以及操作者的双手皮肤消毒

第二节　芳香按摩的用具用品

不同于一般的推拿项目，芳香按摩除了要准备一般的用品用具以外，还要做好精油调配的工作。

一、基本物品准备

（1）操作床、座椅、手推车等。操作床高度以65～75cm为宜，具体依据操作者个人高度而定，以双臂伸直而指端正好可以触碰到操作床面为宜。

（2）消毒后的铺巾或浴巾、面巾各2条或以上，供受术者使用的拖鞋、舒适宽松的备用衣等。

（3）供受术者挂放脱下的衣物、包具的衣柜和衣架。

（4）柔和、舒缓的背景音乐。

（5）钟、表等便于操作者掌握时间的设备。

（6）空调、油酊以及远红外理疗仪、微波理疗仪等相关保暖、理疗设备。

（7）供受术者于芳香按摩前后饮用的水或其他饮品。

（8）消毒酒精棉球。

二、精油准备

1. 单方精油和基础油　根据芳香按摩的需要，操作者应准备常用的单方精油

(图3－1)和基础油。单方精油如薰衣草、洋甘菊、迷迭香等，基础油常使用荷荷巴油、甜杏仁油、葡萄籽油、橄榄油等，以备调配使用。

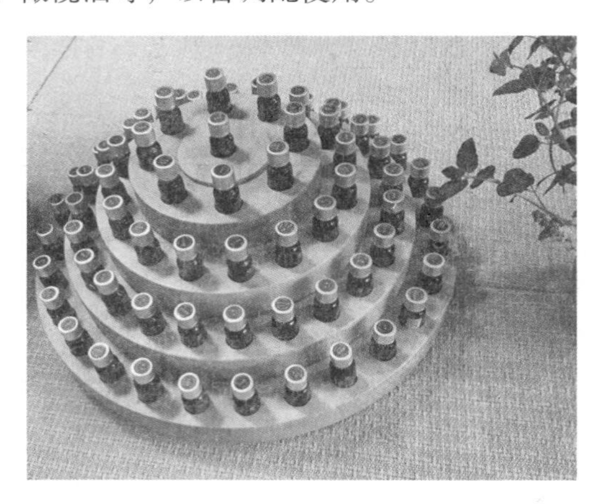

图3－1　单方精油

2. 调配用具　主要包括烧杯、量筒、调棒、精油瓶、标签等。根据日常调配精油的剂量选择适合的烧杯和量筒，精油瓶可选用10mL的深色玻璃瓶，标签粘于调配好的精油瓶上，用以记录精油的种类、功效、使用者及调配时间、使用期限等信息。

3. 熏香器　熏香器可将水分子及溶解的植物精油分解成冷雾散发于周围的空气之中，使空气充满精油自然的香味，可使受术者放松，是芳香按摩操作室内必备之品(图3－2)。

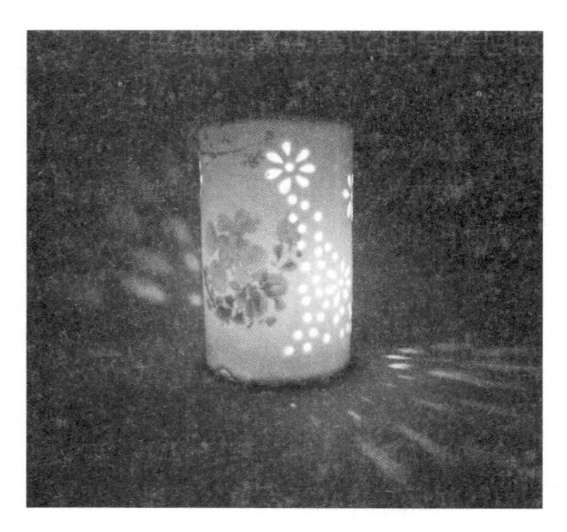

图3－2　熏香器

三、操作者准备

(1) 个人卫生与得体的仪表。操作者指甲短而不利，不佩戴手表、手链、戒指等饰物，工作服整洁、清洁，宽松舒适，工作时束发且无发丝垂于面部。同时要求每接触一位受术者前、后均须洗净双手。

（2）操作者身心放松，调整好工作状态。

（3）活动身体的主要关节，如颈、肩、肘、腕、掌指、腰、膝、踝等关节部位，伸展肌肉，以利于缓解疲劳，并可减少工作时关节或软组织损伤的发生。

（4）接触受术者身体前必须温暖双手。

（5）操作者充分做好望、触、问等施术前检查，了解受术者身体状态和疾病史、过敏史等信息，避免出现芳香按摩意外。

四、受术者准备

（1）应摘下所佩戴的饰物，并尽量解除身上紧束的服饰，着柔软、舒适的棉质服饰。

（2）在接受芳香按摩前，受术者应多饮水，以利于机体代谢。

（3）如有条件，受术者可在接受芳香按摩前沐浴或沐足，清洁体表皮肤，并使身心放松。

第三节　芳香按摩师操作注意事项

芳香疗法是利用芳香植物的纯净精油来辅助医疗工作的另类疗法，目前我国在保健领域应用广泛，而在欧洲、澳大利亚等部分西方地区，芳香疗法已被纳入医疗范畴。芳香疗法中使用的芳香精油具有纯天然性、高渗透性等特点，正确使用具有安全性高、吸收快、见效快的特点。但某些精油中酮类、酚类的含量较高，具有一定毒性，使用不当亦可对身体造成伤害。因此，在应用芳香按摩时，应仔细分析受术者的体质状况，严格按照规程操作。

一、精油使用注意事项

（1）在使用芳香精油之前，应熟练掌握所用精油的特性、注意事项及适合人群等知识。

（2）在进行芳香按摩前，应由具有相关执业资格的芳香疗法师对受术者进行相应的诊断，并开立配方，方可进行按摩。

（3）挑选适合操作者和受术者的香氛，因为只有在喜欢和乐于接受的香氛环境中，才能达到理想的疗效。

（4）一般来说，除个别精油，如薰衣草可少量直接使用于局部，治疗切割伤、烫伤等诸多外伤性皮肤损害外，绝大多数的单方精油必须按照一定的浓度配比后才能在皮肤上涂抹使用，避免未稀释的精油直接接触皮肤。

（5）精油产品的标签上应标示清楚植物名称、浓度、日期、批号、萃取部位或化学成分，并提供使用方法。严格按照要求使用，不使用过期、不合格或对受术者不适合的产品。

（6）精油使用后须注意保存。由于精油是100%的纯植物精华，有时可能会因环境的变化而变质，引起皮肤敏感或产生其他副作用，如茶树精油易氧化，使皮肤过敏。

（7）温度、光线和氧气等容易导致精油变质，因此精油在保存时，必须放在深色（深褐色或深蓝色）避光瓶中，避免阳光直射，并放置于干燥、通风、低温、恒温的环境中。

（8）严格控制精油使用的剂量。根据受术部位不同，配比合适的单方或复方精油。

（9）不同使用者对于精油剂量的要求不同，操作者应从低剂量开始，以防止副作用的产生。

二、芳香按摩注意事项

（1）操作者应自觉遵守中华人民共和国的法律和地方法规，以及从业规范。端正工作态度，拥有对受术者足够的同理心。

（2）操作者在操作过程中应保持双手与受术者体表接触，忌双手同时离开受术者体表。如遇不可抗拒情况下必须临时中断操作，则在征得受术者同意后在其体表覆盖毛巾以保持体温，并控制精油的挥发速度，维持其作用。

（3）芳香按摩动作应持续和缓，稳定柔和，力度适中。

（4）受术者在进行芳香按摩的当天，应避免过量饮酒。

（5）受术者在进行芳香按摩后，应避免过度日照。

（6）如果受术者在操作过程中出现尿急现象，应立即排尿，以加速新陈代谢。

（7）芳香按摩操作结束时，受术者不宜即刻沐浴，以利于精油吸收；且受术者宜仰卧休息5～10分钟，并建议饮一杯温水。

第四节　芳香按摩的禁忌证

精油的分子极微小，容易经皮肤渗透入体内，目前广泛应用于保健养生领域，但若使用不当，仍有可能产生一些不良反应甚至后遗症，因此精油的使用也有禁忌。例如精油品种众多、性质不同，对于敏感体质者而言，不是每一种精油都是安全的，某些精油可能会成为过敏原。此外，部分病症亦有各自禁忌使用的精油，因此必须了解有些情况和疾病是不宜或严禁芳香按摩的。

一、内科疾病

1. 高血压　迷迭香、桉叶、松树等几种具有缩血管作用的精油，高血压、青光眼患者禁用或慎用。

2. 癫痫　迷迭香、桉叶等精油可能诱发癫痫，故而禁用于癫痫患者。

3. 低血压、低血糖　薄荷精油若直接涂抹于患者，易引起其头晕，故需慎用。

4. 肝肾功能不全　有些精油具有一定的肝、肾毒性，含量低时并无大碍，但如果过量使用，对于肝、肾功能不佳者，严重时可能危及患者的生命。因此，肝、肾功能不全者慎用芳香精油。

5. 哮喘　患有喘息性疾病的患者不宜接受芳香按摩，尤其是俯卧式的按摩，长时间俯卧体位会引起呼吸不适。且有些精油对中枢神经有强烈的兴奋或抑制作用，可诱发哮喘或使其加重，故而禁用或限制使用。

6. 高热　高热患者，不宜接受芳香按摩，建议采用敷贴、吸入等方式进行干预。

7. 体虚多汗　某些精油具有发汗作用，因此体虚多汗者慎用。

二、皮肤疾病

1. 皮肤破损　皮肤表面有伤口、发炎、破裂、感染等不宜进行芳香按摩。

2. 敏感肌肤　敏感肌肤者应禁用或慎用茴香、杜松、肉桂、百里香、马鞭草等精油，以免出现皮肤刺痛、瘙痒等皮肤过敏症状。

3. 过敏皮肤　过敏是皮肤或人的整个机体在接触某些物质时产生的变态反应，可以引起过敏的物质称为过敏原。过敏原对不同的人影响是不一样的，安息香、肉桂皮、木香、马鞭草等精油刺激性较强，易引起过敏反应。此外，如佛手柑、柠檬、橙、橘、柚等柑橘类精油具有光敏性，即精油使用后，在阳光的照射下，皮肤变得极为敏感，甚或引起光敏性皮炎。

4. 其他皮肤疾病　如黑色素瘤、老人斑、黑斑、皮肤癌等患者，应低剂量使用柑橘类精油。

三、特殊人群

1. 怀孕妇女　在妊娠早期，应避免使用任何精油，因为例如香紫苏、刺柏、罗勒、迷迭香、甜牛至、雪松、胡椒薄荷、百里香等部分精油中含有促进宫缩、通调月经的成分，有导致流产的可能。但可以适量使用冷压萃取的基础油按摩身体，使皮肤保湿和滋润。

孕 4 月以后可根据不同的身体状况选择适宜的精油进行芳香按摩，以缓解胃脘不适、项背部强痛、腰骶部酸痛或胀痛、下肢浮肿以及妊娠纹等各种孕期反应。例如以少量天竺葵、柠檬、橙花等精油调制而成的按摩油应用于孕妇双下肢，有助于缓解静脉曲张。怀孕后期的水肿，可以天竺葵、佛手柑、丝柏、莱姆、橙或葡萄柚等精油进行足浴护理。绝大多数孕妇所关注的妊娠纹，可用荷荷巴油、小麦胚芽油、橄榄油等基础油添加薰衣草等精油在局部涂抹，并予以手法推摩。

2. 哺乳期妇女　建议避免进行芳香按摩。因为精油具有高渗透性，可进入全身循环中，通过母乳被婴儿吸入，不利于婴儿的健康。

3. 婴幼儿　不宜使用精油。尤其是出生 3 个月内的婴儿禁用精油，3 个月以上的婴幼儿若需要，可使用植物基础油或芳香植物的浸出油、芳香植物水。婴幼儿使用没有禁忌的精油时应考虑年龄，浓度须控制在 0.5% ~1%。

此外，肺结核活动期、肝炎、禽流感等传染性疾病，有脑血管意外先兆者，出血性疾病或有出血倾向者，恶性肿瘤或者有其他诊断不明的可疑病症者，均禁用芳香按摩。饥饿时或饭后1小时内、极度疲劳和虚弱者则应慎用芳香按摩。

第五节　芳香按摩意外及处理

一、皮肤过敏反应与处理

有过敏史或过敏体质者在接触花粉、灰尘、粉末、植物、金属、酒精、某些化妆品等物质后，或在冷、热、风、日晒、冷热饮、辛辣食品、运动后、情绪变化等影响下易出现面部或躯干肢体部分区域皮肤发红、发烫的过敏反应。这类人在接触一些精油后同样比一般人更易使皮肤致敏，甚至发生过敏性皮炎，以局部皮肤发红、瘙痒为多见，严重者可出现眼部水肿、刺痛，组织肿胀，气喘等全身反应。因此对于有过敏史或过敏体质者进行芳香按摩时需注意以下几点：

（1）避免使用罗勒、茴香、肉桂、香茅、丁香、姜、杜松、柠檬、肉豆蔻、橙、依兰依兰、茶树、薄荷、百里香等精油，以及所有的原精和树脂质，如玫瑰原精、茉莉原精、安息香树脂等。

（2）对初次使用植物精油者，尤其是敏感肌肤或过敏体质者，建议先进行皮肤测试。皮试时需注意每个部位使用1种纯精油，不可将2种或以上的精油与基础油混合用于皮试。

（3）若受术者出现过敏反应，应立即停止正在使用的精油。如果皮肤局部出现红肿、瘙痒等反应，可用冷喷做局部降温处理，减少过敏反应产生的不适。如果皮损严重，或出现全身症状，应就医治疗。

二、直接接触纯精油后的处理

（1）未经稀释的精油直接接触了皮肤，应立即涂抹植物基础油稀释或用大量清水冲洗。

（2）未经稀释的精油若直接接触了眼睛，须立即用大量清水冲洗，并及时就医诊疗。

（3）误食未经稀释的精油后，应立即饮水或植物基础油稀释，忌自行催吐。如果出现眩晕等不适症状，应保留误食的精油（包括含有成分说明的外包装），及时送医治疗。

三、其他不适反应与预防

1. 光敏反应　欧白芷根、葡萄柚、柠檬、莱姆、橘、橙、万寿菊等精油具有光敏性，因此，应避免在白天或受术后即刻有可能会接触到紫外线的时候使用此类精油。

2. 耐受反应　和人体耐药性相似，即长期使用某一种精油后，其作用会明显下降。所以在芳香按摩过程中应注意更换精油，以达到最理想的效果。

【思考题】

1. 芳香按摩中常用的消毒法有哪些?
2. 芳香按摩中精油使用方面有哪些事项需要注意?
3. 有哪些内科和皮肤疾病是芳香按摩的禁忌证?
4. 芳香按摩中对过敏体质者应避免使用哪些精油?
5. 如遇皮肤过敏应如何处理?

第四章　芳香按摩的基本手法

【导学】芳香按摩的手法与中医推拿手法稍有差异，手法要求均匀流畅，动作幅度宽泛，节奏平稳，有良好的舒适感。本章选编了 13 种芳香按摩的基本手法和复合手法，是芳香按摩实践的主体内容和教学重点之一。通过理论学习和技能训练掌握各手法的定义、动作要领及操作注意事项，熟悉各手法的适用部位等。

芳香按摩的手法与中医推拿手法稍有差异，主要运用手指的指面、掌面、掌侧、前臂等部位作为接触面。常用手法有按、压、推、摩、捏、提、揉等。手法要求均匀流畅，动作幅度宽泛，节奏平稳，有良好的舒适感。

第一节　推摩类手法

一、推法

【定义】

术者用指、掌、拳、肘着力于人体一定的部位或穴位上，做单方向直线推动的手法，称为推法。

【动作要领】

1. 拇指推法　术者用拇指指腹着力于受术部位或穴位上，其余四指置于其前外方以助力，腕关节屈曲，做直线推动（图 4－1）。在施术过程中，拇指指腹的着力部分可逐渐偏向桡侧，同时腕关节逐渐伸直（图 4－2）。可两手交替操作。

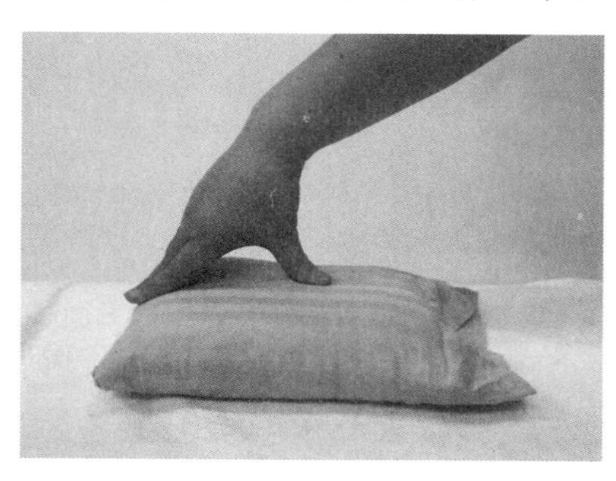

图 4－1　拇指推法（指腹）

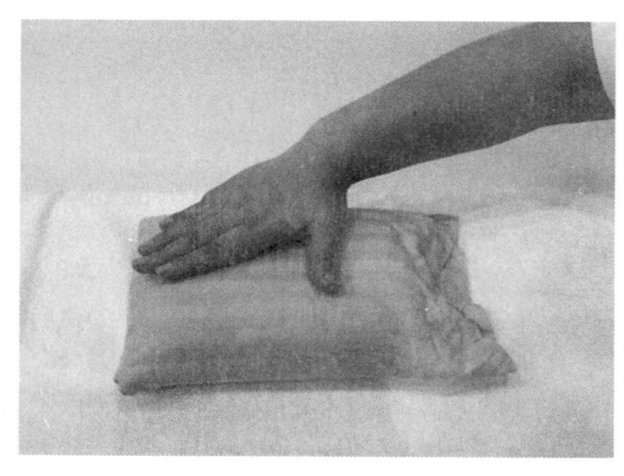

图 4－2　拇指推法（桡侧）

2. 中指推法 术者用中指指腹着力于一定部位，做直线推动。一般两手同时操作（图4－3）。

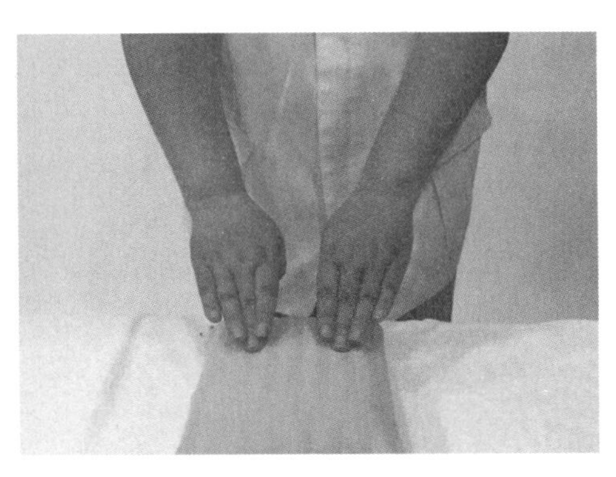

图4－3 中指推法

3. 掌推法 术者用手掌或掌根着力于一定的部位或穴位上，以掌根为重点，运用前臂力量做直线推动（图4－4）。以掌根操作者称为掌根推法。可双手同时操作。需要增大压力时，可采用叠掌推法。

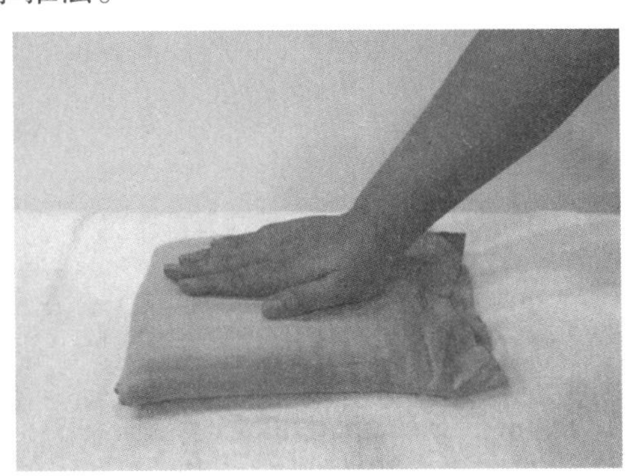

图4－4 掌推法

4. 虎口推法 术者手指自然伸直，四指并拢，拇指与四指分开呈“八”字形，全掌紧贴受术者体表，以手掌近虎口部（第1、2掌骨部）着力，双手同时向前推进，做直线单向推动，若刨推状，故亦称“刨推法”（图4－5）。

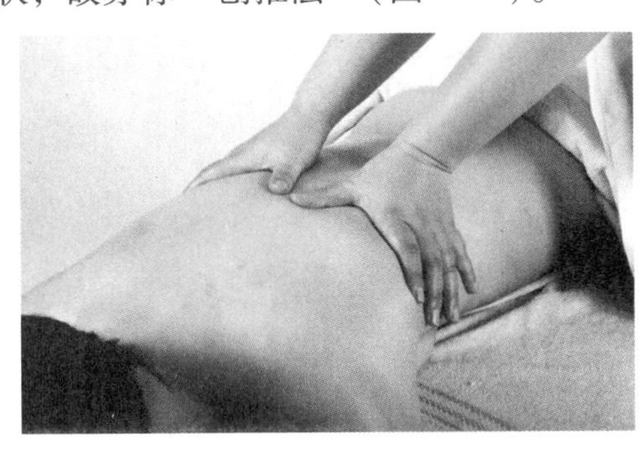

图4－5 虎口推法

5. 拳推法 术者手握空拳，以示指、中指、环指及小指四指的近节指骨间关节背面着力于受术部位，腕关节挺劲伸直，肘关节微屈，运用前臂力量做直线推动（图4－6）。

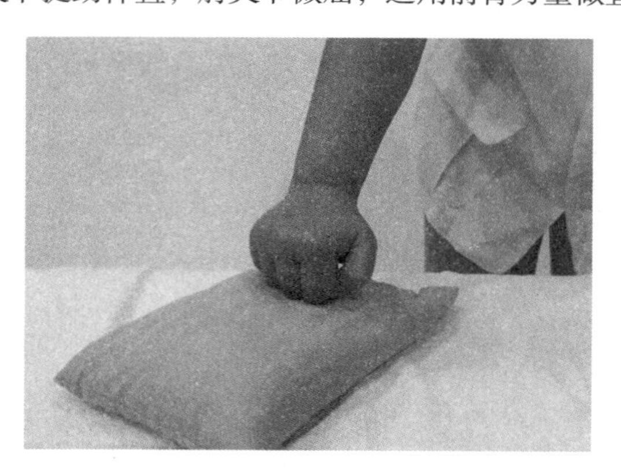

图4－6 拳推法

6. 肘推法 术者肘关节屈曲，用前臂上端近肘尖处着力，腰部发力，以肩关节的运动为主，做直线推动（图4－7）。

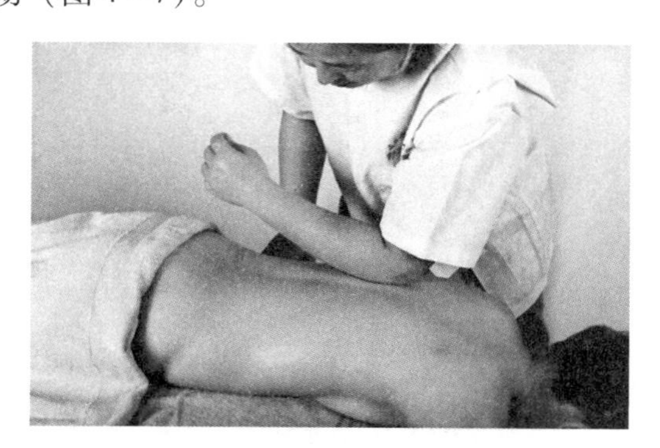

图4－7 肘推法

7. 分推法 术者双手拇指外展伸直，用拇指的指纹面紧贴受术部位，从中央向两旁做对称推动（图4－8）。也可用双手鱼际部做分推法（图4－9）。

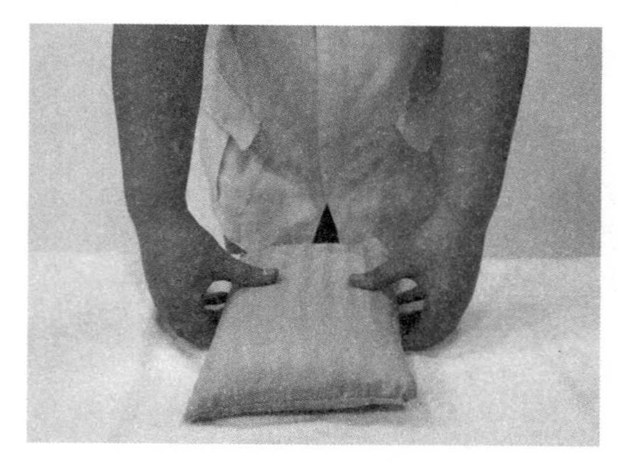

图4－8 拇指分推法

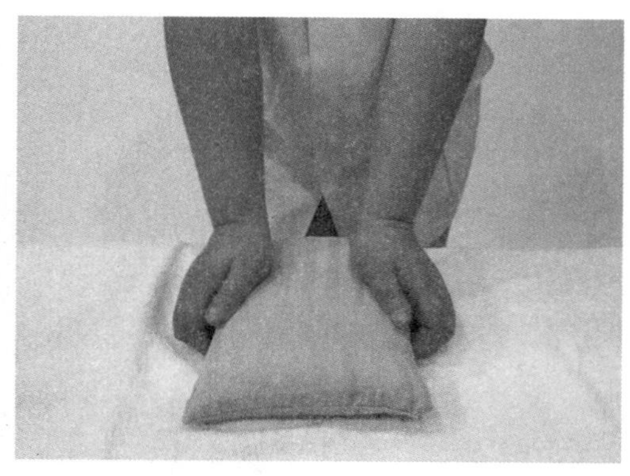

图4－9 鱼际分推法

【注意事项】

（1）推法操作时要直线推行，不可扭曲歪斜。

（2）应在受术部位上涂抹适量油性介质，以利于手法操作，防止摩擦导致的皮肤破损。

（3）着力部位要紧贴受术者体表，压力均匀。

（4）推动的距离宜长，速度宜缓慢且平稳。

（5）用于淋巴引流按摩时一般采用自下而上的推动路线。

（6）四肢掌推法的方向可以是离心性的，也可以是向心性的，作用有所不同，应视防治病症的需要而定。离心性的推法操作有促进动脉血向四肢输送的作用，向心性的推法操作有促进静脉血和淋巴液回流的作用。推法宜沿着肌纤维或血管、淋巴管的走行方向推动。背部的掌推法应与脊柱平行。

（7）虎口推法操作时虎口部要紧贴于受术者体表，用力偏于拇指和鱼际侧。

（8）拳推法操作时，尽量选择肌肉丰厚平坦处，避开骨性凸起部。

（9）肘推法是推法中刺激最强的手法，应根据实际需要以及受术者的耐受程度选择应用。老弱和瘦小者慎用。

（10）分推法既可做直线移动，也可顺体表做弧形移动。两手用力须均匀，动作平稳、协调。

【应用】

推法具有舒筋活络、温经止痛、解郁除闷、活血化瘀、调和气血的功效。指推法多用于头面、肩背、胸腹和四肢等部位；掌推法多用于胸腹、肩背、腰背和四肢等部位；虎口推法多用于胁肋、四肢部；拳推法和肘推法多用于较平坦且耐受力较强的部位，如背部和股后部等。分推法适用于头面、肩背、胸腹和手足等部位。

二、抹法

【定义】

用手指指腹或掌面在人体一定的部位或穴位上做直线或弧线等任意形态和方向抹动的手法，称为抹法。

【动作要领】

1. 拇指抹法　以双手拇指指腹紧贴于体表，其余四指扶持于相应部位以固定助力，拇指稍用力，做上下、左右的弧形、曲线往返或单方向移动（图4－10）。

2. 二指抹法　以双手食、中二指或中指与无名指指腹紧贴于体表，稍用力，做上下、左右的弧形、曲线往返或单方向移动（图4－11）。

3. 四指抹法　以双手食、中、环、小指四指指腹紧贴于体表，稍用力，做上下、左右的弧形、曲线往返或单方向移动（图4－12）。

4. 掌抹法　以单手或双手鱼际或掌面紧贴于体表，腕关节放松，稍用力，做上下、左右的弧形、曲线往返或单方向移动（图4－13）。

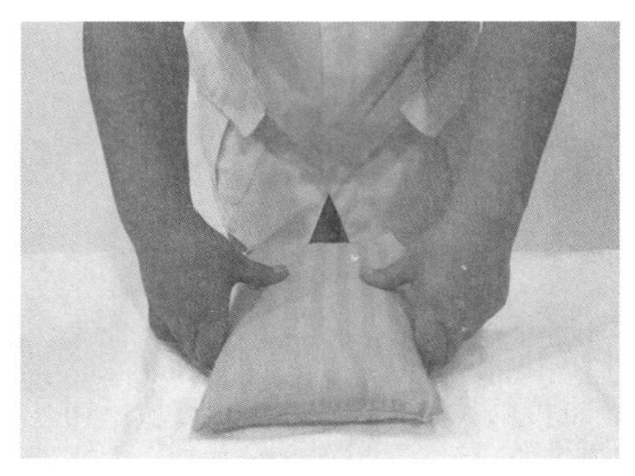

图 4－10　拇指抹法

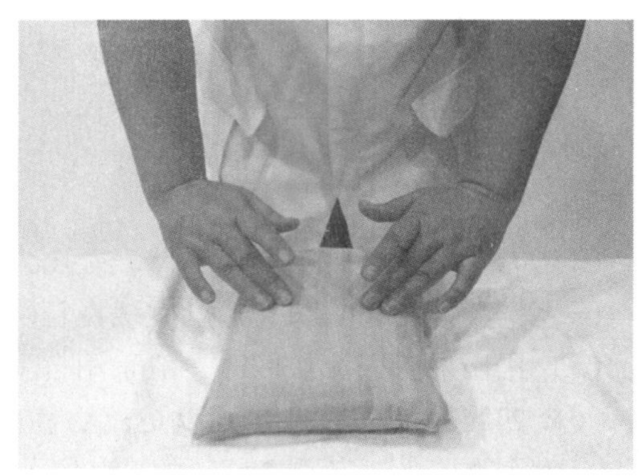

图 4－11　二指抹法

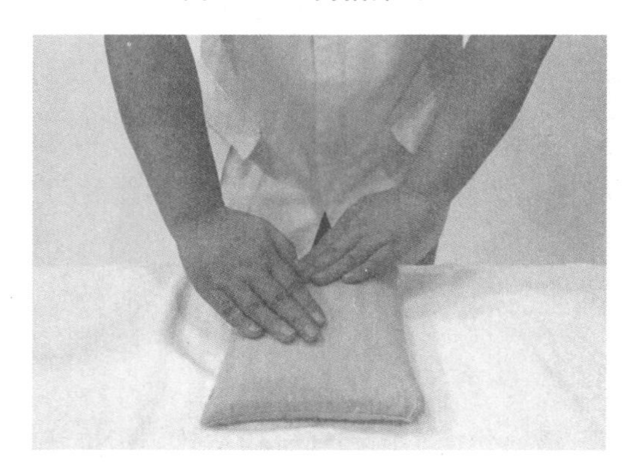

图 4－12　四指抹法

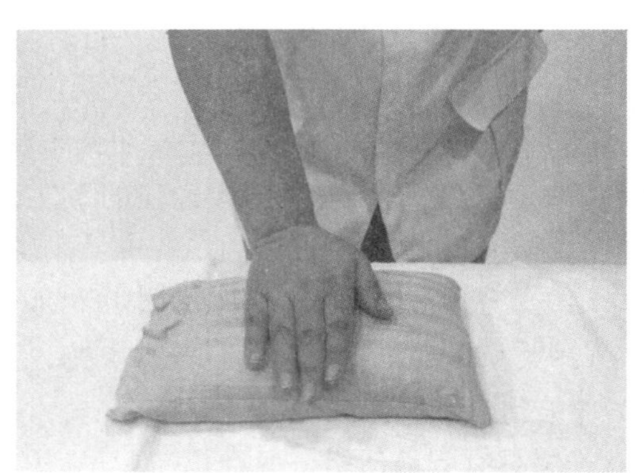

图 4－13　掌抹法

【注意事项】

（1）抹法要求平稳缓和，轻而不浮，重而不滞。

（2）抹法的运动路线比较自由，要根据体表特点灵活运用。

（3）操作时着力部位始终紧贴体表受术部位。

（4）抹法可用单手操作，也可双手同时或交替操作。

【应用】

抹法具有镇静安神、明目开窍、宽胸理气、疏经通络、行气活血之功效。适用于包括前额、面颊在内的头面部，以及颈、胸、背和手掌、手背等部位。

三、摩法

【定义】

用手掌或指纹面在体表做有节律的环形摩动的手法，称为摩法。用手指指腹着力摩动的，称为指摩法；用手掌面着力摩动的，称为掌摩法。

【动作要领】

1. 指摩法　术者手指自然伸直、并拢，腕关节放松微屈，以中指或中、环二指，或食、中、环三指的末节螺纹面接触受术体表，沉肩、垂肘，以肘关节为支点，前臂做主动小幅度屈伸，带动手指在体表做环形摩动。分别称为中指摩法、二指摩法和三指摩法（图4－14）。

2. 掌摩法　术者手掌自然伸直，腕关节放松略背伸，手掌置于受术体表，掌面着力，以肩、肘的运动带动手掌做环形摩动（图4－15）。

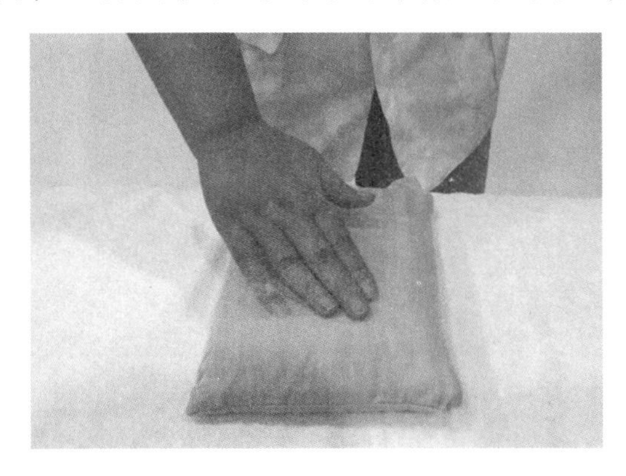

图4－14　三指摩法

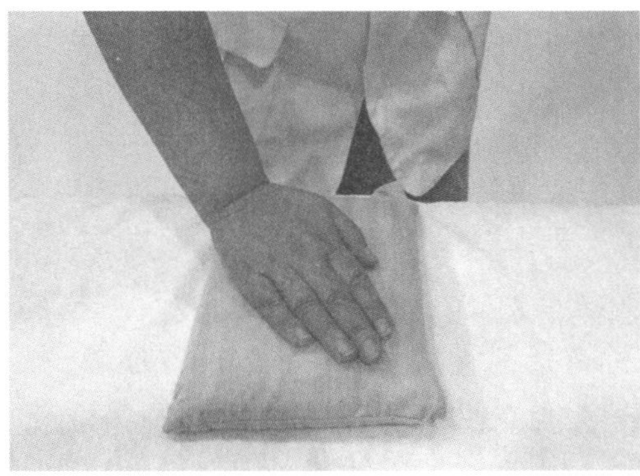

图4－15　掌摩法

【注意事项】

（1）摩法操作时，肘关节的屈伸幅度在120°～150°之间。

（2）指摩法操作宜轻快，频率为每分钟120次左右；掌摩法操作宜稍重缓，频率为每分钟100次左右。

（3）腕关节放松，掌指关节和指间关节自然伸直、并拢。

（4）操作时指面或掌面紧贴体表受术部位，压力均匀，动作柔和；摩动时要求轻而不浮、重而不滞，且不带动皮下组织。

（5）顺时针或逆时针方向摩动均可。

（6）芳香按摩中摩法应用均在受术体表涂以油性介质，直接接触皮肤。

【应用】

摩法刺激柔和舒适，适用于全身各部位，是芳香按摩最常用的手法之一，与芳香精油结合，能够最大限度地发挥精油的功效。指摩法多用于面部，具有润肤美容之功效。掌摩法多用于胸腹、腰背等面积大且平坦的部位，如掌摩腹部具有健脾和胃、消食导滞、调节胃肠蠕动以及消脂减肥的功效；掌摩小腹丹田部，具有培本固元、温宫调经的功效；掌摩腰部具有温补肾阳、健腰止痛的作用等。

四、擦法

【定义】

用指、掌贴附于体表受术部位，做直线来回摩擦运动的手法，称为擦法。芳香按摩常用的擦法有小鱼际擦法（又称侧擦法）、鱼际擦法、掌擦法、拳擦法和指擦法。

【动作要领】

术者腕关节伸直，腕关节保持一定的紧张度。用小鱼际、鱼际、掌面、拳面或指面贴附于体表受术部位，稍用力向下按压，以肩关节为支点，上臂主动摆动，带动前臂以及手掌在体表做均匀的上下或左右直线往返摩擦移动，使受术部位产生一定的热量（图4－16～图4－20）。

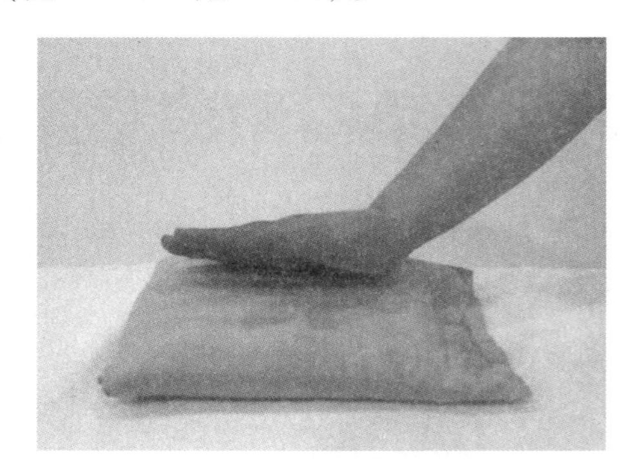

图4－16　小鱼际擦法

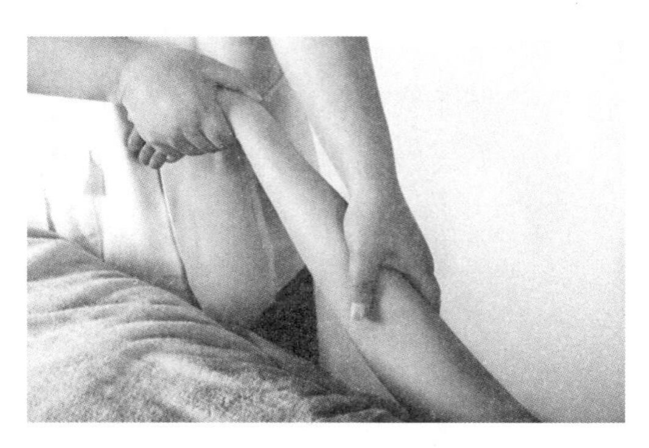

图4－17　鱼际擦法

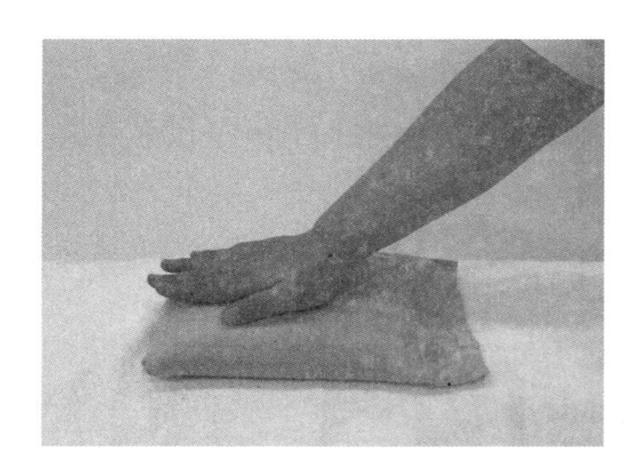

图4－18　掌擦法

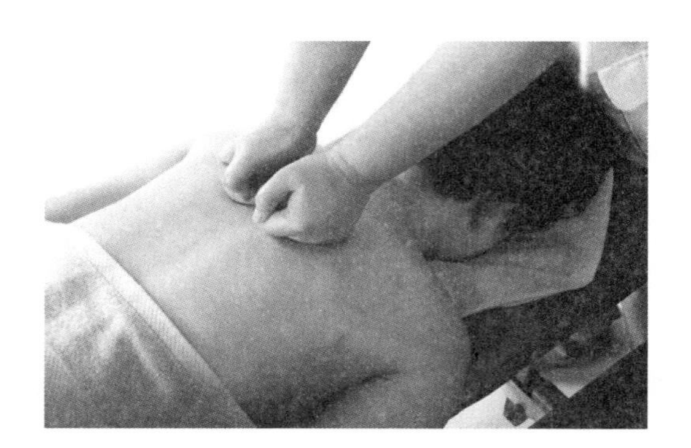

图4－19　拳擦法

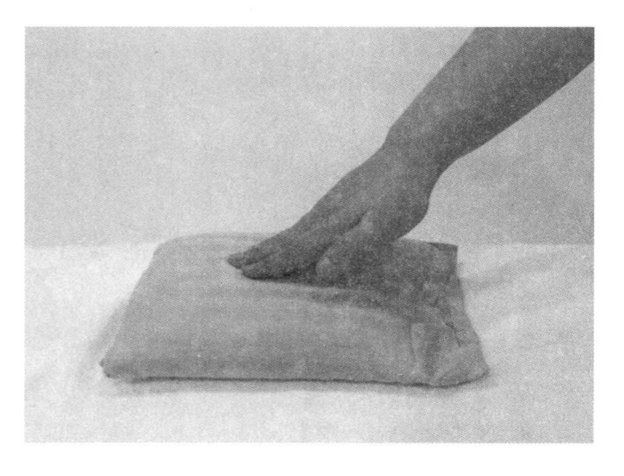

图4－20　指擦法

【注意事项】

（1）操作时，着力部位要紧贴皮肤。

（2）必须直线往返，不可扭曲歪斜。

（3）往返都要用力，且来回往返的距离宜长，以提高单位时间内的运动速度，增加产热量。

（4）操作时，以肩关节为支点，上臂为动力源，动作连续不断，有如拉锯状。

（5）芳香按摩中，擦法操作由于直接接触皮肤，所以操作时必须使用油性介质，既可保护皮肤、防止破皮，又可加速热量深透，提高手法及精油应用的效应。

（6）压力均匀适中，以热量能深透为度。

（7）擦法一般都在局部操作的最后应用，即擦法操作过后一般不能再在该处使用其他手法，否则容易造成皮肤损伤。

（8）频率一般为每分钟 80 ~ 100 次。

（9）常配合湿热敷法应用。

（10）操作时，术者要保持呼吸自然，切忌屏气。

【应用】

擦法是一种柔和温热的刺激，具有温通、温补的作用。适用于全身各部位，其中小鱼际擦法多用于督脉、肩背、脊柱两侧及腰骶部等部位；鱼际擦法适用于四肢部位，尤以上肢部为常用；掌擦法由于接触面积大，适用于肩背、腰骶、胸腹等面积较大且较平坦的部位；拳擦法适用于背部脊柱两侧，以上背、腰部最为常用；指擦法则一般用于颈项、肋间等部位。

第二节　揉按类手法

揉按类手法是以垂直按压或对称挤压受术部位为特征的手法。主要包括揉法、按法、捏法和拿法。

一、揉法

【定义】

术者用指、掌着力吸定于某一穴位或部位上，做轻柔缓和的环旋运动，并带动该处皮下组织一起揉动的手法，称为揉法。根据操作部位的不同，可分为指揉法和掌揉法。其中用手指指腹着力的称为指揉法（包括拇指揉法、中指揉法、二指揉法、三指揉法和勾揉法）；用鱼际着力的称为鱼际揉法；还有用全掌着力的掌揉法，用掌根着力的掌根揉法等。

【动作要领】

1. 鱼际揉法　术者腕关节放松微屈或自然伸直，拇指略内收，其余四指自然放松；用鱼际着力并吸定于体表，以肘关节为支点，前臂做主动摆动，带动腕的摆动及手掌的平面环旋运动，并通过吸定的鱼际部带动该处的皮下组织一起揉动（图 4－21）。

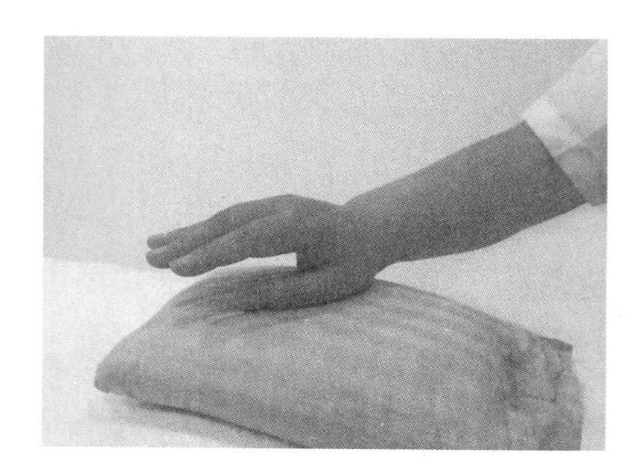

图4-21 鱼际揉法

2. 掌（根）揉法 术者腕关节放松，略背伸，以手掌掌面或掌根置于受术部位，掌面或掌根着力轻轻下压，肘关节屈伸，运用前臂力量使掌在体表做小幅度的平面环旋运动，并带动该处的皮下组织一起揉动（图4-22）。如一手掌叠于另一手背之上做掌揉法，则称为叠掌揉法（图4-23）。

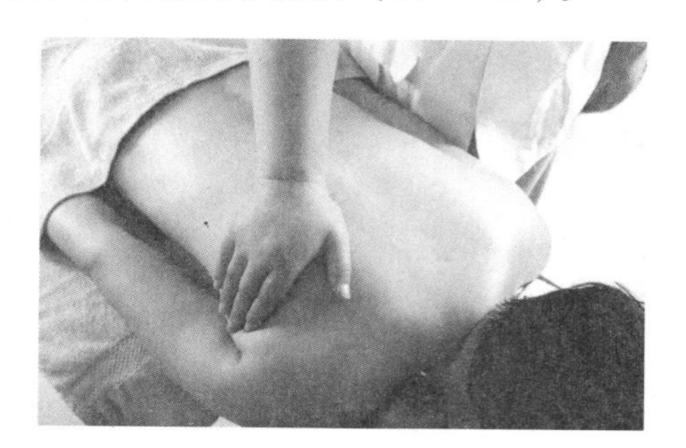

图4-22 掌（根）揉法

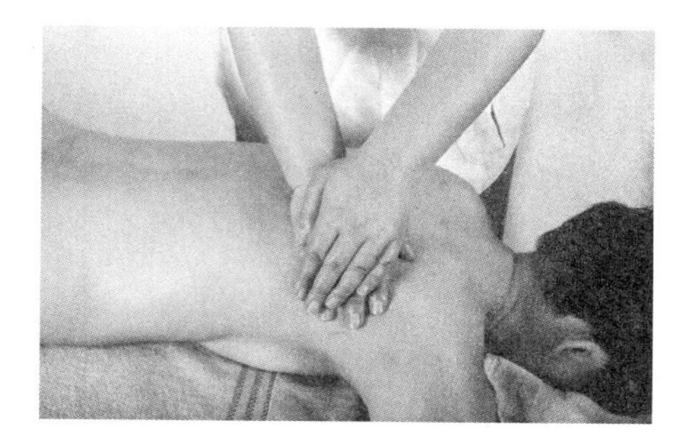

图4-23 叠掌揉法

3. 指揉法

（1）中指揉法：术者中指掌指、指间关节略伸直，腕关节放松微屈，用中指指腹轻轻吸定于受术部位或穴位上，以肘关节为支点，前臂做主动摆动，带动腕关节摆动，使中指指腹在受术部位上做轻柔、小幅度的环旋运动（图4-24），常双手协同操作。如欲增加压力，可用食指叠压于中指远端指间关节背侧或指甲上（图4-25）。

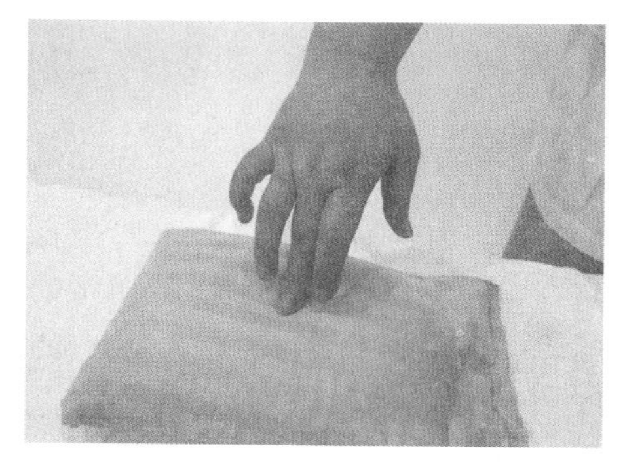

图4-24 中指揉法（1）

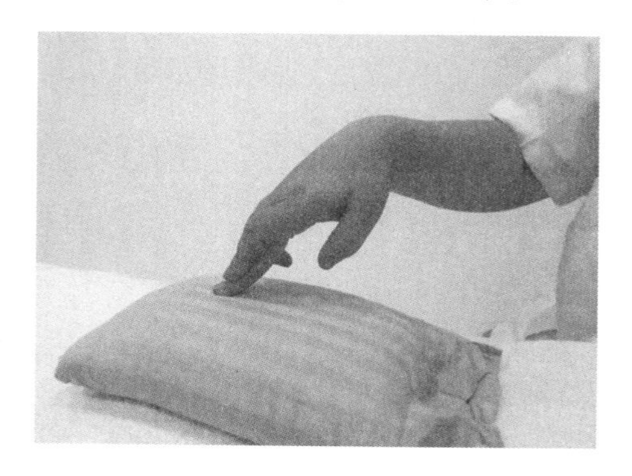

图4-25 中指揉法（2）

（2）拇指揉法：术者拇指掌指、指间关节略伸直，拇指指腹垂直着力于受术部位或穴位上，腕关节放松，以肘关节为支点，前臂做主动摆动，带动腕关节的摆动及拇指掌指关节的环旋运动，使拇指指腹在受术部位上做轻柔、小幅度的环旋运动（图4－26），常双手协同操作或叠拇指操作。拇指揉法用力较大，常与按法结合组成按揉法。

（3）二指揉法：术者示、中二指掌指、指间关节略伸直，并拢，用二指指腹轻轻吸定于受术部位或穴位上，腕关节放松微屈，以肘关节为支点，前臂做主动摆动，带动腕关节摆动，使示、中二指指腹在受术部位上做轻柔、小幅度的环旋运动（图4－27），常双手协同操作。

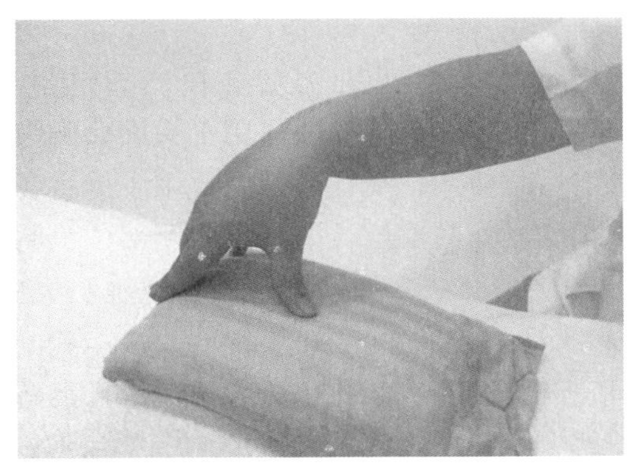

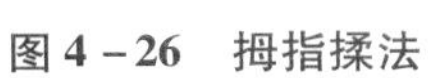

图4－26　拇指揉法

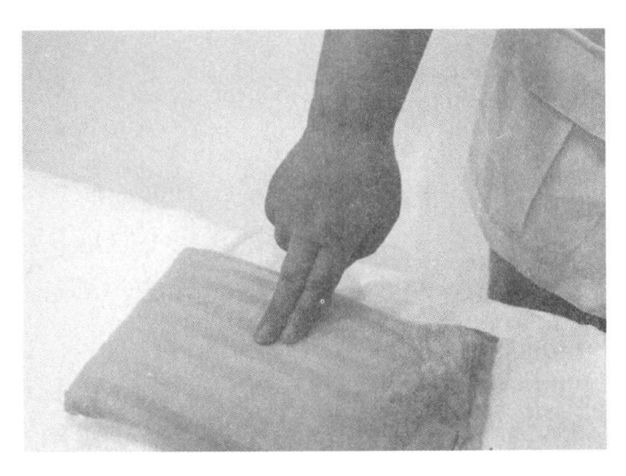

图4－27　二指揉法

（4）三指揉法：术者示、中、环三指掌指、指间关节略伸直，并拢，用三指指腹轻轻吸定于受术部位或穴位上，腕关节放松微屈，以肘关节为支点，前臂做主动摆动，带动腕关节摆动，使示、中、环三指指腹在受术部位上做轻柔、小幅度的环旋运动（图4－28），单手或双手协同操作均可。

（5）勾揉法：术者中指指腹吸定于一定的受术部位或穴位，掌指、指间关节可做不同程度屈曲，其余手指自然放松，以肘关节为支点，前臂做主动摆动，带动腕关节摆动，使中指指腹在吸定点做轻柔、小幅度的环旋运动（图4－29）。常双手协同操作。

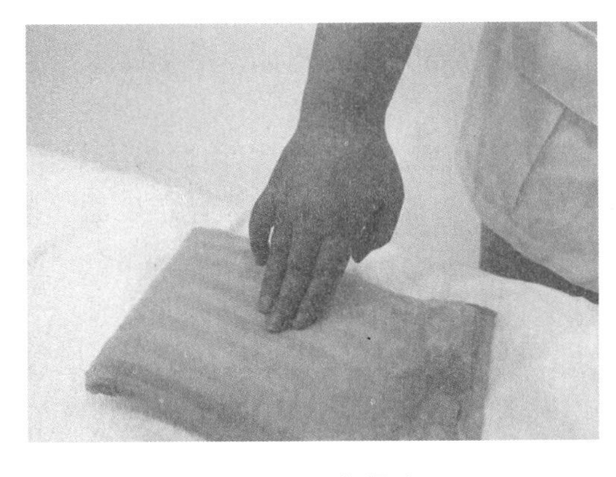

图4－28　三指揉法

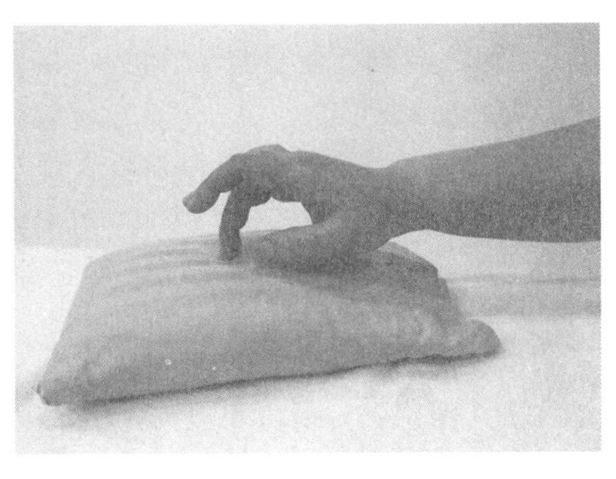

图4－29　勾揉法

【注意事项】

（1）揉法操作要求有节律性。

（2）芳香按摩因体表摩擦小，故揉法操作时相对吸定带动皮下组织一起揉动的同时，允许手掌或手指在体表有小幅度的滑动。

（3）芳香按摩中，鱼际揉法宜作环旋式的摆动操作，不宜做左右摆动式操作。

（4）腕关节放松，可借助身体重心施力，动作协调柔和而不失有力。

（5）术者切忌屏气，保持呼吸自然，动作均匀连续。

（6）术者定期修剪指甲，并保持指甲前端平整光滑，避免对自己及受术者造成损伤。

【应用】

揉法是芳香按摩的常用手法之一，刺激可轻可重，其特点是力量集中，动作柔和而深沉。揉法适用范围广泛，可用于全身各部位和穴位，如鱼际揉法适用于头面、胸腹和四肢关节等部位；掌揉法常在背部、腰骶部和股后部应用；指揉法则主要用于全身各部位的穴位。当操作部位不显露或不宜应用以上手法操作的部位，如眼角内侧部位、胸骨上窝、腋窝等部位，可采用勾揉法，即屈中指的中指揉法。如仰卧位勾揉风池、委中、天突穴等；俯卧位勾揉风池穴等。

揉法具有疏通经络、行气活血、宽胸理气、健脾和胃、消肿止痛的功效，且具有很好的舒缓情志的作用。在芳香按摩中应用对缓解全身各部位的肌肉紧张、痉挛有明显的效果，同时对头痛、眩晕、脘腹胀满、便秘、泄泻、焦虑等也有积极的缓解作用。在现代芳香疗法中更常应用于美容美体、瘦身减肥等。

二、按法

【定义】

用指腹或手掌着力于体表，垂直用力下按的手法，称为按法。其中以拇指或其余手指指腹着力按压者，称为指按法；以掌根、全掌或双掌重叠按压者，称为掌按法。

【动作要领】

1. 指按法 术者用手指指腹着力于受术体表，垂直用力向下按压，使刺激充分达到肌体组织的深层，使受术者产生酸、麻、重、胀或传导放散等感觉，持续数秒后逐渐减压，如此反复操作。

（1）拇指按法：术者以拇指指腹着力，其余四指张开扶持，以协同助力。由轻而重垂直用力向下按压，使刺激充分达到肌体组织的深层，使受术者产生酸、麻、重、胀或传导放散等感觉，持续数秒后逐渐减压（图 4 – 30）。单手或双手操作均可。

若单手指力不足，或欲增加按压力量时，可用另一手拇指叠按于其指甲上，称为叠拇指按法（图 4 – 31）；亦可以另一手掌根尺侧叠加力于其指甲上，既可加强刺激又能节省体力。

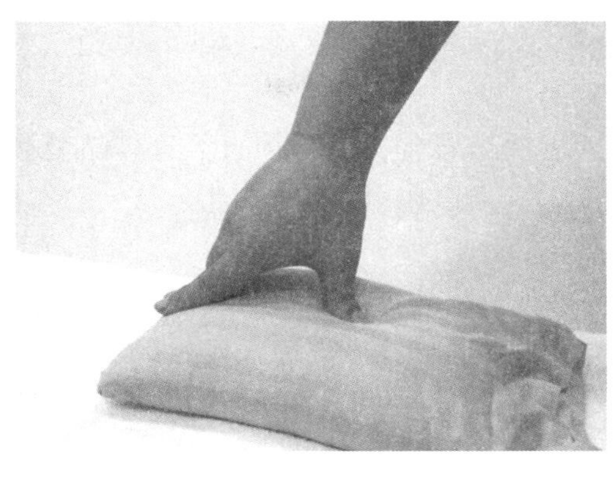

图4－30　拇指按法

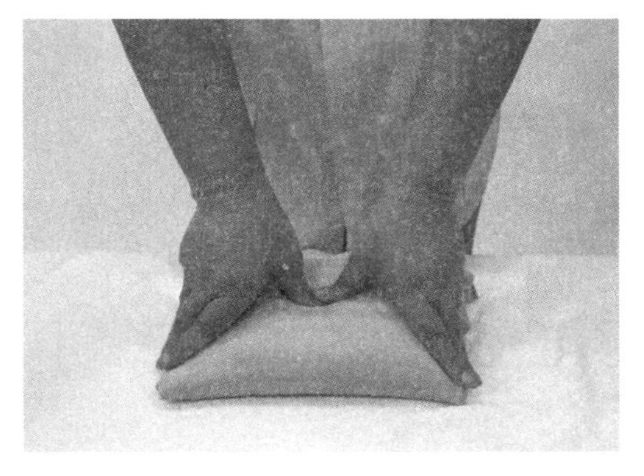

图4－31　叠拇指按法

（2）多指按法：术者示、中、环、小指指腹着力于受术部位，由轻而重垂直向下按压，待受术者产生酸、麻、重、胀等感觉时持续数秒，然后逐渐减压放松，如此反复操作。芳香按摩中常用的多指按法有三指按法和四指按法。

2. 掌按法　术者用全掌、掌根或大、小鱼际着力于受术部位，垂直用力向下按压。可重复进行。根据着力部位的不同，又有掌根按法、鱼际按法、全掌按法等变化。可单手操作，也可双手重叠按压，称为叠掌按法。

（1）单掌按法：术者手腕背伸，用掌根、鱼际或全掌着力于体表，上臂发力，由轻而重垂直向下按压，稍作停顿后再逐渐减压（图4－32）。

（2）叠掌按法：将一手掌重叠于另一手手背，上身前倾以躯干发力，由轻而重垂直向下按压，随后逐渐减压（图4－33）。

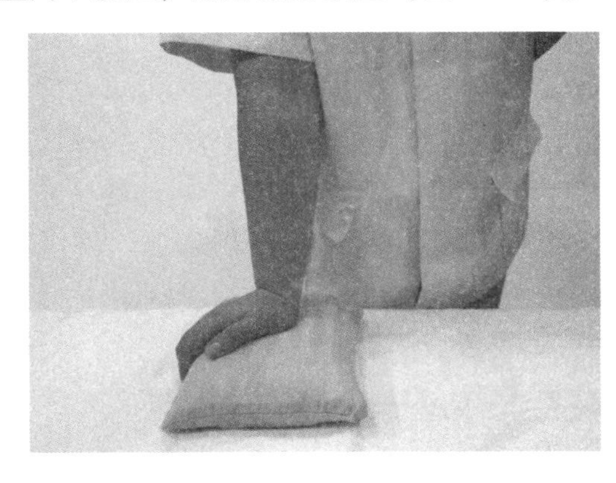

图4－32　单掌按法

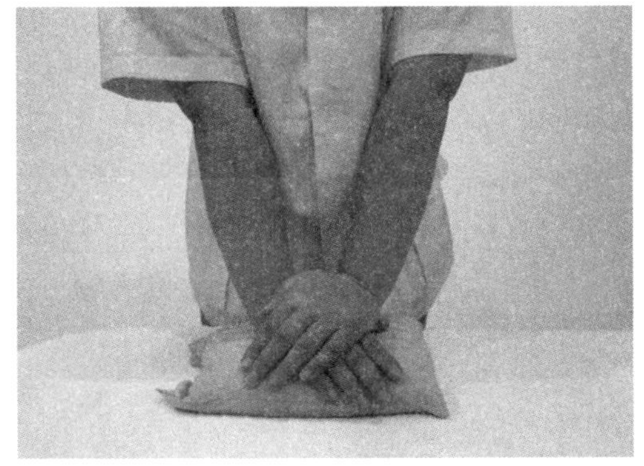

图4－33　叠掌按法

【注意事项】

（1）应垂直于受术体表用力向下按压，避免因介质的润滑作用而滑脱。

（2）不论哪种按压方法，用力原则均是先逐渐加压，再逐渐减压。

（3）按法操作强调“按而留之”，即待受术者产生酸、麻、重、胀等感觉时持续数秒。

（4）忌突然发力和用力过大，也不可突然松手撤力，使局部组织产生保护性肌紧张，或造成组织损伤，给受术者增加不必要的痛苦。

（5）用力要平稳而持续，使刺激透达深部组织。

（6）术者肩关节放松下垂，肘关节伸直，腕关节背伸，手指伸直，身体略前倾，以充分借用上身的力量。手指、手掌无须主动用力，所以作用力强而省力。

（7）背部按法要注意与受术者的呼吸相配合。

（8）腹部按法用力宜轻。

（9）指按法接触面积较小，刺激较强，施术后可配合揉法、摩法等，以缓解局部的刺激。

【应用】

掌按法适用于背部、腹部等面积较大而平坦的部位；指按法接触面积小，可用于全身各部位的经穴、阿是穴等。按法具有较好的行气通络、镇静解郁、开通闭塞、消肿止痛、调节脏腑的功效。因此虽然按法刺激力较强，但受术者感觉舒适，亦是芳香按摩中常用的手法。

三、捏法

【定义】

拇指与其余手指指腹相对用力挤压肌肤或四肢等受术部位的手法称为捏法。

【动作要领】

术者用拇指及其余手指指腹相对着力，将体表的肌肤以及皮下组织捏起，做快速的一捏一放的捏挤扯提动作；或做快速的捻转前进。如此反复进行，循序移动。

1. 二指捏法 用拇指与示指指腹或屈曲的示指中节桡侧面相对用力的捏法，称为二指捏法（图4－34）。术者拇、示指指骨间关节自然伸直，以拇指与示指指腹或指面相对着力；或者术者腕关节放松，中指、无名指和小指屈曲呈握拳状；示指微屈呈钩状；拇指伸直，拇指腹对着示指中节桡侧。以拇指指腹和示指的桡侧缘将肌肤和皮下组织捏起，可配合提捻或提拉动作。单手或双手操作均可。

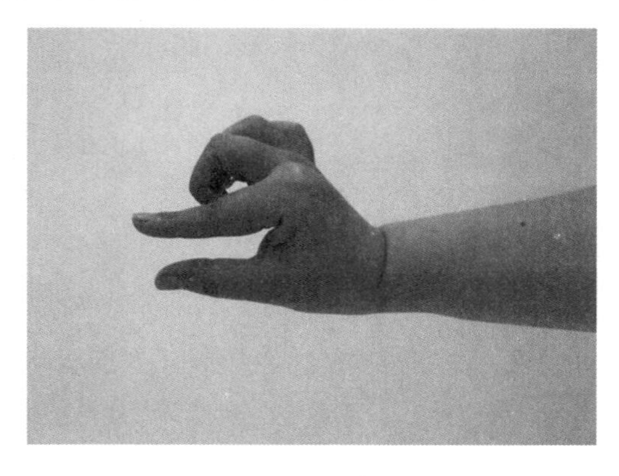

图4－34 二指捏法

2. 三指捏法 用拇指与示、中二指相对用力的捏法，称为三指捏法（图4－35）。术者拇、示、中三指指骨间关节自然伸直，以拇指与示、中二指指腹或指面相对着力，将受术部位肌肤和皮下组织捏起，可配合提捻或提拉动作。单手或双手操作均可。

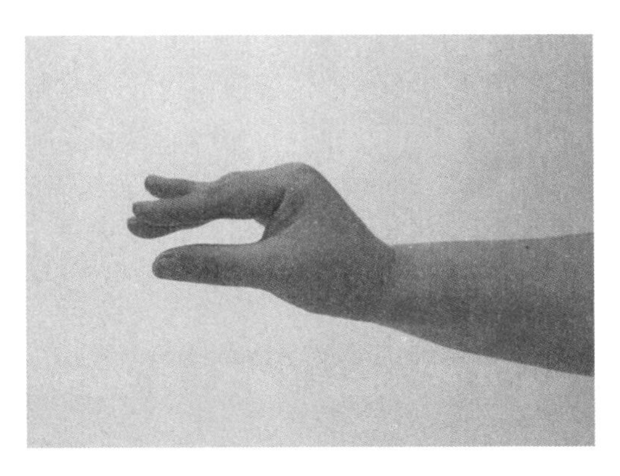

图4－35 三指捏法

3. 五指捏法 用拇指与其余四指对称用力的捏法，称为五指捏法（图4－36）。施术要领同三指捏法。

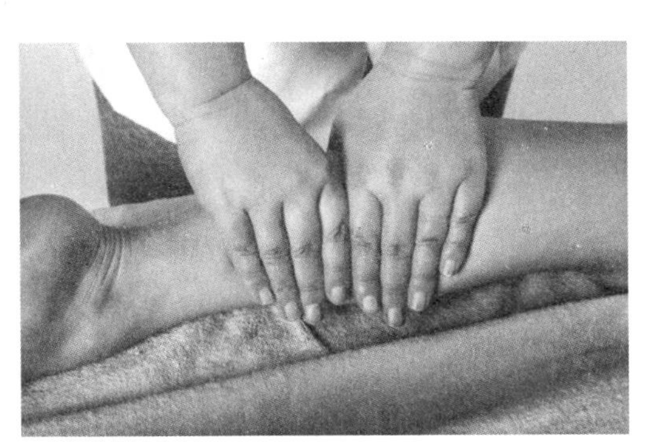

图4－36 五指捏法

【注意事项】

（1）操作时，注意手指的指腹或指面着力，不可用指端抠掐肌肤，也不可拧转肌肤，以免产生不必要的疼痛。

（2）指骨节关节应尽量伸直，以增加手法的接触面积。

（3）连续操作时，动作应灵活连贯、均匀而有节律性，避免施术过程中增加受术者的疼痛感。

（4）移动应顺着肌肉的外形轮廓循序而上或下。捏法施于四肢部时，通常边挤捏边沿肢体纵轴方向移动。如用于促进静脉血和淋巴液回流，一般是向心性移动。

【应用】

捏法适用于背脊、四肢以及颈项部的浅表肌肤。捏法刚柔相济，具有较好的舒筋通络、行气活血的功效，可缓解腰背部肌肉紧张或痉挛、肌肉劳损酸痛、肌筋膜粘连等作用，同时具有增进食欲、改善睡眠和提高免疫力的作用。

四、拿法

【定义】

用拇指与其余手指对称用力，在受术部位做捏而提起的一种手法，称为拿法。

【动作要领】

术者用拇指与其余手指的指腹相对用力，夹持躯干或四肢的肌筋，并将其垂直提起，然后慢慢放松，如此反复做轻重交替、一紧一松的连续捏提动作。拇指与食中二指协同操作的称为三指拿法（图 4 – 37）；拇指与其余四指协同操作的称为五指拿法（图 4 – 38）。

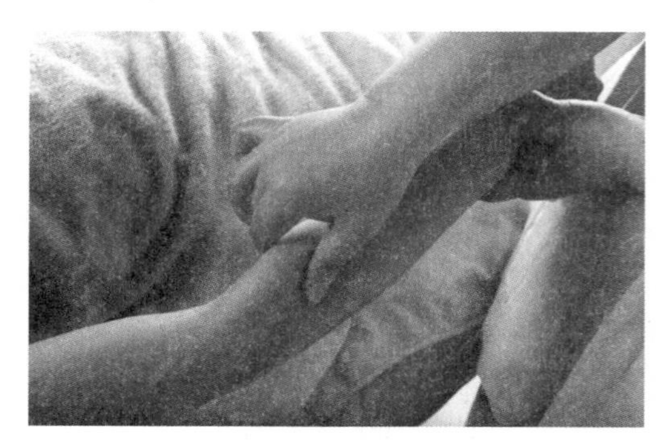

图 4 – 37　三指拿法

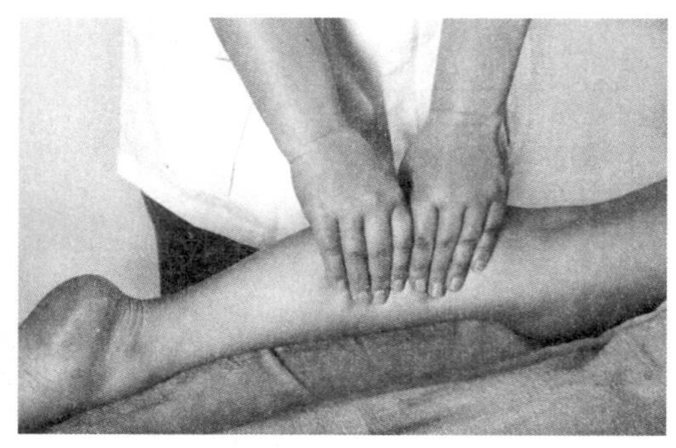

图 4 – 38　五指拿法

【注意事项】

（1）操作时，沉肩，垂肘，肩关节外展 30° ~ 45°，略前伸，屈肘 90° ~ 110°，腕关节微屈，五指指间关节伸直，掌指关节屈曲，用拇指与其余手指的指腹或指面着力。

（2）腕关节放松，动作连续灵活轻快。

（3）指骨间关节宜伸直，以加大接触面积。不可屈指用指端、指甲抠掐。

（4）拇指与其余手指对掌双方力量对称，用力由轻到重，再由重到轻，平稳过渡，不可突然用力捏拿或一下松手。

（5）拿法刺激较强，操作时用力大小必须因人而异，并随时观察受术者对手法的反应，以患者能忍耐为度。

（6）动作要求连贯而有节奏。

（7）操作时应避开骨突部位，一般顺其肌纤维或肌腱方向边拿边移动。

【应用】

拿法运用广泛，最常用于项部、肩背和四肢等部位。具有疏通经络、放松肌肉、解表发汗、止痛活血的功效，对颈项强痛、四肢酸痛、感冒鼻塞、头晕头痛等病症有良好的缓解作用。

第三节 复合手法

一、推揉法

【定义】

由推法和揉法相结合而成的一种复合手法称为推揉法。是芳香按摩中最常用的复合手法。

【动作要领】

术者用指、掌着力于受术部位，腕关节放松，沉肩、垂肘，以肘关节为支点，身体上半部分小幅度节律性前倾后移，于前倾时将身体上半部的重力经肩关节、上臂、前臂传至手部，在节律性按压揉动的基础上往前移动。

【注意事项】

（1）一般两手协同操作。

（2）操作时指、掌须吸附于体表，带动皮下组织一起揉动，但不可过度牵拉皮肤及皮下组织。

（3）力量适中、均匀；动作平稳柔和，持续深透，协调而有节奏感。

（4）术者呼吸自然，切忌屏气操作，腕关节放松。

（5）操作时术者应配合身体重心的前后移动施力。

【应用】

推揉法，推法和揉法的特点兼具。常在肩背部、腰骶部和胸腹部应用。具有疏通经络、行气活血、健脾和胃、消肿止痛等作用，在上述部位应用推揉法可缓解腹部胀痛、便秘，以及颈、肩、腰痛等病症。

二、按揉法

【定义】

按法与揉法相结合，即垂直按压与水平环旋揉动复合运用，带动皮下组织环转揉动的手法，称为按揉法。

根据操作部位不同，分为指按揉法、掌按揉法和膊按揉法。

【动作要领】

1. 指按揉法 以拇指、示指或中指末节指腹着力于受术部位，在垂直下按的基础上，带动皮下组织做环形揉动。如以示、中二指或示、中、环三指做按揉法，分别称为二指按揉法、三指按揉法。

2. 掌按揉法 以全掌、掌根或鱼际着力于受术部位，垂直下按且带动皮下组织做环形揉动，分别称为掌按揉、掌根按揉或鱼际按揉。若一手虎口环握另一手腕部，两掌相叠操作，即为叠掌按揉法（图 4－39）。

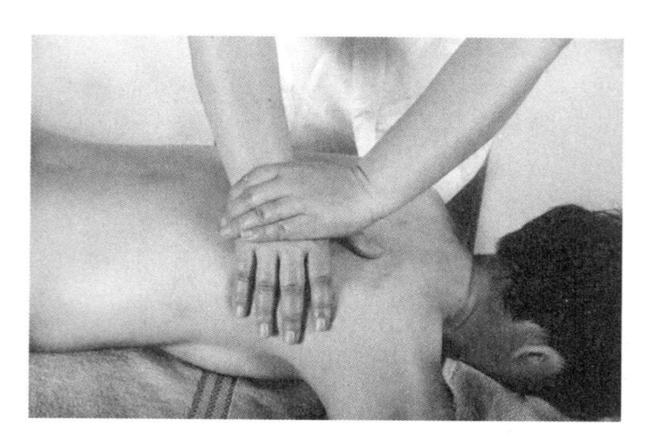

图 4－39 叠掌按揉法

3. 膊按揉法 以肩部为支点，以前臂尺侧及背面近肘部着力按压于受术部位，带动皮下组织做环形揉动（图 4－40）。

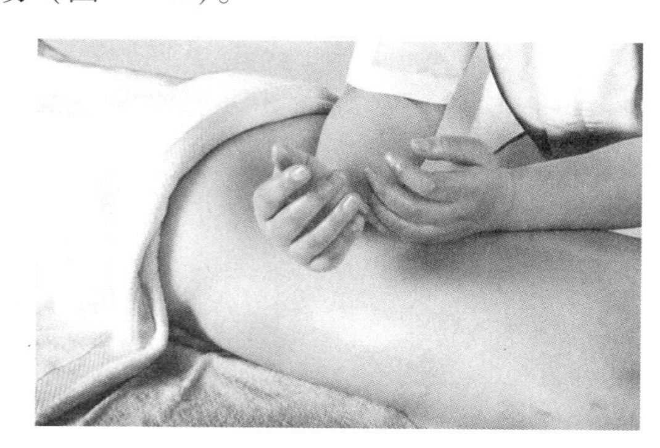

图 4－40 膊按揉法

【注意事项】

（1）着力点要吸附，不可有往返的摩擦与移动，要求带动皮下组织做环形揉动。

（2）按揉法应沉稳操作，频率不可过快。术者呼吸自然，使力度、频率均匀，按揉时幅度要小，在芳香按摩中该手法频率宜控制在每分钟 60～100 次。

（3）术者肩肘关节放松，用力持续、均匀、协调而有节奏性，做到旋而不滞，转而不乱。

（4）可定点操作，也可沿经络做螺旋形移动。

（5）膊按揉法要避免以肘尖着力，要求借助术者身体重心，通过肩关节小幅环转发力，并借助上半身前倾的自身重力作用，在受术部位做环旋运动，并带动该处皮肤及皮下组织一起运动。

（6）在某些不便操作的部位或特殊的体位，常采用自下而上用力的指按揉法，称为勾揉法或托揉法。

（7）芳香按摩中摩法应用均在体表涂以油性介质，直接接触皮肤。

【应用】

按揉法具有操作简便、力量沉稳、感觉舒适的特点，适用于全身各部位和腧穴。具有疏通经络、行气活血、健脾和胃、消肿止痛等作用。常与摩法、按法、拿法等手法配合，主要适用于脘腹胀痛、胸闷胁痛、便秘、泄泻、头痛、眩晕等病症，亦可用于头面部、颈肩、腰背及腹部保健。

三、拿揉法

【定义】

拿法和揉法复合运用的手法，称为拿揉法。

【动作要领】

拿揉法是在拿法的基础上结合揉法进行的，在施力部位相对用力同时配合环转揉动（图4－41）。揉动往往是在拿起后回送的过程中进行的。分为定点拿揉和移动式拿揉两种操作方式，前者固定一点操作，拿揉时不移动；后者边拿揉边沿一定线路往返移动。

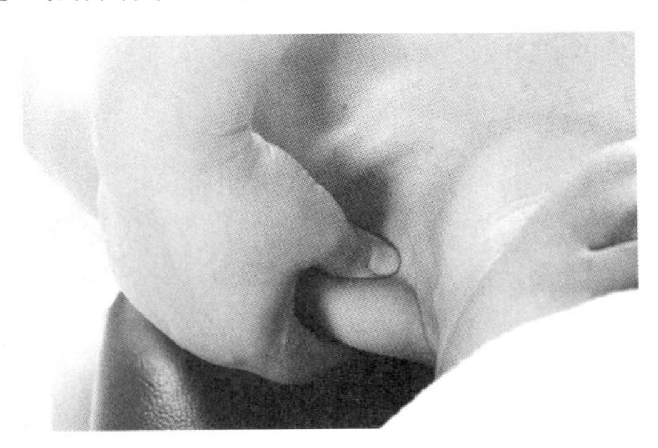

图4－41　拿揉法

【注意事项】

（1）动作宜平稳、自然、流畅，频率不可过快。

（2）移动式拿揉要注意移动的时机，即拿起时不移动，回送时移动。

（3）拿揉法因刺激力较强，操作时应顺肌纤维或肌腱移动，力量大小以受术者能忍受为度。

【应用】

拿揉法柔和舒适，具有很好的舒筋解痉、消肿止痛、活血化瘀及调整相关脏腑功能等功效，常用于颈项和四肢等部位。拿揉风池、太阳、内关与外关、血海与伏兔、阴陵泉与阳陵泉、太溪与昆仑等腧穴，属于定点拿揉法。也可在相应的经络上进行移动式拿揉。用于治疗颈项、四肢关节等部位的软组织损伤病症与头痛、胸闷等相关脏腑功能失调。

四、提拉法

【定义】

以手指指面着力逆重力方向提拉软组织的手法，称为提拉法。

【动作要领】

术者虎口张开，拇指和其余四指相对用力拿捏受术部位软组织，并向要求的方向适度牵拉并提起，两手一松一紧交替操作（图 4－42）。在面部、肩臂部操作时也可仅以四指指面操作。

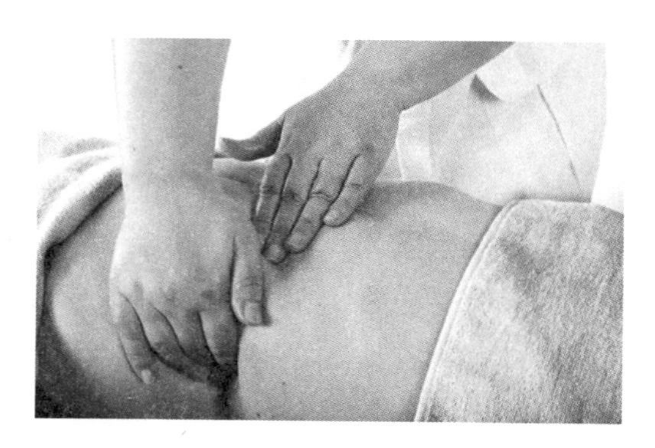

图 4－42 提拉法

【注意事项】

（1）操作时，术者应配合身体重心的左右摆动施力。

（2）尽量用指面接触，不可用指端抠掐。

（3）操作时，提拿尽可能多的软组织。

（4）两手动作配合协调自然。

【应用】

提拉法是芳香按摩的常用手法之一，可用于全身各部位，如面部、腰部、腹部、臀部和四肢部。其促进静脉血及淋巴液回流作用显著，因此常被用于淋巴引流。在芳香按摩常规操作中，用于面部可紧致肌肤，延缓肌肤下垂及皱纹出现；用于腰腹部有消脂减肥之功；用于四肢部，尤其是四肢内侧面，旨在促进局部静脉血及淋巴液回流，改善因长期站立、坐位等引起的下肢酸胀，以及因颈腰部脊柱、周围软组织劳损而导致的上下肢麻木、胀痛等症。

五、推摩法

【定义】

推法操作时结合摩法的一种复合手法，称为推摩法。

【动作要领】

由于芳香按摩中受术体表摩擦力很小，术者多在推法操作的过程中适时结合摩法操作，推中有摩，摩中带推，如此则能在较大面积体表反复操作。单手或双手操作均可。

【注意事项】

（1）操作时，术者掌指部均应放松，并贴合体表。

（2）推法和摩法变化自然、协调，动作流畅无呆滞僵硬感。

【应用】

推摩法亦是芳香按摩的常用手法之一，适用于腰腹等面积较大的部位。具有舒筋活络、温经止痛、健脾和胃、调和气血的功效，且具有很好的舒缓情志的作用。对缓解全身各部位的肌肉紧张、痉挛有明显的效果，同时对头痛、眩晕、脘腹胀满、便秘、泄泻、焦虑等也有积极的缓解作用。

【思考题】

1. 推法有哪几种具体操作方法？操作时的注意事项有哪些？
2. 摩法常用于哪些部位？举例说明摩法的功效和应用。
3. 擦法的动作要领是怎样的？
4. 揉法在芳香按摩中的具体操作方法有哪些？
5. 芳香按摩中常用的复式手法有哪些？

第五章　芳香按摩操作实践

【导学】本章讲解的是各部位芳香按摩操作法，也是芳香按摩实践的教学重点之一。是在初步掌握了芳香按摩基本手法之后，结合局部应用解剖和经络腧穴基础知识，根据各个部位的不同特点具体应用手法的专项训练。

第一节　芳香按摩面颈部操作

面颈部芳香按摩能加速皮肤血液循环，补充皮肤营养，恢复皮肤纤维组织弹性。可用于解决或改善面部皮肤干燥、老化、色暗以及痤疮、敏感等皮肤问题。

面颈部芳香按摩建议选用保湿类芳香精油（如罗马甘菊、玫瑰、苦橙花），抗衰老类芳香精油（如乳香、柠檬、玫瑰、广藿香），消炎清痘类芳香精油（如茶树、迷迭香、杜松），及镇静抗敏类芳香精油（如薰衣草、德国甘菊、天竺葵）。

操作时受术者仰卧位，术者通常站立（或坐）于受术者头顶前方。

一、应用解剖

芳香按摩面颈部操作主要涉及额顶枕区、颞区和面部浅层结构，如眶上缘和眶下缘、眉弓、颧弓、颞窝、下颌角、乳突、枕外隆凸等骨性标志，以及额肌、颞肌、咬肌等软组织。此外，面部皮肤薄而柔软，富有弹性，含有丰富的毛囊、皮脂腺和汗腺。

芳香按摩面颈部操作首先着重刺激的是额肌。额肌起于帽状腱膜，止于眼眉、眼轮匝肌和鼻根部，呈纵行走向。额肌紧张常会引起头痛、头皮紧绷等感觉，因此针对额肌的摩、揉、抹等手法应用可缓解头痛、失眠等症。其次，颞肌和咬肌所在的部位是芳香按摩面部操作的重点区域，二肌同属咀嚼肌，在防治偏头痛、失眠、下颌关节紊乱等症时具有重要作用。颞肌位于颞窝部皮下，起于颞窝内，止于下颌骨喙突。咬肌位于下颌支外侧皮下，起于颧弓前面，止于下颌支外侧咬肌粗隆。在此两处常施与推、揉等手法。

临床上所称的“危险三角”是指两侧口角至鼻根的三角形区域，该区的面静脉缺乏瓣膜。如果该区域内有化脓性感染且受到挤压，细菌或脓性栓子有可能经面静脉、内眦静脉、眼上静脉逆流到颅内的海绵窦，导致颅内感染。因此，在面部有疖肿的情况下，在此区域使用任何形式的按摩均应慎重。

二、经络腧穴

十二经脉中有十条经脉循行到头面部。正如《灵枢·逆顺肥瘦》所载：“手之三阳，从手走头；足之三阳，从头走足……”此为六条经脉。《灵枢·经脉》曰：“脾足太阴之脉……上膈，挟咽，连舌本，散舌下……心手少阴之脉……其支者，从心系上挟咽，系目系……肾足少阴之脉……其直者，从肾上贯肝膈，入肺中，循喉咙，挟舌本……肝足厥阴之脉……循喉咙之后，上入颃颡，连目系，上出额，与督脉会于巅；其支者，从目系下颊里，环唇内……”此外，除带脉以外的七条奇经八脉也都循行至头面部。

芳香按摩面颈部操作常用的穴位如下：

1. 迎香（LI20）

定位：鼻翼外缘中点旁，鼻唇沟中（图5－1）。

主治：鼻渊，鼻衄，口眼㖞斜，面痒，面肿。

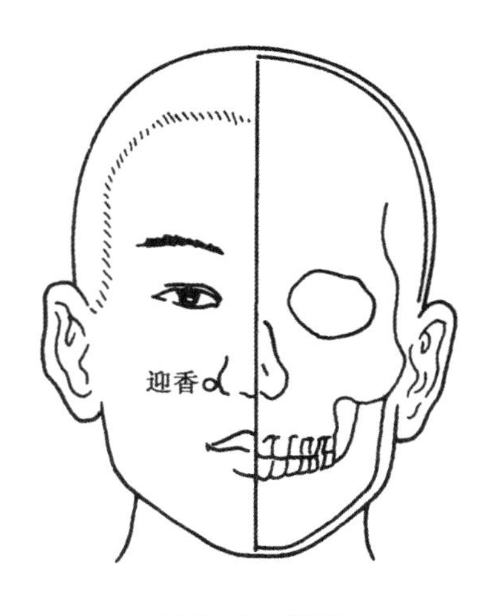

图5－1　迎香

2. 承泣（ST1）

定位：眼球与眶下缘之间，瞳孔直下（图5－2）。

主治：目赤肿痛，迎风流泪，夜盲，近视，眼睑瞤动，口眼㖞斜。

3. 四白（ST2）

定位：眶下孔处（图5－2）。

主治：目赤肿痛，目翳，迎风流泪，眼睑瞤动，面痛，面肌抽搐，口眼㖞斜；头痛，眩晕。

4. 巨髎（ST3）

定位：横平鼻翼下缘，瞳孔直下（图5－2）。

主治：青盲，目视不明，目翳，眼睑瞤动，口眼㖞斜，唇颊顽肿。

5. 地仓（ST4）

定位：口角旁开0.4寸（图5－2）。

主治：口眼㖞斜，语言謇塞，流涎。

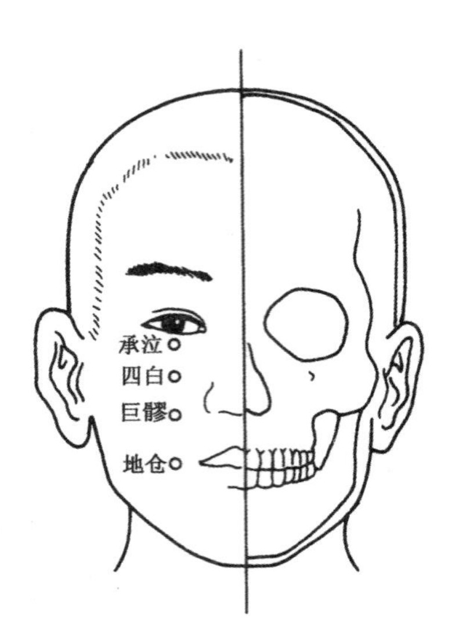

图 5－2　承泣、四白、巨髎、地仓

6. 大迎（ST5）

定位：下颌角前方，咬肌附着部的前缘凹陷中，面动脉搏动处（图 5－3）。

主治：口眼㖞斜，面肌抽搐，口噤，颊肿，齿痛。

7. 颊车（ST6）

定位：下颌角前上方一横指（中指）（图 5－3）。

主治：口眼㖞斜，齿痛，颊肿，口噤。

8. 下关（ST7）

定位：颧弓下缘中央与下颌切迹之间凹陷中（图 5－3）。

主治：齿痛，颊肿，口眼㖞斜，下颌关节脱位；耳聋，耳鸣。

9. 头维（ST8）

定位：额角发际直上 0.5 寸，头正中线旁开 4.5 寸（图 5－3）。

主治：头痛，目痛，流泪，目视不明，眼睑瞤动。

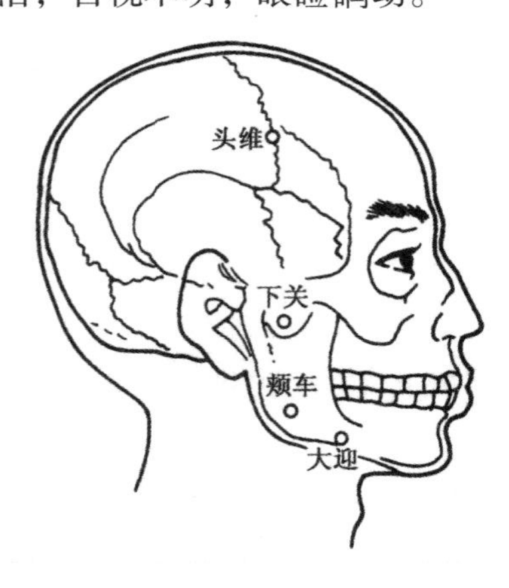

图 5－3　大迎、颊车、下关、头维

10. 颧髎（SI18）

定位：颧骨下缘，目外眦直下的凹陷中（图5－4）。

主治：口眼㖞斜，眼睑瞤动，目赤，目黄，齿痛，颊肿。

11. 听宫（SI19）

定位：耳屏正中与下颌骨髁突之间的凹陷中（图5－4）。

主治：耳鸣，耳聋，聤耳等。

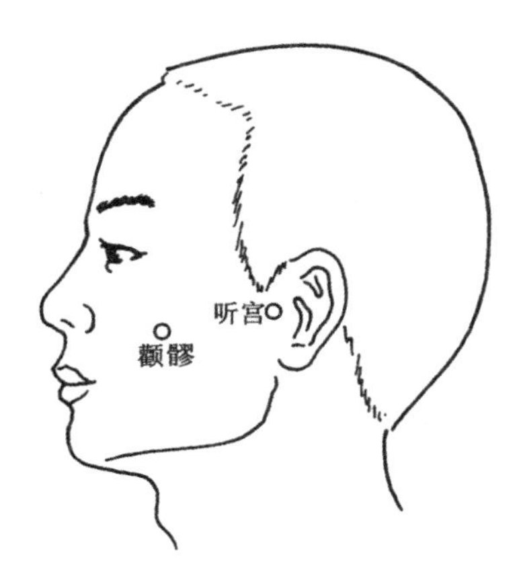

图5－4　颧髎、听宫

12. 睛明（BL1）

定位：目内眦内上方眶内侧壁凹陷中（图5－5）。

主治：目赤肿痛，迎风流泪，目视不明，夜盲，目翳；眩晕。

13. 攒竹（BL2）

定位：眉头凹陷中，额切迹处（图5－5）。

主治：头痛，眉头痛；目赤肿痛，目视不明，流泪，眼睑下垂，口眼㖞斜。

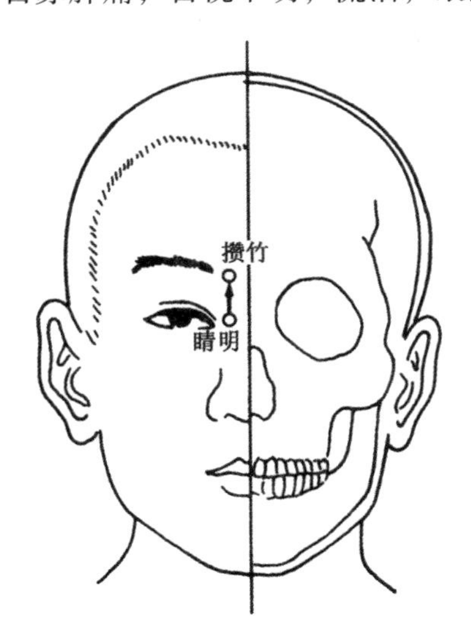

图5－5　睛明、攒竹

14. 耳门（TE21）

定位：耳屏上切迹与下颌骨髁突之间的凹陷中（图 5－6）。

主治：耳鸣耳聋，齿痛，颊肿痛。

15. 丝竹空（TE23）

定位：眉梢凹陷中（图 5－6）。

主治：目赤肿痛，眼睑瞤动，目上视；头痛，眩晕。

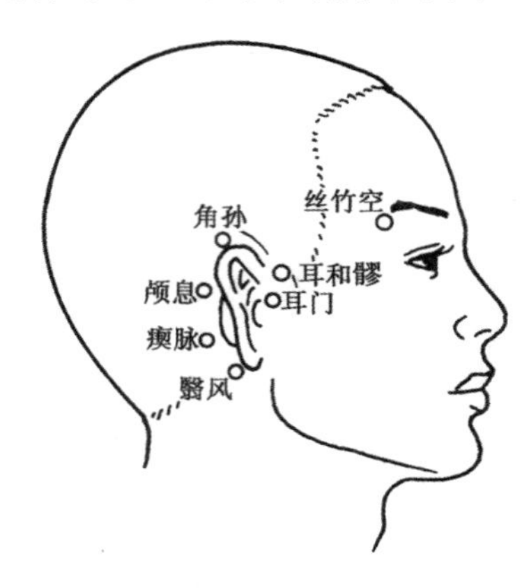

图 5－6　耳门、丝竹空、翳风

16. 瞳子髎（GB1）

定位：目外眦外侧 0.5 寸凹陷中（图 5－7）。

主治：目赤肿痛，青盲，目翳，头痛。

17. 听会（GB2）

定位：耳屏间切迹与下颌骨髁突之间的凹陷中（图 5－7）。

主治：耳鸣耳聋，齿痛，口眼㖞斜，下颌关节脱位。

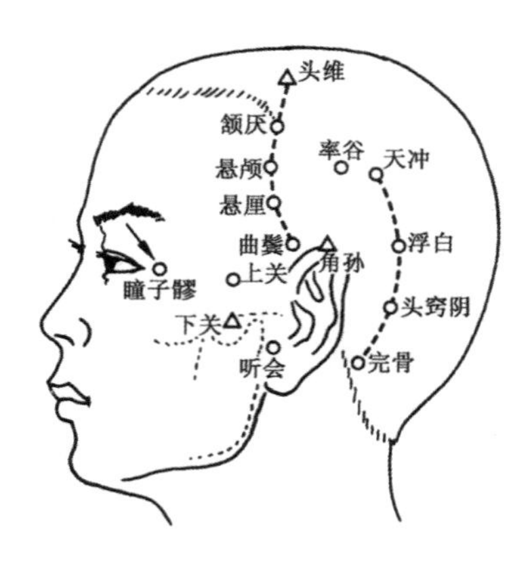

图 5－7　瞳子髎、听会

18. 百会（GV20）

定位：前发际正中直上 5 寸（图 5－8）。

主治：头痛，目痛，眩晕，耳鸣，鼻塞；中风，神昏等。

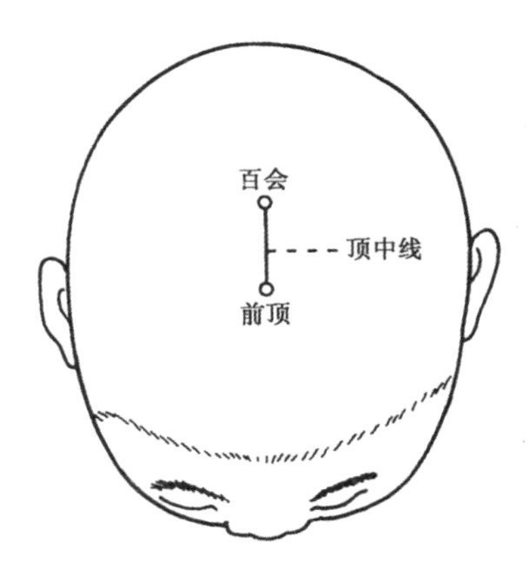

图 5－8　百会

19. 神庭（GV24）

定位：前发际正中直上 0.5 寸（图 5－9）。

主治：鼻渊，鼻衄；头痛，眩晕；呕吐。

20. 水沟（GV26）

定位：人中沟的上 1/3 与中 1/3 交点处（图 5－9）。

主治：昏迷，晕厥，中风；口眼㖞斜，流涎，口噤，鼻塞，鼻衄；消渴，水肿；腰脊强痛。

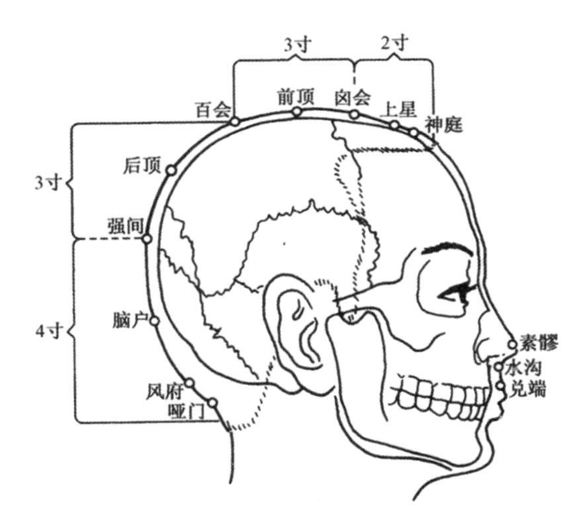

图 5－9　神庭、水沟

21. 廉泉（CV23）

定位：在颈前区，喉结上方，舌骨上缘凹陷中，前正中线上（图 5－10）。

主治：中风失语，吞咽困难，舌缓，流涎，舌下肿痛，咽喉肿痛。

22. 承浆（CV24）

定位：在面部，颏唇沟的正中凹陷处（图 5－10）。

主治：口眼㖞斜，口噤，齿龈肿痛，暴喑等。

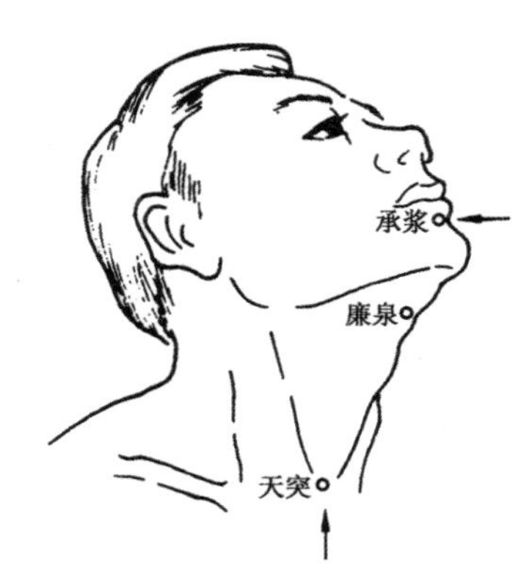

图 5－10 廉泉、承浆

23. 鱼腰（EX－HN4）

定位：瞳孔直上，眉毛中（图 5－11）。

主治：目赤肿痛，目翳，眼睑下垂，眼睑瞤动，眉棱骨痛。

24. 印堂（GV29）

定位：在头部，两眉毛内侧端中间的凹陷中（图 5－11）。

主治：头痛，眩晕，失眠，鼻渊，鼻衄；小儿惊风。

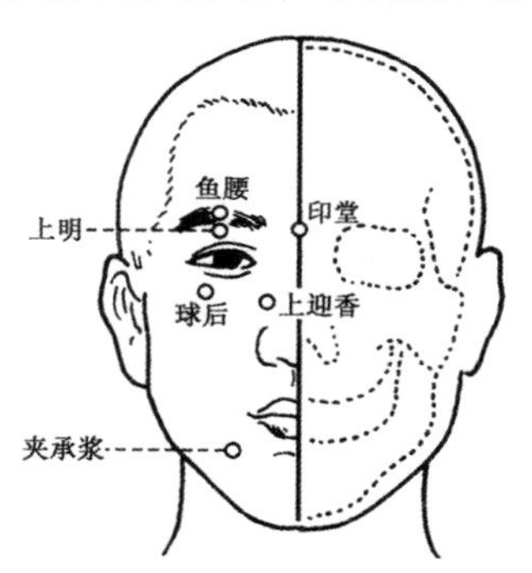

图 5－11 鱼腰、印堂

25. 太阳（EX－HN5）

定位：眉梢与目外眦之间，向后约一横指的凹陷中（图 5－12）。

主治：头痛，目疾，齿痛，面痛。

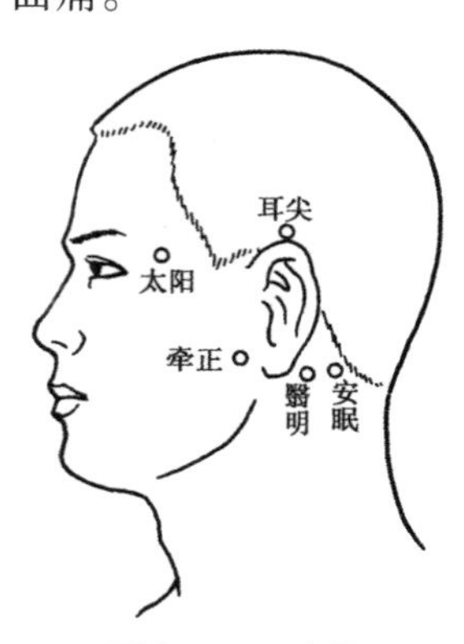

图 5－12 太阳

三、芳香按摩操作

受术者体位：仰卧位。

术者体位：坐于受术者头顶前方。

1. 展油

【方法】

（1）术者将适量复方精油倒入掌心预热，然后均匀涂抹于受术者面部。涂抹时，双手四指端朝向躯干，先以掌根从下颌沿面颊抹至额头，再由四指向下沿鼻部抹回到下颌（图5－13）。

（2）术者双手四指并拢，先用中指轻按受术者两侧翳风穴，再以掌面着力横抹其下颌，继而双手交替自下而上掌抹受术者左侧面颊和额部，同法施于其右侧面颊和额部（图5－14）。

（3）术者双手中指、环指指腹环形按摩受术者面颈部，在鼻翼两侧操作时，环指抬起，仅用中指操作（图5－15）。

以上动作可各重复2～3遍。

【要领】

（1）展油时避免油性介质滴落至受术者体表。

（2）指、掌紧贴面颈部皮肤，动作连贯，舒缓柔和，不宜拍打。

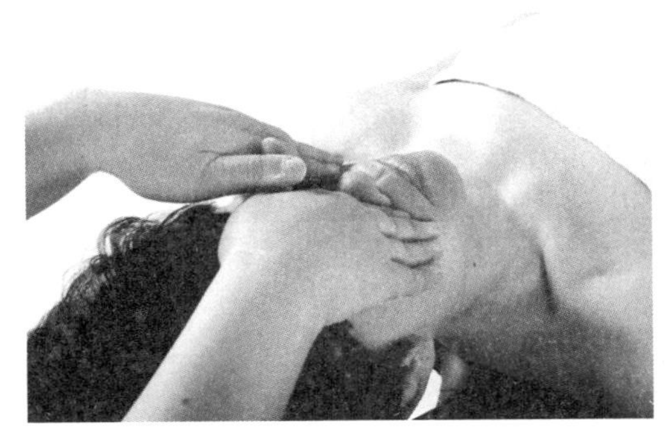

图5－13 面颈部展油（1）

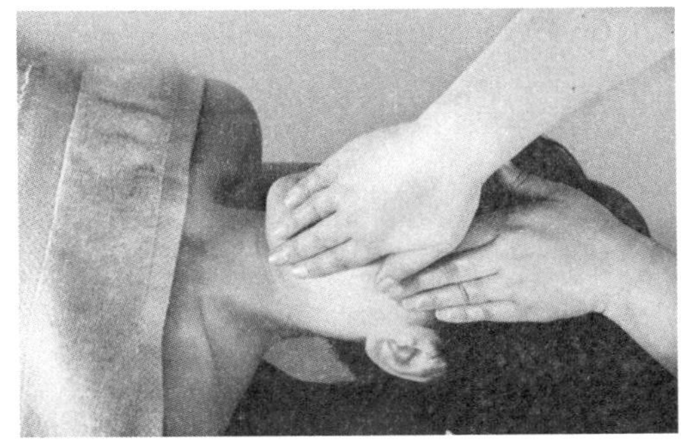

图5－14 面颈部展油（2）

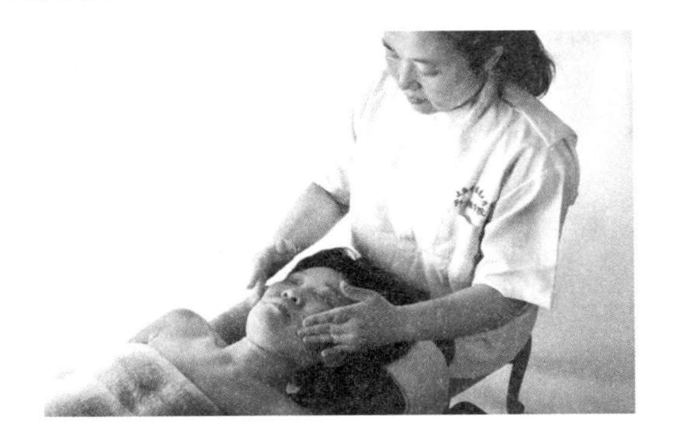

图5－15 面颈部展油（3）

2. 推抹颈前部

【方法】

（1）术者四指并拢，指端相对，双手四指掌面交替横向推抹受术者颈前部，并重复8~10次（图5-16）。

（2）术者双手四指屈曲，以拇指和示指桡侧沿胸锁乳突肌推向受术者颈前部6~8次（图5-17）。

（3）术者双手四指掌面交替由下而上提拉受术者颈前部16次（图5-18）。

【要领】

（1）压力轻柔，动作和缓，忌向下压力过大引起咽痒等不适感。

（2）指面紧贴颈前部肌肤，动作衔接连贯。

（3）推抹胸锁乳突肌宜单侧操作，双侧交替进行。

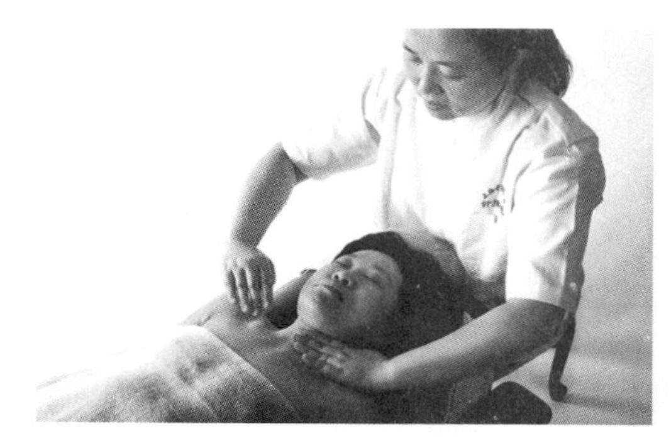

图5-16 推抹颈前部（1）

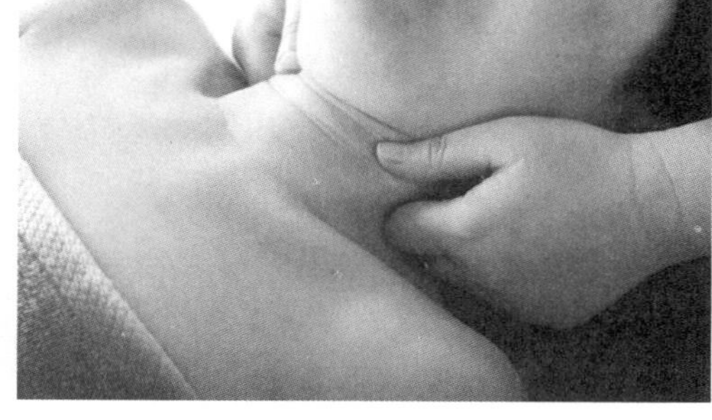

图5-17 推抹颈前部（2）

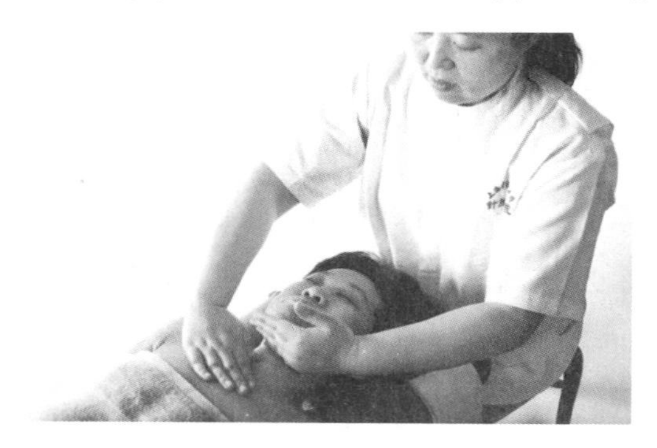

图5-18 推抹颈前部（3）

3. 横抹下颌部

【方法】

术者双手示、中二指或中指、环指分开呈剪刀状交替横抹受术者下颌至耳垂下方8~10次（图5-19）。

【要领】

（1）施术手指指面应紧贴受术体表。

（2）两手可交替从受术者一侧耳垂横向抹至对侧，亦可两手同时从下颌中央分向横抹至两侧耳垂下方。

（3）动作轻柔缓和，根据受术体表特点灵活运动。

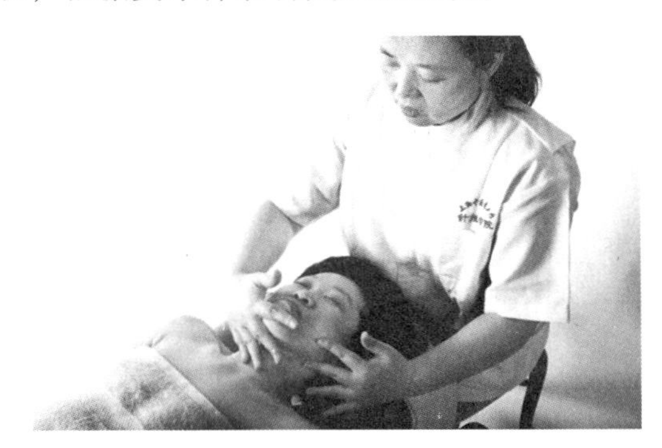

图 5－19　横抹下颌部

4. 推抹面颊与前额部

【方法】

术者双手四指并拢，两手交替，用四指指面由下而上分别推抹受术者两侧面颊和前额部（图 5－20），各重复 8～10 次。

【要领】

（1）操作时，术者四指并拢自然伸直，四指不可用力绷紧。

（2）施术手指指面应紧贴受术体表。

（3）面颊与前额部的操作均为由下而上，以上提松弛下垂的皮肤，舒展皱纹，放松面部肌肉。

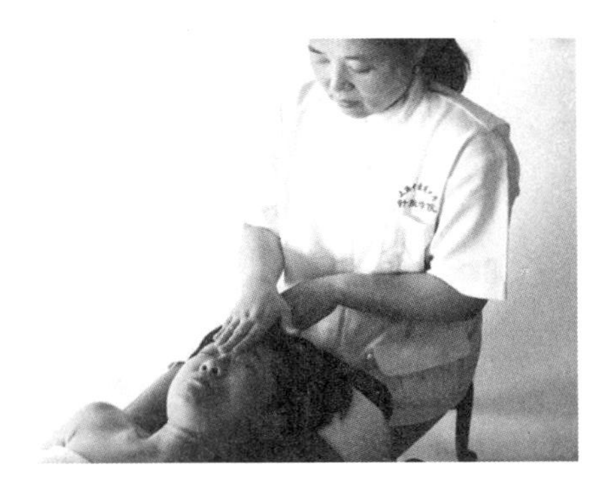

图 5－20　推抹面颊与前额部

5. 横刮前额

【方法】

术者一手轻扶受术者头侧部，另一手握空拳，以四指第一指骨间关节背面或第二指节背面着力，左右横向往返轻刮其前额部 8～10 次（图 5－21）。

【要领】

（1）操作时力量由轻渐重，以受术者能接受为佳。

（2）用四指第二指骨间关节背面着力操作，较为舒适。

（3）横刮前额操作后可用四指推抹或按揉以缓和刺激。

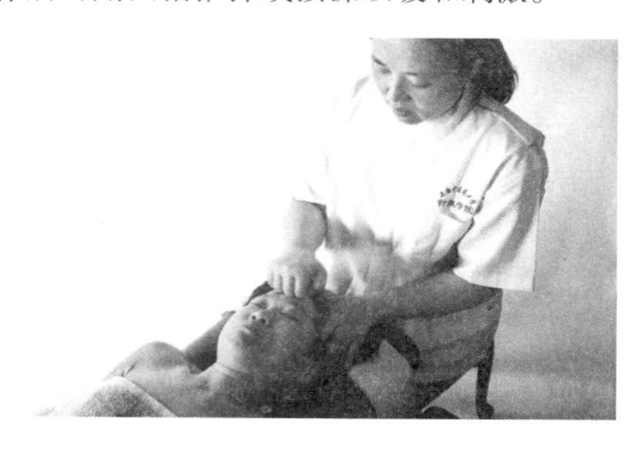

图 5－21　横刮前额

6. 撑揉前额部

【方法】

术者一手示、中二指或中指、环指分开，上下撑拉受术者前额部肌肤，另一手以中指或中、环二指并拢，以指腹轻揉该处，并且边揉边两手同时横向往返移动 3～5 次（图 5－22）。

【要领】

（1）术者两手动作及前行移动协调同步，前行移动速度宜慢。

（2）指揉力量适中，亦可轻重交替。

（3）辅助手宜充分撑拉皮肤，但不宜力量过大，避免引起疼痛。

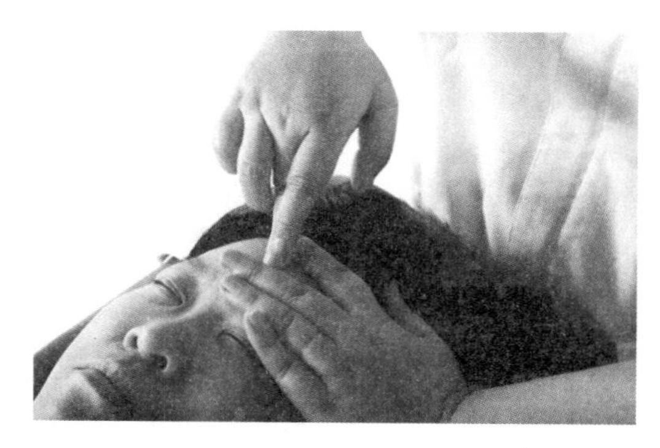

图 5－22　撑揉前额部

7. 提拉攒竹并分抹眼眶

【方法】

先以双手示、中二指交替提拉受术者两侧眉头下方攒竹部肌肤数次，继而用中、环二指由内向外分抹上下眼眶 6～8 次（图 5－23、图 5－24）。

【要领】

(1) 两手示、中二指交替提拉动作协调，轻重适宜，提拉至攒竹穴时亦可配合勾点法以加强刺激。

(2) 分抹眼眶时要求指腹紧贴受术者眼眶，抹动的路线宜长，避免触及眼球。

(3) 此操作用力均匀深透，动作柔和连贯。

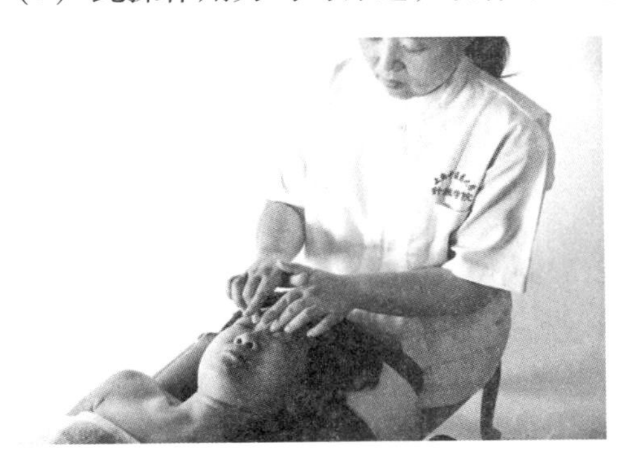

图 5-23 提拉攒竹并分抹眼眶（1）

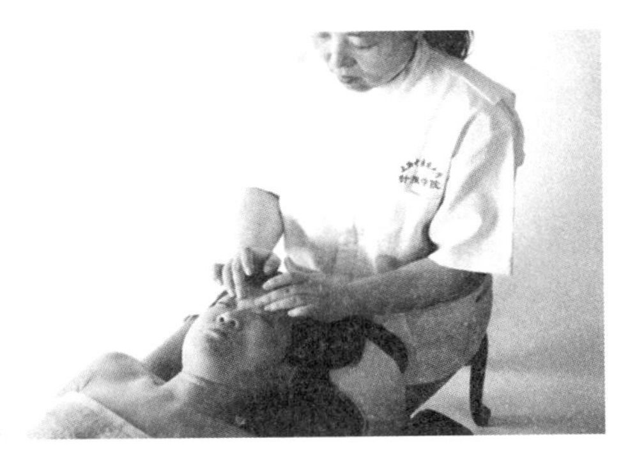

图 5-24 提拉攒竹并分抹眼眶（2）

8. 撑揉印堂

【方法】

术者一手示、中二指或中指、环指分开，左右撑开受术者印堂穴处肌肤，另一手中指或中、环二指按揉印堂穴约 1 分钟（图 5-25）。

【要领】

(1) 撑开“川”字纹手指要固定好两侧，不可松脱。

(2) 揉动时顺时针和逆时针操作均可，但要求在向上提升时用力。

(3) 施揉法的中指应吸定于印堂穴，力量、频率适中而有节奏。

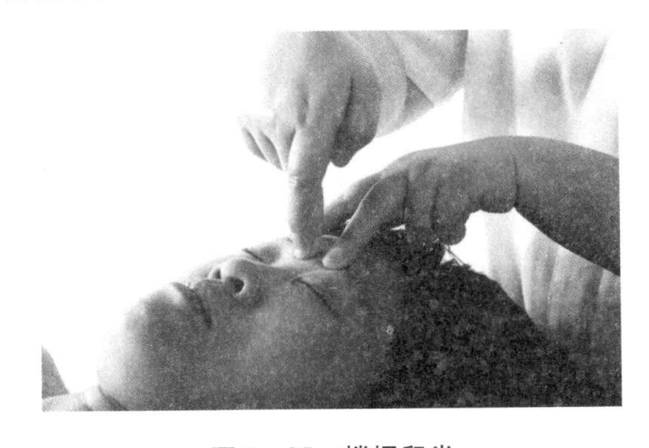

图 5-25 撑揉印堂

9. 指揉太阳

【方法】

术者以两手中指、环指或拇指着力于受术者两侧太阳穴，做幅度较大且沉而缓的环旋揉动，1~2 分钟（图 5-26）。

【要领】

（1）施术手指吸定受术部位。

（2）动作幅度较大，缓慢而有节奏。

（3）力量适中、沉稳。

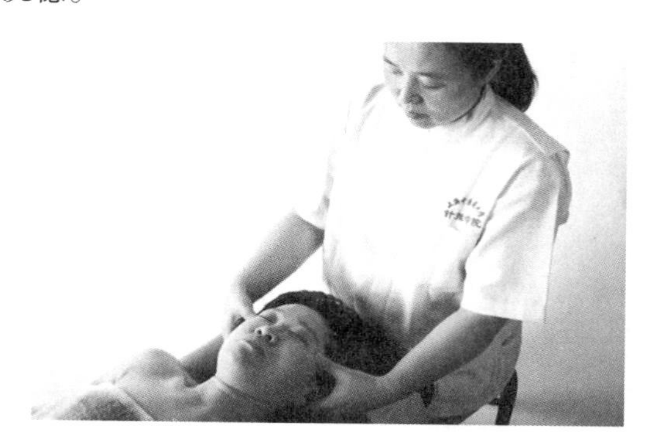

图5－26　指揉太阳

10. 摩揉眼眶

【方法】

接上式，术者以双手中指、环指指腹从太阳穴沿下眼眶揉摩至鼻根两侧，环指抬起，中指沿鼻根两侧滑至上眼眶，继续以中指、环指指腹轻按攒竹、鱼腰、丝竹空等穴，并重复3～5遍（图5－27）。

【要领】

（1）操作时术者手指在受术者眼眶部摩揉移动及手指变化流畅。

（2）要求指腹紧贴受术者眼眶，沿眼眶周边操作，移动充分，避免触及眼球。

（3）用力适中均匀，不要过度牵拉眼周皮肤，动作柔和连贯。

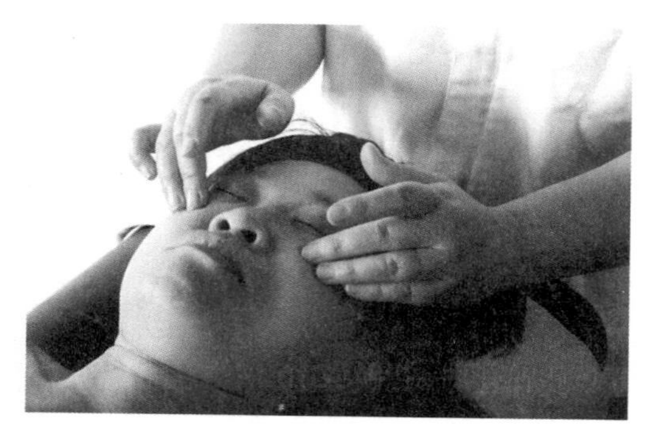

图5－27　摩揉眼眶

11. 推抹鼻翼两侧

【方法】

双手拇指交叉，两中指往返推抹受术者鼻翼两侧8～10次，可结合按揉两侧迎香穴（图5－28）。

【要领】

（1）两中指沿鼻翼两侧往返操作，亦可将两示指分别叠于两中指背侧。

（2）力量轻柔，由下而上推抹时可稍重。

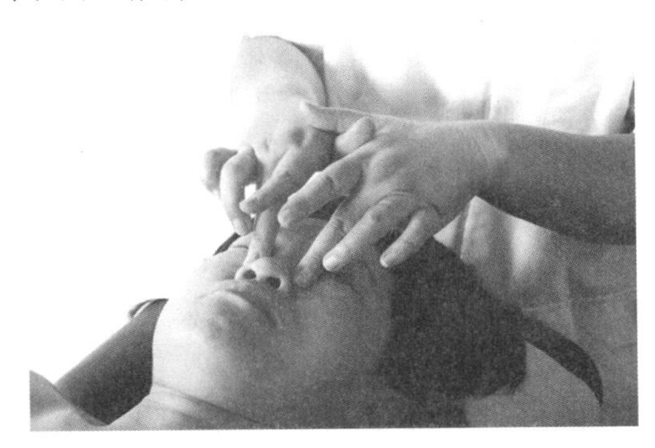

图 5－28 推抹鼻翼两侧

12. 抹眼眶

【方法】

术者双手中指、环指并拢，呈“∞”推抹眼眶 3～5 次，并可在印堂、攒竹、睛明、鱼腰、丝竹空、瞳子髎、承泣、四白等眼周穴位处稍作停留并轻轻按压（图 5－29）。

【要领】

（1）操作时要求指腹紧贴受术者眼眶，避免滑脱而触碰到眼球。

（2）在穴位处施用按压手法，要求力度适中，以穴位微酸胀感为宜。

（3）操作时必须注意结膜等处不可触及精油等按摩介质。

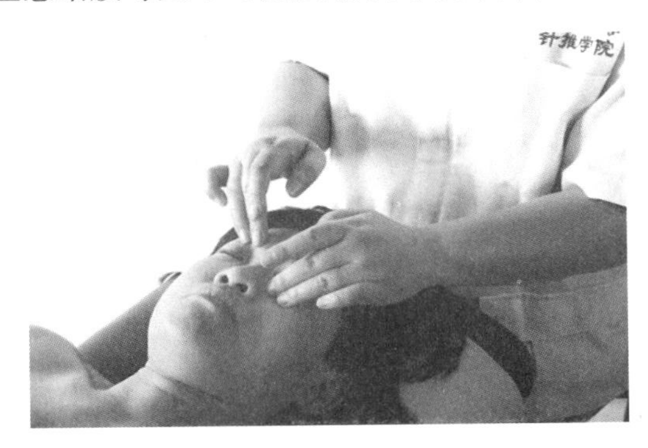

图 5－29 抹眼眶

13. 指摩面颊部

【方法】

术者用双手中指、环指或四指第二指骨间关节背侧着力，以指摩法由受术者颏部中央（承浆穴），沿面颊两侧移动至耳垂处，并轻按翳风穴；再由其嘴角（地仓穴）边指摩边移动至耳屏前方，并轻按听宫穴；继而以同样手法从其鼻翼两侧操作至太阳穴处，并轻按太阳穴（图 5－30、图 5－31）。上述操作可各重复 2～3 遍。

【要领】

（1）动作灵活轻柔，不可粗暴，移动缓慢。

（2）指摩方向为由下向上、由内向外。

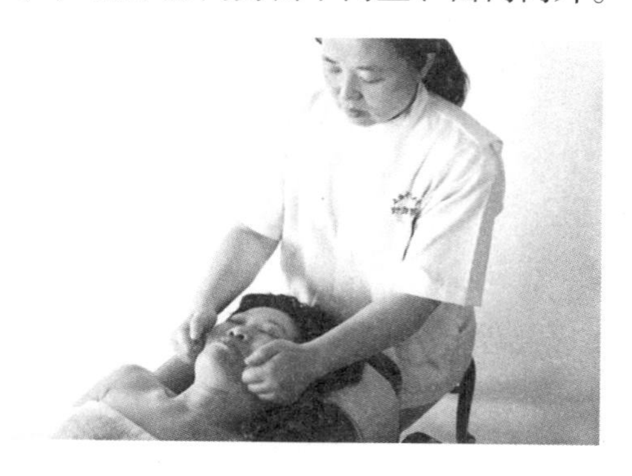

图 5－30　指摩面颊部（1）

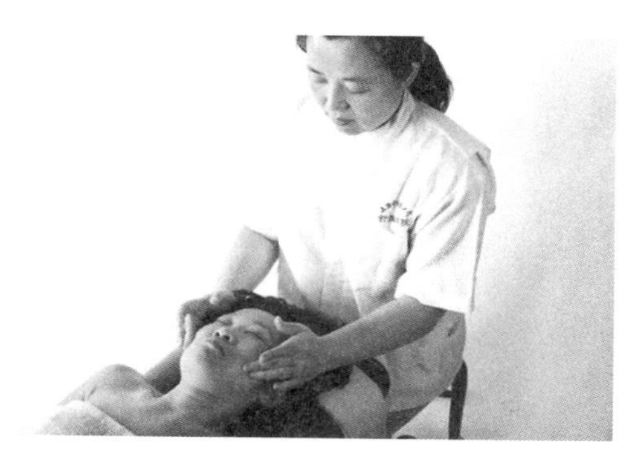

图 5－31　指摩面颊部（2）

14. 弹拨面颊部

【方法】

术者双手四指分开，用指腹依次由下向上弹拨受术者双颊，10～20 遍（图 5－32）。亦可双手在一侧面颊操作，然后两侧交换。

【要领】

（1）手指动作灵活轻柔。

（2）不可叩击或击打受术者面颊部。

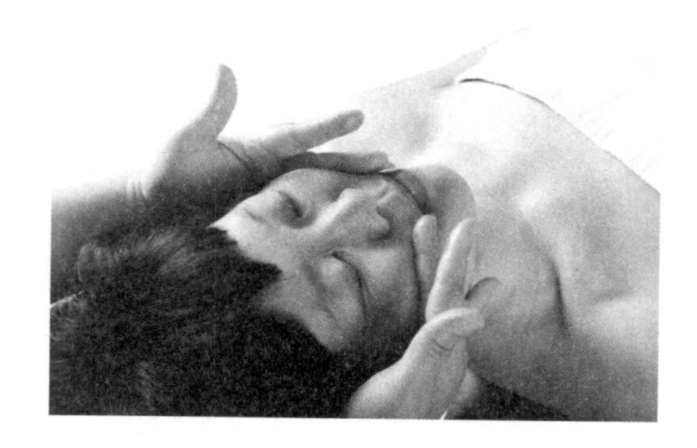

图 5－32　弹拨面颊部

15. 捏揉耳轮

【方法】

术者以两手拇指与示、中二指指腹分别捏揉受术者两耳耳轮，约 1 分钟（图 5－33）。

【要领】

（1）用指腹操作，不可用指甲抠掐。

（2）力量适中、均匀，动作连贯、灵活有节律性。

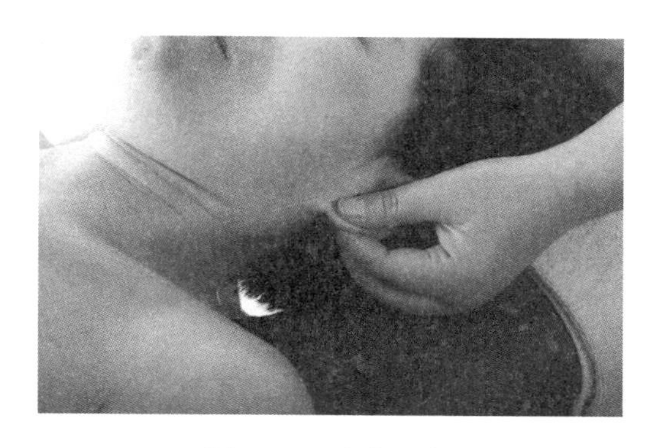

图 5－33　捏揉耳轮

16. 擦耳根

【方法】

术者以双手示、中二指或中指、环指分置于受术者耳根前、后面，沿耳根做往返推擦 10～20 次（图 5－34）。

【要领】

（1）在耳屏前方的手指用力稍重，在耳背后方的手指用力稍轻。

（2）上下往返推擦力量稍重，频率宜慢，以局部透热为佳。

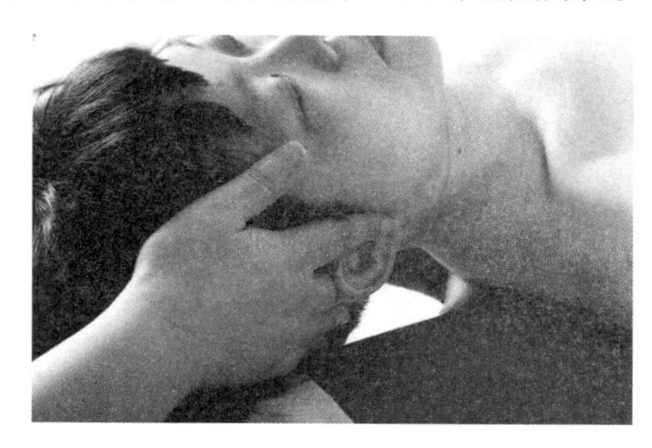

图 5－34　擦耳根

17. 推抹冈上窝

【方法】

术者以左手扶持受术者头部，并将其头部向左侧屈，右手与颈纵轴垂直置于受术者颈右侧，用右手掌从其颈右侧部经冈上窝推抹至肩峰，继而旋掌 180°，沿冈上窝后缘推抹至肩井穴部，并重复 8～10 次。然后同法操作左侧（图 5－35、图 5－36）。

【要领】

（1）局部介质宜涂抹均匀、充分。

（2）从颈部经冈上窝推向肩峰时，不可用力过大，以免牵拉皮肤而致疼痛。

（3）操作时动作应自然流畅。

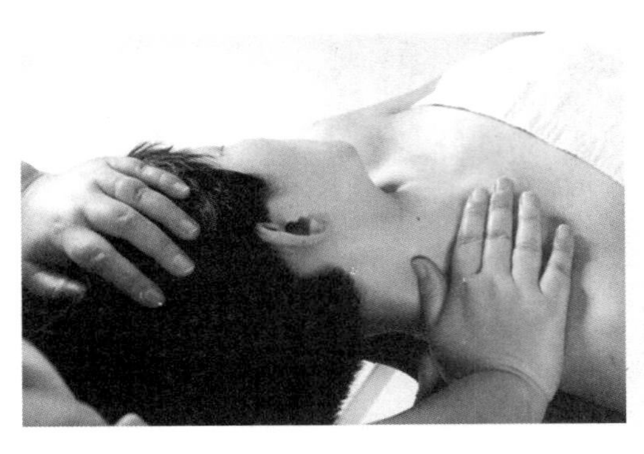

图5－35　推抹冈上窝（1）

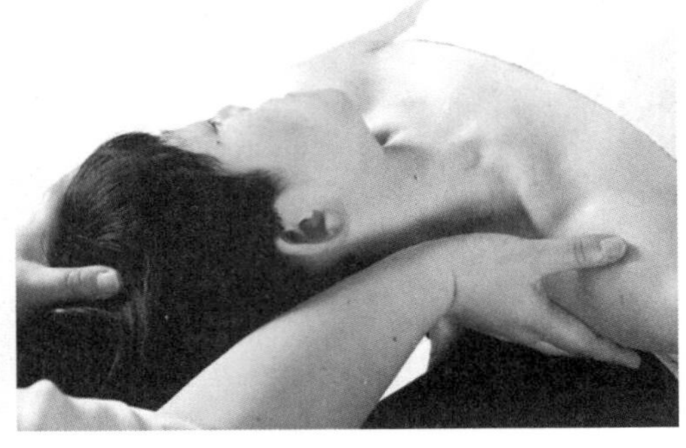

图5－36　推抹冈上窝（2）

18. 拿肩井

【方法】

术者拇指在上、四指在下，或拇指在下、四指在上，双手对称用力提拿肩井部肌筋，持续约20次（图5－37）。

【要领】

（1）腕关节放松，动作连贯而有节奏。

（2）四指并拢，以指掌面操作，以在肩后部的手指为主用力。

（3）不可在锁骨表面推挤、摩擦。

（4）力量由轻到重，持续而柔和。

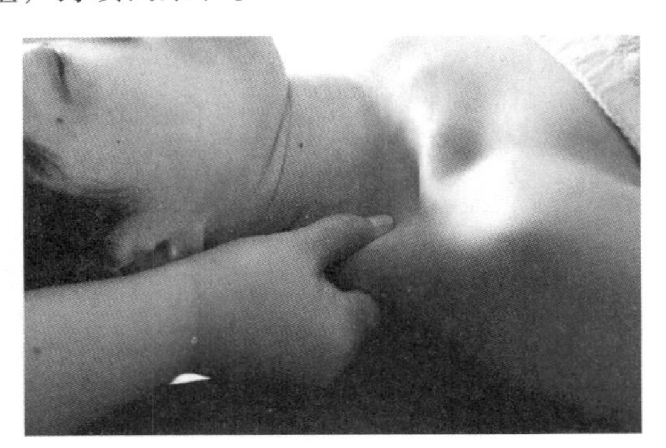

图5－37　拿肩井

第二节　芳香按摩项背部操作实践

项背部芳香按摩可用于软组织急性损伤、过劳性损伤以及运动后肌肉疼痛，并对紧张性头痛、易激惹综合征、高血压等病症有协同治疗作用。

建议选用止痛类芳香精油（姜、迷迭香、没药），清凉消炎类芳香精油（丝柏、洋甘菊），温热消炎类芳香精油（黑胡椒、胡椒薄荷、姜），镇静解痉类芳香精油（罗勒、洋甘菊）。

一、应用解剖

颈部以斜方肌前缘为界，分为前面的颈部和后面的项部。

项背部芳香按摩操作时最易触及胸锁乳突肌、斜方肌、肩胛提肌等浅层肌肉，以及枕外隆突、上项线、乳突、颈椎棘突、肩胛骨等骨性标志。推拿操作时应充分了解相关骨学和肌学的结构，尤其是体表骨性标志和肌肉的起止点、肌纤维走行方向等。

枕外隆突为枕骨向后最突出的隆起，是脑部解剖的重要骨性标志。上项线为自枕外隆凸向外侧延伸的线条样结构。颈椎的主要特征是横突上有横突孔，横突上面的深沟称为脊神经沟，横突末端分叉，形成两个结节，分别称为前结节和后结节，为肌肉的附着部。第 2 ~6 颈椎的棘突较短，末端分叉，第 7 颈椎棘突最长，末端不分叉。第 1 颈椎又称寰椎，第 2 颈椎又称枢椎，第 7 颈椎又称隆椎。肩胛骨的相关骨性标志主要有上角、下角、内侧缘、肩胛冈和肩峰等。

胸锁乳突肌斜列于颈部两侧，起自胸骨柄前面和锁骨的内侧端，止于乳突和其后方的上项线。斜方肌位于项部及背上部的浅层，一侧为三角形，两侧相合为斜方形。其以腱膜起于上项线内侧 1/3、枕外隆凸、项韧带、第七颈椎和全部胸椎棘突，止于锁骨外侧 1/3 及肩胛骨的肩胛冈和肩峰。分上、中、下三部肌束。肩胛提肌位于项部两侧，肌的上部位于胸锁乳突肌的深面，下部位于斜方肌深面。起于上 4 个颈椎横突的后结节，止于肩胛骨上角和肩胛骨内侧缘上部。菱形肌位于斜方肌中部的深面，起于下 2 个颈椎棘突和上 4 个胸椎棘突，止于肩胛骨内侧缘的下半部。上部肌束称为小菱形肌，下部肌束称为大菱形肌。

此外，还有斜角肌、头夹肌、颈夹肌、头半棘肌等诸多深层肌。

二、经络腧穴

项背部体表经络主要有督脉、足太阳膀胱经、足少阳胆经、手太阳小肠经和阳蹻脉、阳维脉等。

《难经·二十八难》记载："督脉者，起于下极之输，并于脊里，上至风府，入属于脑。督脉的络脉起于尾骨端（长强），后分出左右两支。一沿脊柱两侧，即督脉与足太阳膀胱经之间上行，经腰、背、项，在后头部分布头上……"

《灵枢·经脉》曰："膀胱足太阳之脉……其直者，从巅入络脑，还出别下项，循肩膊内，挟脊抵腰中，入循膂，络肾属膀胱……其支者，从膊内左右别下贯胛，挟脊内……""胆足少阳之脉，起目锐眦，上抵头角，下耳后，循颈行手少阳之前，至肩上，却交手少阳之后，入缺盆。小肠手太阳之脉，起于小指之端，循手外侧，上腕出踝中，直上循臂骨下廉，出肘内侧两筋之间，上循臑后廉，出肩解，绕肩胛，交肩上，入缺盆，络心……"

阳蹻脉、阳维脉不是独立的脉，两者都是足太阳膀胱经分出的脉络。阳蹻脉由膀胱经的申脉穴分支，循外踝后缘上行于下肢的外侧面，经髂骨上棘至肋下缘，从肋下缘继续沿体侧上行，经过肩胛外侧上肩至肩髃穴，自肩髃穴经巨骨穴行颈前两侧。上行经下颌，在口角外侧直上至目下，斜行至内眼角，与足太阳膀胱经汇合。由内眼角起上行绕头侧下行至风池穴，由风池穴进入颅内分布于脑。阳维脉由膀胱经的金门穴分支，经外踝下绕外踝后，上行于足太阳膀胱经和足少阳胆经之间，经肩关节后方斜行于颈后两侧，在枕骨下左右两线合二为一，在风府穴又分为左右两条，平行经风池穴上颅侧，绕头顶两侧至前额眉弓上。

项背部芳香按摩操作常涉及的腧穴有：

1. 巨骨（LI16）

定位：在肩胛区，锁骨肩峰端与肩胛冈之间凹陷中（图5－38）。

主治：肩痛不举。

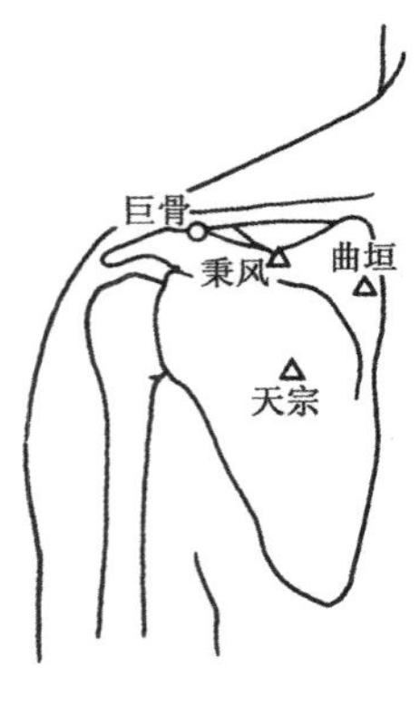

图5－38 巨骨

2. 缺盆（ST12）

定位：在颈外侧区，锁骨上大窝，锁骨上缘凹陷中，前正中线旁开4寸（图5－39）。

主治：咳嗽，气喘，咽喉肿痛，缺盆中痛，瘰疬。

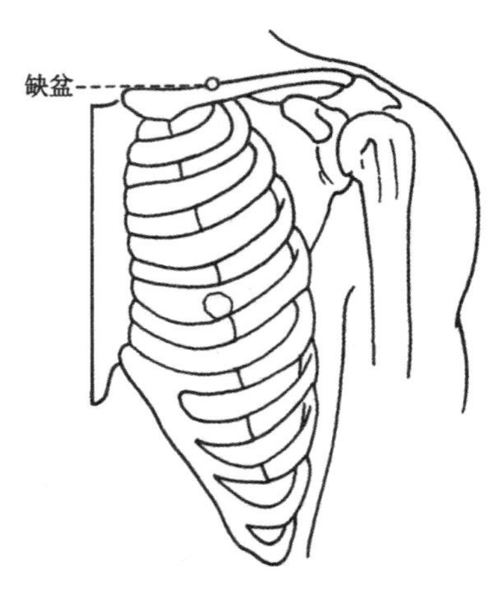

图5－39 缺盆

3. 天宗（SI11）

定位：在肩胛区，肩胛冈中点与肩胛骨下角连线的上1/3与下2/3交点凹陷中（图5－40）。

主治：肩臂疼痛不举。

4. 秉风（SI12）

定位：在肩胛区，肩胛冈中点上方冈上窝中（图5－40）。

主治：肩痛不举。

5. 肩外俞（SI14）

定位：在脊柱区，第1胸椎棘突下，后正中线旁开3寸（图5－40）。

主治：肩背痛引项臂。

6. 肩中俞（SI15）

定位：在脊柱区，第7颈椎棘突下，后正中线旁开2寸（图5－40）。

主治：恶寒发热，咳嗽气喘，肩背疼痛，目视不明。

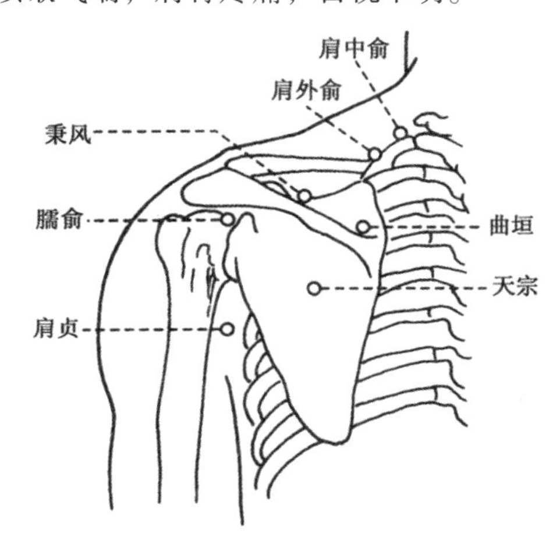

图5－40　天宗、秉风、肩外俞、肩中俞

7. 天柱（BL10）

定位：在颈后区，横平第2颈椎棘突上际，斜方肌外缘凹陷中（图5－41）。

主治：头痛，眩晕；颈项强痛，肩背痛；目痛。

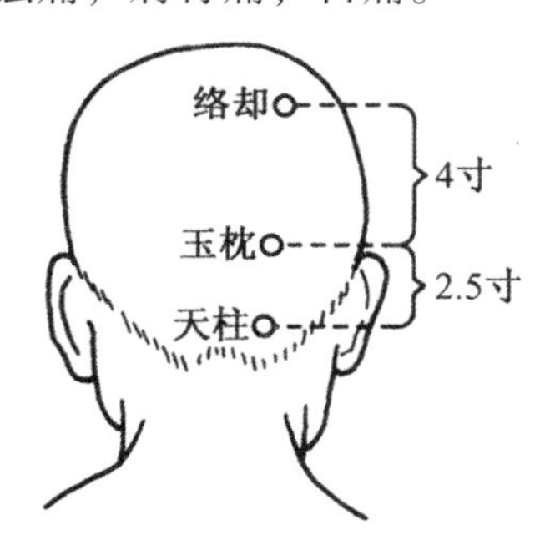

图5－41　天柱

8. 大杼（BL11）

定位：在脊柱区，第1胸椎棘突下，后正中线旁开1.5寸（图5－42）。

主治：咳嗽，气喘，发热；颈项强痛，肩背痛。

9. 肺俞（BL13）

定位：在脊柱区，第3胸椎棘突下，后正中线旁开1.5寸（图5－42）。

主治：咳嗽，气喘，咳血，潮热，盗汗；小儿龟背。

10. 附分（BL41）

主治：在脊柱区，第2胸椎棘突下，后正中线旁开3寸（图5－43）。

定位：颈项强痛，肩背拘急，肘臂麻木。

11. 翳风（TE17）

定位：在颈部，耳垂后方，乳突下端前方凹陷中（图5－44）。

主治：耳鸣耳聋，口眼㖞斜，颊肿，口噤；瘰疬。

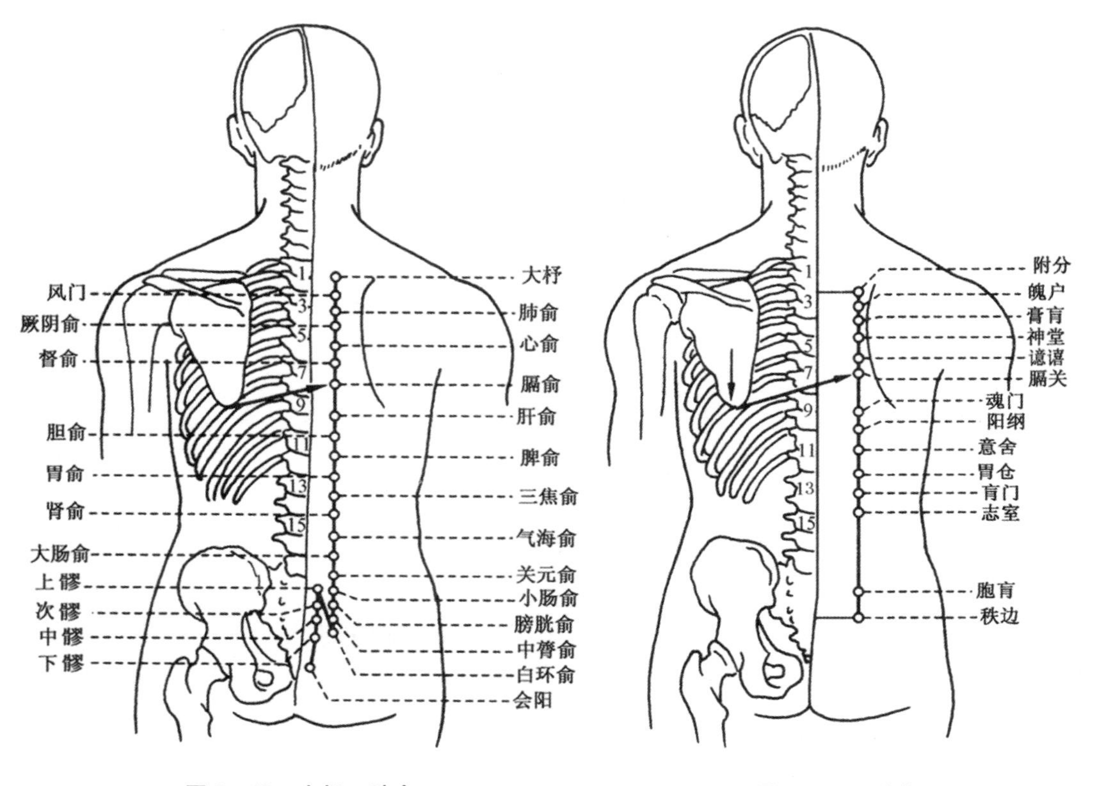

图5－42　大杼、肺俞

图5－43　附分

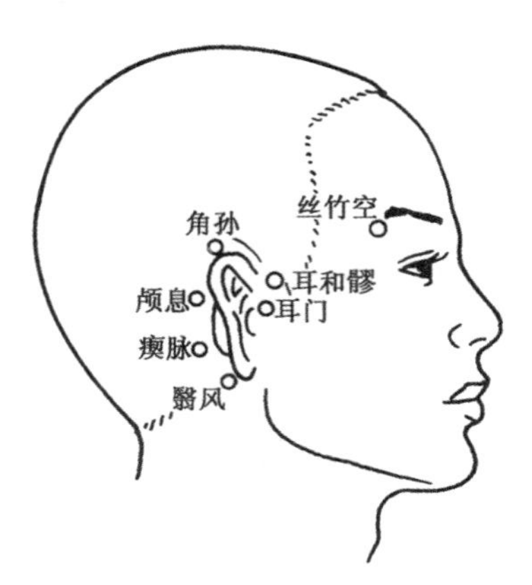

图5－44　翳风

12. 风池（GB20）

定位：在颈后区，枕骨之下，胸锁乳突肌上端与斜方肌上端之间的凹陷中（图5-45）。

主治：耳鸣耳聋，目赤肿痛，鼻衄，鼻塞；头痛，眩晕中风；发热；颈项强痛。

13. 风府（DV16）

定位：在颈后区，枕外隆凸直下，两侧斜方肌之间凹陷中（图5-45）。

主治：咽喉肿痛，鼻衄，暴喑；头痛，眩晕，中风，舌强不语，半身不遂；脊痛，颈项强痛。

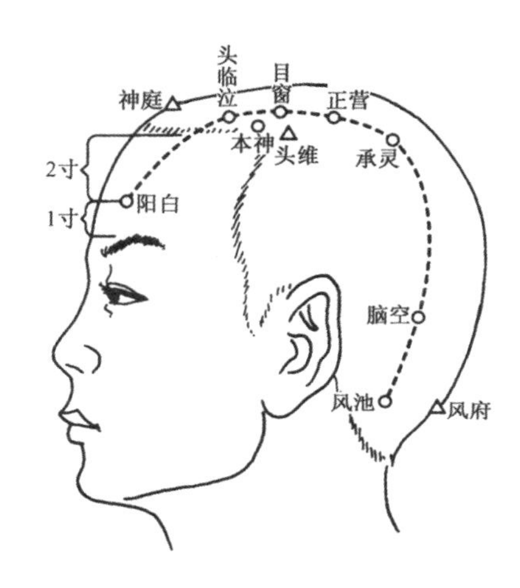

图5-45　风池、风府

14. 肩井（GB21）

定位：在肩胛区，第7颈椎棘突与肩峰最外侧点连线的中点（图5-46）。

主治：头痛，眩晕；乳痈，乳少；瘰疬，颈项强痛，肩背痛，上肢不遂。

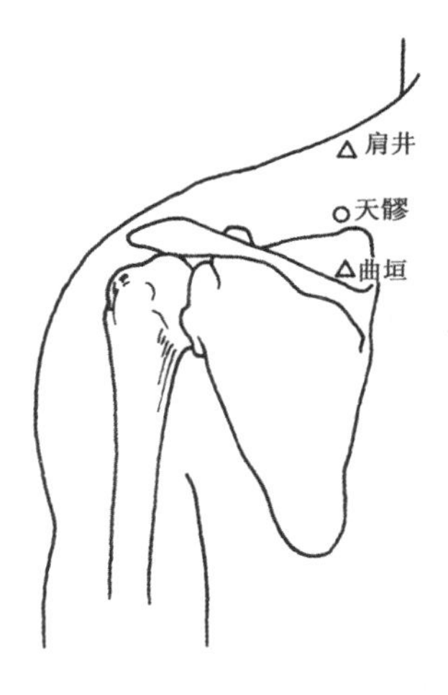

图5-46　肩井

15. 大椎（DV14）

定位：在脊柱区，第7颈椎棘突下凹陷中，后正中线上（图5-47）。

主治：热病，咳嗽，气喘，骨蒸；头项强痛，脊痛。

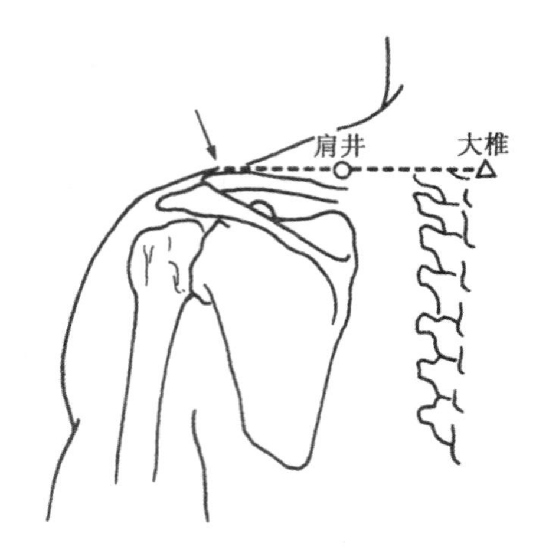

图 5－47　大椎

三、芳香按摩操作

受术者体位：俯卧位。

术者体位：站于受术者头顶前方。

1. 展油

【方法】

术者双掌分别置于受术者背上部脊柱两侧，沿肩胛骨内侧缘向两侧分推至腋下，继而分别越过两肩沿冈上窝向中间合拢至项部两侧，并重复 3～5 遍（图 5－48、图 5－49）。

【要领】

（1）掌中的油性介质不可滴落到受术者体表。

（2）操作时用力均匀适当，速度和缓。

（3）双掌在操作范围内尽可能推及各局部，使展油充分。

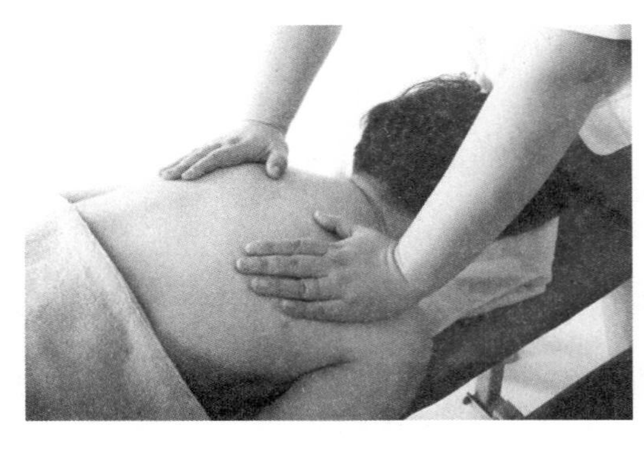

图 5－48　项背部展油（1）

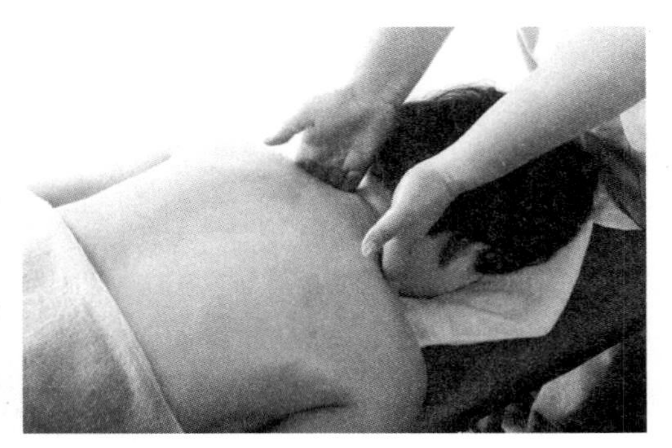

图 5－49　项背部展油（2）

2. 四指勾揉枕骨下缘

【方法】

术者双手四指并拢，指骨间关节微屈如勾状，以指腹按揉枕骨下缘，并沿枕骨下缘从中央至两侧往返移动2~3遍（图5-50）。

【要领】

（1）揉动时向受术者前额方向用力。

（2）揉动时幅度宜小，频率稍慢有节律性。

（3）不可牵拉受术者发根引起疼痛。

（4）腕关节放松，动作轻巧。

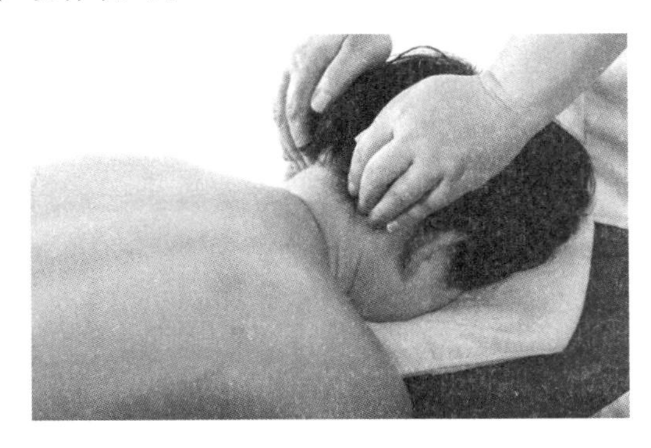

图5-50　四指勾揉枕骨下缘

3. 拇指推揉项部

【方法】

术者先用右手拇指指腹呈椭圆形地推揉受术者右侧项部软组织，并沿颈椎纵轴往返移动2~3遍。然后左手操作受术者左侧项部（图5-51）。

【要领】

（1）拇指推揉与直线移动同步，形成螺旋形运动路线。

（2）推揉动作幅度不宜过大，频率宜慢、有节律性。

（3）腕关节放松，动作轻巧。

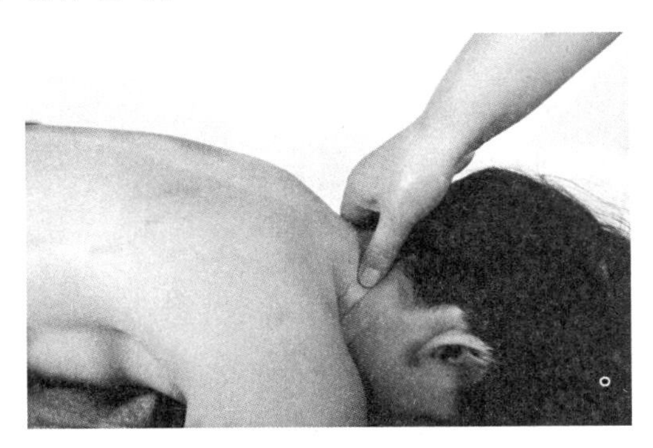

图5-51　拇指推揉项部

4. 四指推揉项肩部

【方法】

术者双手握空拳状，拳面置于受术者肩井部，上臂主动摆动，带动前臂、腕、掌运动，同时依次伸展四指掌指关节，使四指近节和远节指骨、指骨间关节背侧推揉其肩背部软组织，并可沿肩胛骨脊柱缘前后移动（图5－52）。

【要领】

（1）腕关节放松，动作轻巧。

（2）以四指掌指关节屈伸运动为主，腕关节不可过度旋转。

（3）上臂主动摆动，应配合身体重心的前后移动施力。

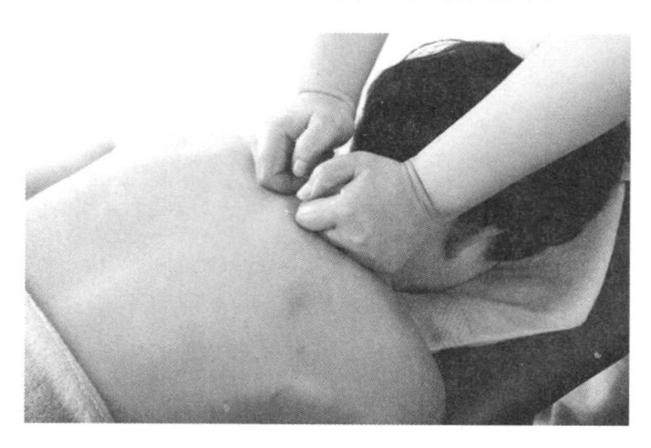

图5－52　四指推揉项肩部

5. 指推冈上窝

【方法】

术者用双拇指指腹交替由内向外直推一侧冈上窝，重复10～20次后再操作对侧（图5－53）。

【要领】

（1）推动时速度宜缓慢。

（2）推动时注意避开肩峰等骨性突起部。

（3）稍用力下压推动，动作轻巧流畅，要求做到重而不滞，以推后皮肤不发红为佳。

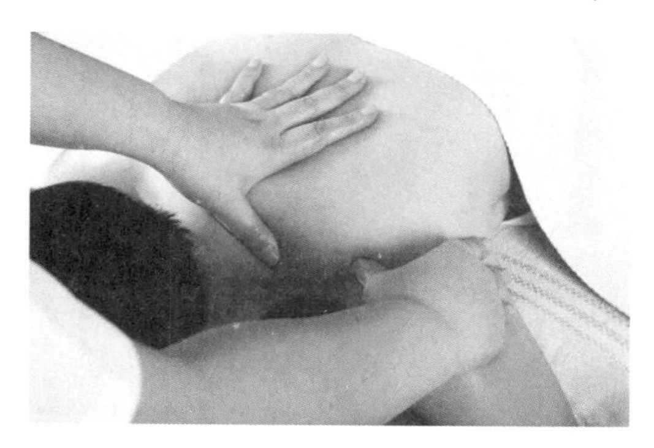

图5－53　指推冈上窝

6. 分推冈上窝

【方法】

术者双手四指屈曲，用四指近节指骨间关节背部或四指近节指骨背面从内向外分推冈上窝，重复8～10次（图5－54）。

【要领】

（1）两下肢一前一后站立，利于借助下肢的力量，使身体重心节律性前后移动。

（2）注意身体重心的前后移动与双手分开推动的协调配合，动作平稳而有节奏。

（3）推动时注意避开肩峰等骨性突起部。

（4）术者双手靠近受术者颈项根部时用力较重，分推至巨骨穴时较轻。

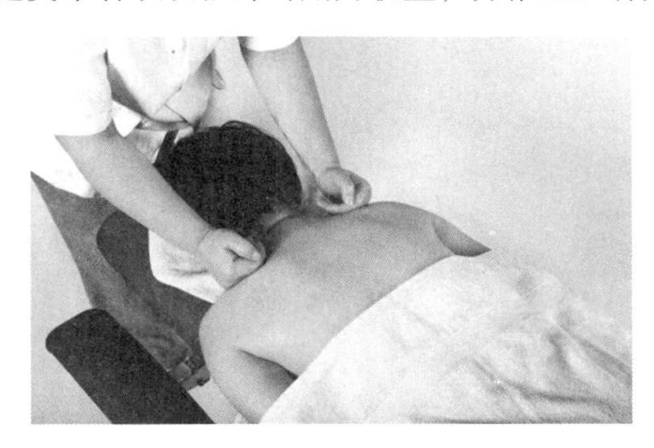

图5－54　分推冈上窝

7. 指推肩胛间部

【方法】

术者两拇指指腹交替由前向后指推肩胛间部，并沿一侧肩胛骨脊柱缘经后正中线移动至对侧肩胛骨脊柱缘；最后两拇指分别沿两侧肩胛骨脊柱缘从肩胛下角推至肩胛上角（图5－55）。

【要领】

（1）两下肢一前一后站立，借助下肢的力量以利于身体重心的前后移动。

（2）推动路线宜长，动作宜慢，平稳而有节奏。

（3）推动时根据肩胛间部、棘突部等不同部位调节力的大小。

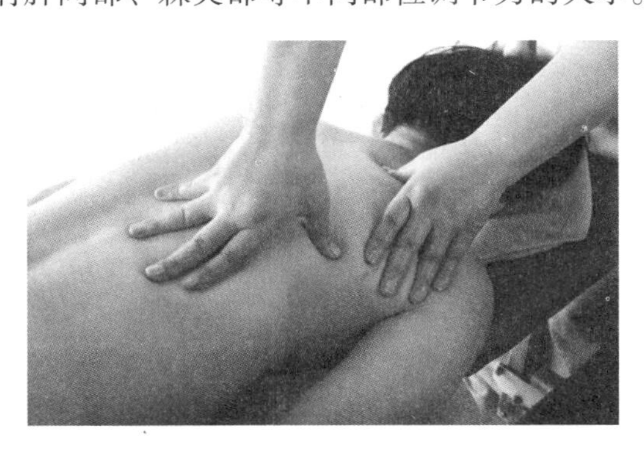

图5－55　指推肩胛间部

8. 拿揉项部

【方法】

术者以四指或五指指腹作用于项部，边拿边揉，并做前后往返移动3～5遍（图5－56）。

【要领】

（1）指骨间关节伸直，以指腹或指面操作，除拇指外其余四指相对并拢。

（2）动作连贯、柔和有节奏，力量适中，不宜过重。

（3）腕关节放松，沿颈椎纵轴前后往返移动。

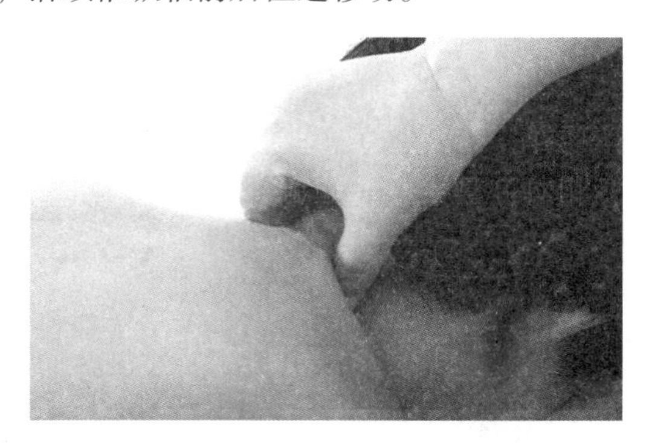

图5－56 拿揉项部

9. 分推肩背部

【方法】

术者用双手拇指或掌根部从内向外分推冈上窝、肩胛间部等，各重复5～6次（图5－57）。

【要领】

（1）两下肢一前一后站立，利于借助下肢的力量，使身体重心节律性前后移动。

（2）注意身体重心的前后运动与双手分开推动的协调配合，动作平稳而有节奏。

（3）呼吸自然，动作平稳舒展。

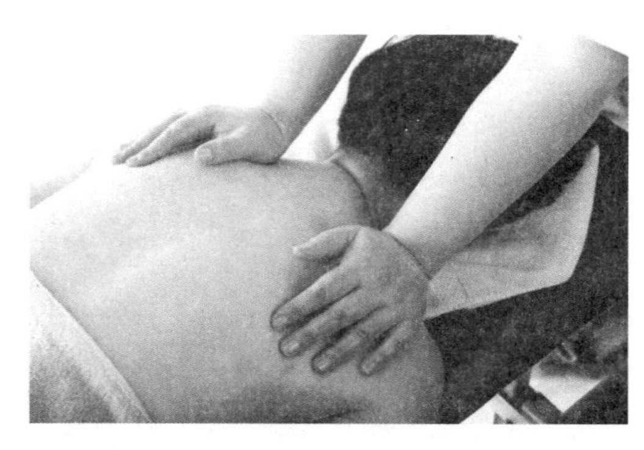

图5－57 分推肩背部

10. 拳推上背部

【方法】

术者双手握拳，拳眼相对分置于脊柱两侧，以四指近节指骨间关节背侧自第 1 胸椎从前向后推至第 7 胸椎水平，继而由拳化掌从体侧收回至颈项根部，并重复操作 3 ~ 5 遍（图 5 – 58）。

【要领】

（1）着力面紧贴体表受术部位。

（2）力量均匀适中，速度缓慢，动作平稳。

（3）保持直线推动，不可歪斜。

（4）操作时，身体重心应随着推动动作而移动。

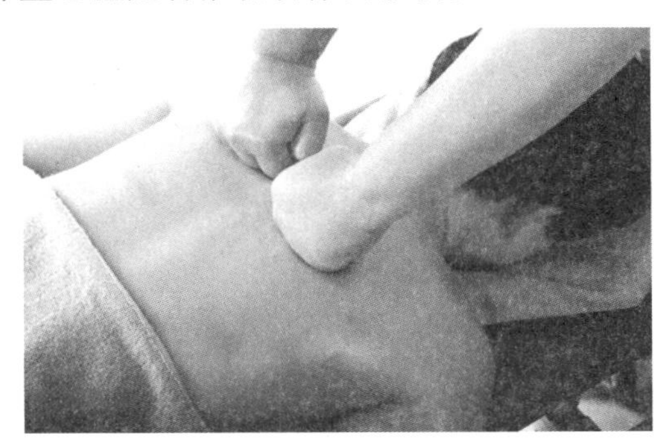

图 5 – 58 拳推上背部

11. 拳擦上背部

【方法】

术者双手握拳，拳心相对分置于脊柱两侧，以四指近节指骨背侧（拳面）在两侧肩胛间部做直线往返摩擦运动，至局部产生明显的温热感（图 5 – 59）。

【要领】

（1）着力面应紧贴体表受术部位，压力均匀适中。

（2）擦法操作时，往返推擦的距离应尽可能拉长，动作平稳连续如拉锯状。

（3）保持直线往返摩擦，不可歪斜。

（4）术者呼吸自然，切忌屏气。

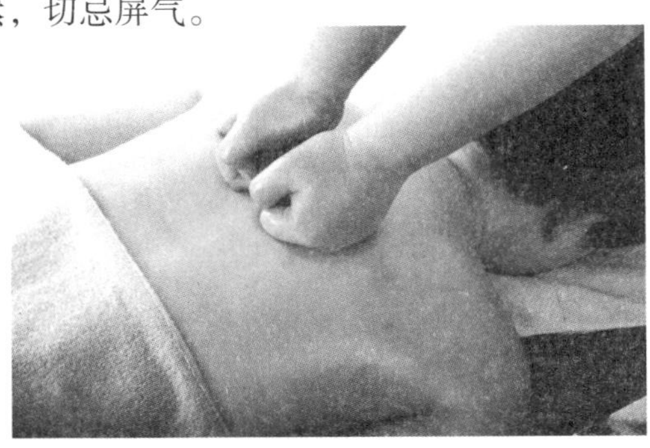

图 5 – 59 拳擦上背部

12. 拿肩井

【方法】

术者站于受术者左侧，拇指在上，四指在下，双手对称提拿肩井部肌筋（图5-60）。

【要领】

（1）因体表摩擦小，操作时可配合揉法，以拿揉的复合手法操作。

（2）不可用力抓抠缺盆部，以免引起受术者疼痛或不适。

（3）腕关节放松，动作连贯而有节奏。

（4）力量由轻到重，持续而柔和。

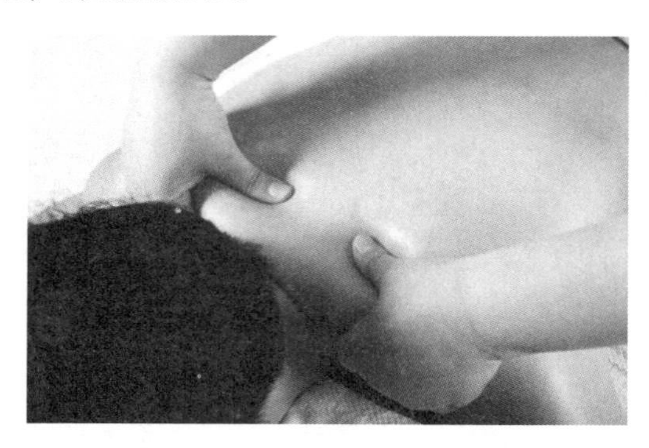

图5-60 拿肩井

第三节 芳香按摩腰背部操作实践

腰背部芳香按摩可用于腰背和腰骶部慢性炎症性疼痛、过劳损伤性疼痛、外伤性疼痛以及椎间盘膨出或突出和腰背部其他肌肉骨骼问题，并对痛经、经前期综合征、更年期综合征等女性生殖系统常见问题有协同治疗作用，同时可降低压力水平，缓解焦虑紧张等症状，强化神经和免疫系统。

建议选用黑胡椒、姜、罗勒、香紫苏等温热解痉止痛类芳香精油和罗马甘菊、依兰依兰、茶树、柠檬等镇静和刺激免疫的芳香精油。

一、应用解剖

腰背部推拿操作通常在 $T_8 \sim L_5$、髂嵴以及骶骨等区域进行，涉及的肌肉以使腰部屈、伸、侧屈和旋转的竖脊肌、腹外斜肌、腹内斜肌和腰方肌等为主。此外，多裂肌、髂腰肌等与腰背部疼痛相关的肌肉也属操作范围。

竖脊肌位于腰椎、胸椎棘突的两侧，分为三组肌肉，从外侧向内侧依次为髂肋肌、最长肌和棘肌，沿途止于椎骨、肋骨和颞骨乳突。竖脊肌是脊柱强有力的后伸肌。竖脊肌深部有横突棘肌，由浅到深分别由半棘肌、多裂肌和回旋肌组成，可稳定和调节脊柱的运动。竖脊肌的下端约在第三、四腰椎棘突以下，以腱板的形式附着于腰椎棘突、骶中嵴及髂嵴的后部，其深层为比较粗大的多裂肌。

腰部竖脊肌的两侧有腹外斜肌、腹内斜肌。腹外斜肌在腹部前外侧面浅层，起于第5～12肋骨外面，后部止于髂嵴，前部移行为腱膜参与形成白线。其肌纤维由外上方向前内下方斜行。腹内斜肌在腹外斜肌深面，起于胸腰筋膜、髂嵴和腹股沟韧带外侧，止于第10～12肋骨下缘。肌纤维由外下方向内上方斜行。

腰方肌位于腹腔后壁，脊柱两侧，起于髂嵴后部，止于第12肋骨和L_1～L_4腰椎横突。

综上所述，大多与腰部活动或腰背部疼痛相关的肌肉多附着于髂嵴，因此，行腰背部芳香按摩以缓解下腰痛应对髂嵴做重点检查及手法操作。

腰背部芳香按摩操作时还应熟悉胸椎、腰椎以及相关骨连接。例如胸椎棘突较长，伸向后下方，呈叠瓦状互相掩盖，棘突间隙较小。12个胸椎分别与12对肋以关节相联结。腰椎椎体肥厚，棘突呈板状，水平伸向后方，棘突间隙较大。其中第三腰椎的横突最长。骶骨则是由5块骶椎骨性融合而成，呈凹向前的倒置三角形。骶骨后面正中线上有骶中嵴，其两侧有4对骶后孔，向内与骶管相通，向外有骶神经后支穿出。相邻两椎体借椎间盘、前纵韧带和后纵韧带相连。椎间盘位于上下两椎体之间，由外层的纤维环和中心的髓核构成；前纵韧带和后纵韧带分别纵附于椎体的前、后面。此外，还有限制脊柱过度前屈，连接各棘突尖的棘上韧带和各相邻棘突之间的棘间韧带。

关节突关节由相邻椎骨的上、下关节突构成，可做微量运动。距棘突两侧1.5～2cm处可触摸到其形成的突起。

二、经络腧穴

腰背部体表经络主要有督脉和足太阳膀胱经。

《灵枢·经脉》记载："膀胱足太阳之脉……其直者，从巅入络脑，还出别下项，循肩膊内，挟脊抵腰中，入循膂，络肾属膀胱。其支者，从腰中，下挟脊，贯臀，入腘中；其支者，从膊内左右别下贯胛，挟脊内，过髀枢……"

《难经·二十八难》记载："督脉者，起于下极之输，并于脊里，上至风府，入属于脑。督脉的络脉起于尾骨端（长强），后分出左右两支。一沿脊柱两侧，即督脉与足太阳膀胱经之间上行，经腰、背、项……"

腰背部芳香按摩操作常涉及的腧穴有：

1. 肝俞（BL18）

定位：在脊柱区，第9胸椎棘突下，后正中线旁开1.5寸（图5－61）。

主治：黄疸，胁痛；脊背痛，目赤，夜盲，流泪。

2. 胆俞（BL19）

定位：在脊柱区，第10胸椎棘突下，后正中线旁开1.5寸（图5－61）。

主治：黄疸，口苦，呕吐，胁痛。

3. 脾俞（BL20）

定位：在脊柱区，第11胸椎棘突下，后正中线旁开1.5寸（图5－61）。

主治：腹胀，呕吐，泄泻；水肿，黄疸；多食善饥，身瘦。

4. 胃俞（BL21）

定位：在脊柱区，第 12 胸椎棘突下，后正中线旁开 1.5 寸（图 5－61）。

主治：胃痛，呕吐，腹胀，肠鸣；多食善饥，身瘦。

5. 三焦俞（BL22）

定位：在脊柱区，第 1 腰椎棘突下，后正中线旁开 1.5 寸（图 5－61）。

主治：水肿，小便不利；腹胀，呕吐，肠鸣，泄泻；腰背痛。

6. 肾俞（BL23）

定位：在脊柱区，第 2 腰椎棘突下，后正中线旁开 1.5 寸（图 5－61）。

主治：耳鸣耳聋；遗尿，遗精，阳痿，早泄，月经不调，带下，不孕；多食善饥，身瘦；腰痛。

7. 大肠俞（BL25）

定位：在脊柱区，第 4 腰椎棘突下，后正中线旁开 1.5 寸（图 5－61）。

主治：腹胀，肠鸣，泄泻，便秘；腰痛。

8. 关元俞（BL26）

定位：在脊柱区，第 5 腰椎棘突下，后正中线旁开 1.5 寸（图 5－61）。

主治：腹胀，泄泻；尿频，小便不利，遗尿；腰骶痛。

9. 膀胱俞（BL28）

定位：在骶区，横平第 2 骶后孔，骶正中嵴旁开 1.5 寸（图 5－61）。

主治：小便不利，尿频，遗尿；泄泻，便秘；腰骶痛。

10. 上髎（BL31）

定位：在骶区，正对第 1 骶后孔中（图 5－61）。

主治：月经不调，带下，遗精，阳痿，阴挺；腰骶痛。

11. 次髎（BL32）

定位：在骶区，正对第 2 骶后孔中（图 5－61）。

主治：月经不调，痛经，带下，遗尿，遗精，小便不利；腰痛，下肢痿痹。

12. 志室（BL52）

定位：在腰区，第 2 腰椎棘突下，后正中线旁开 3 寸（图 5－62）。

主治：遗精，阳痿，月经不调，遗尿，小便不利；腰背痛。

13. 秩边（BL54）

定位：在骶区，横平第 4 骶后孔，骶正中嵴旁开 3 寸（图 5－62）。

主治：痔疾，便秘，阴痛，小便不利；腰骶痛，下肢痿痹。

14. 腰阳关（GV3）

定位：在脊柱区，第 4 腰椎棘突下凹陷中，后正中线上（图 5－63）。

主治：腰骶疼痛、下肢痿痹、月经不调、带下、遗精等。

15. 命门（GV4）

定位：在脊柱区，第 2 腰椎棘突下凹陷中，后正中线上（图 5－63）。

主治：腰痛，少腹痛，脊强；下肢痿痹；月经不调，赤白带下，遗精，阳痿，遗尿。

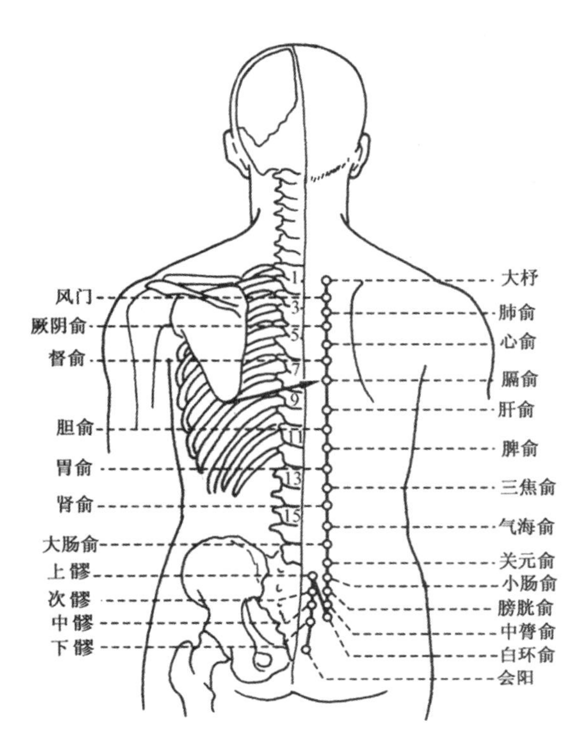

图 5－61　肝、胆、脾、胃等膀胱经腧穴

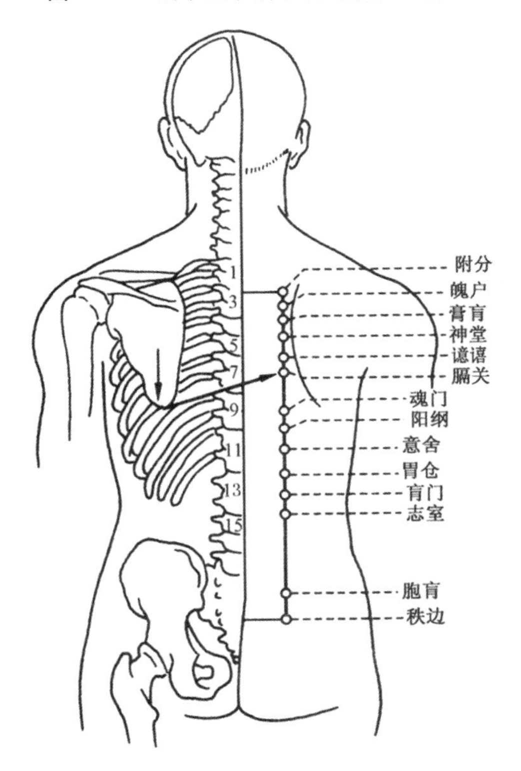

图 5－62　志室、秩边

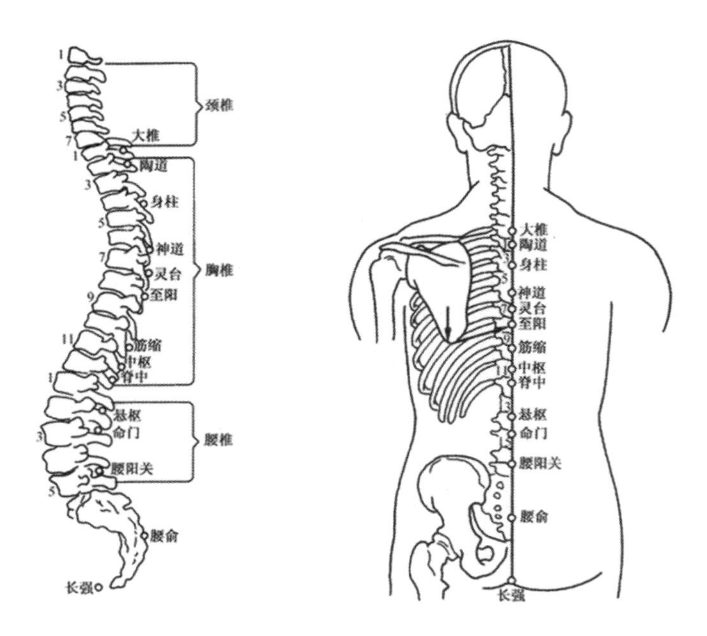

图 5－63　腰阳关、命门

16. 夹脊（EX－B2）

定位：在脊柱区，第 1 胸椎至第 5 腰椎棘突下两侧，后正中线旁开 0.5 寸，一侧 17 穴（图 5－64）。

主治：胸 1～5 夹脊主治心肺、胸部及上肢疾病；胸 6～12 主治胃肠、脾、肝、胆疾病；腰 1～5 夹脊主治下肢疼痛，腰骶、小腹病。

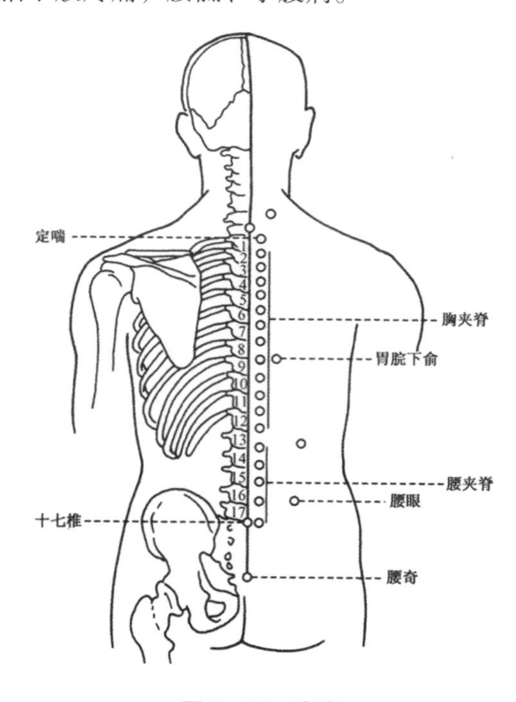

图 5－64　夹脊

三、芳香按摩操作

受术者体位：俯卧位。

术者体位：站于受术者体侧或头顶前方。

1. 撑压背部

【方法】

术者站于受术者左侧，受术者背部覆盖毛巾或治疗巾。术者两掌分别置于受术者一侧的肩胛部和对侧的髂嵴或臀部，然后两手同时用力分向撑压其背部，随后操作另一侧（图5－65）。如此重复3～5遍。

【要领】

（1）两手按压的方向，为顺术者上肢纵轴斜向外下方用力，以产生一定的向两侧撑开的力量。

（2）术者利用身体重心的前后移动加压。

（3）力量由轻到重，平稳持续，不要顿挫用力。

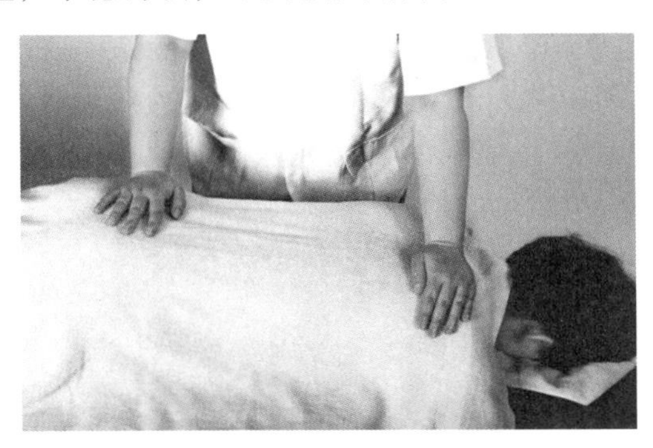

图5－65 撑压背部

2. 展油

【方法】

术者站于受术者左侧，双手掌先自上而下轻按其脊柱两侧腰背部，将手掌中的油性介质在其腰背部均匀分布，然后双手掌从骶骨部起沿脊柱两侧向上直推至肩井部，沿冈上窝分推至两肩，再顺着躯干两侧收回至腰骶部。如此反复3～5遍（图5－66、图5－67）。

【要领】

（1）掌中的油性介质不可滴落到受术者体表。

（2）在骶骨部开始操作时先由四指指面接触，随着向前滑动，两手掌面随后完全接触。

（3）操作时用力均匀适当，速度和缓。

（4）双掌在操作范围内尽可能推及各局部，使展油充分。

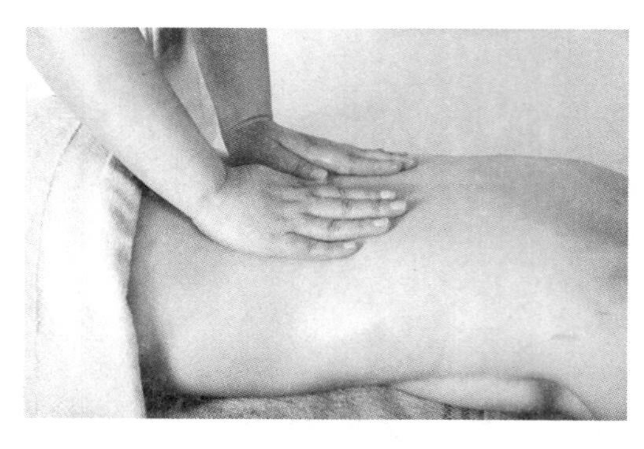

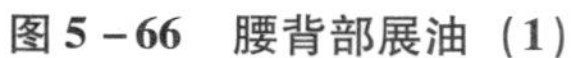

图5－66　腰背部展油（1）

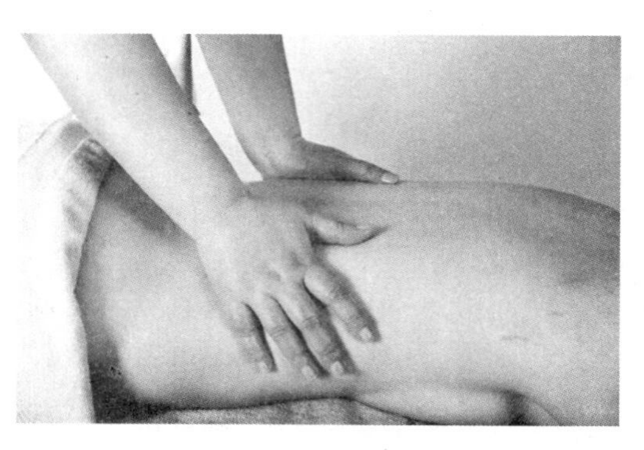

图5－67　腰背部展油（2）

3. 虎口横擦大椎

【方法】

术者站于受术者左侧，右手虎口张开，以拇指指面、虎口与示指桡侧着力于其大椎部，左右往返轻擦该部，以透热为佳（图5－68）。

【要领】

（1）拇指指面、虎口与示指桡侧紧贴受术体表，直线往返，动作幅度稍大，局部施术路线充分。

（2）动作连贯柔和，压力均匀适中。

（3）介质用量不宜过少，避免因皮肤摩擦过大，而造成皮肤破损、潮红或疼痛。

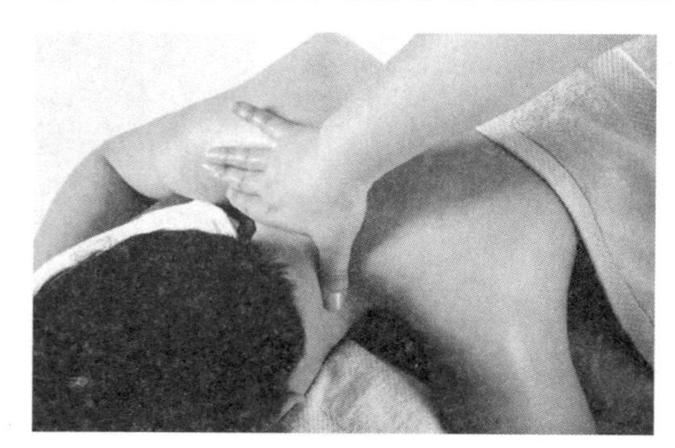

图5－68　虎口横擦大椎

4. 掌推背部

【方法】

术者站于受术者左侧，以双手掌从其骶骨部沿其脊柱两侧自下至上直推背部至肩井处，提拉肩井，并分推肩背，然后沿躯干两侧回收至腰骶部，可重复3～5遍（图5－69～图5－72）。

【要领】

（1）在骶骨部开始操作时先由四指指面接触，随着向前滑动，两手掌面随后完全接触。

（2）双手掌沿脊柱两侧自下至上直推背部操作时，力量宜沉稳，向前滑动速度不宜过快。

（3）提拉肩井部动作宜连贯柔和，力量适中。

（4）分推肩背宜掌根着力，且避开骨性突起部。

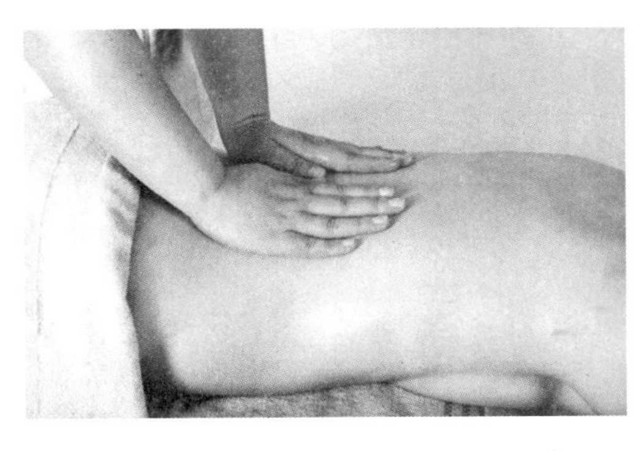

图 5－69 掌推背部（1）

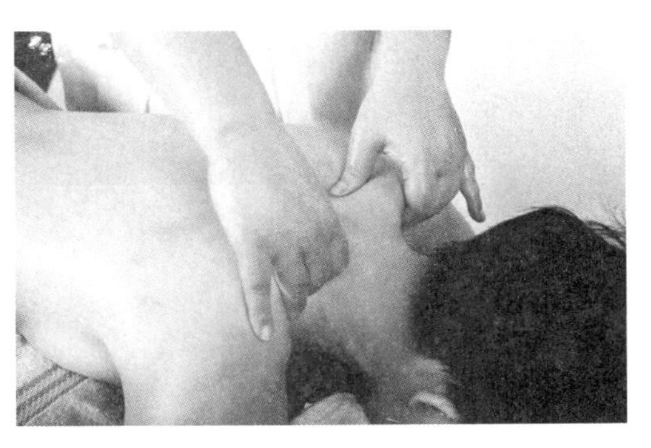

图 5－70 掌推背部（2）

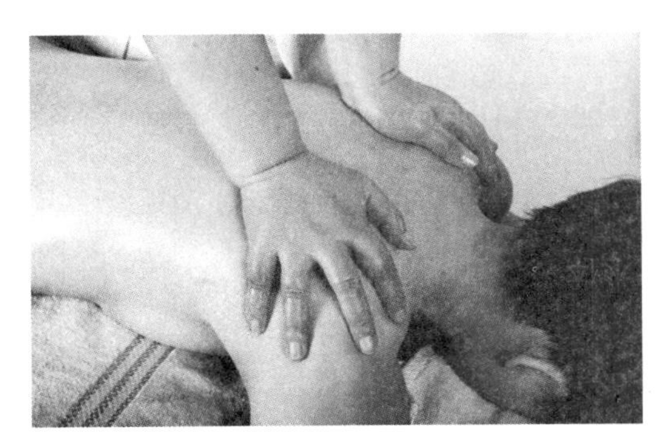

图 5－71 掌推背部（3）

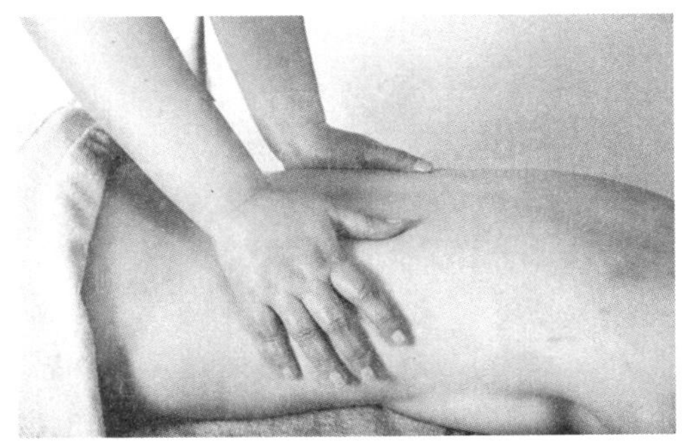

图 5－72 掌推背部（4）

5. 摩揉腰背部

【方法】

术者站于受术者左侧，以两掌分置于其两肾俞穴处，并同时由内向外摩揉约 10 次（图 5－73）。可针对腰背部竖脊肌做上下往返移动。

【要领】

（1）操作时术者应配合身体重心的前后移动施力。

（2）摩中带揉，由内向外做环旋运动。

（3）掌面或掌根着力，用力宜着实。

（4）两手动作协调，平稳而有节奏。

6. 指揉腰背部

【方法】

术者站于受术者左侧，两拇指腹分别按揉腰背部脊柱两侧胸腰夹脊穴及膀胱经腧穴，并由骶部向上移动（图 5－74），随后沿躯干两侧返回，如此反复 3～5 遍。

【要领】

（1）拇指腹吸定，虎口张开，其余四指自然轻放于两拇指外侧以扶持助力。

（2）此法也可叠拇指在单侧的华佗夹脊穴及膀胱经腧穴上操作。

（3）术者左脚在前，右脚在后，操作时配合身体重心的前后移动施力。

（4）揉动幅度稍大，上下推滑幅度宜小，两手动作协调流畅，柔和而有节奏。

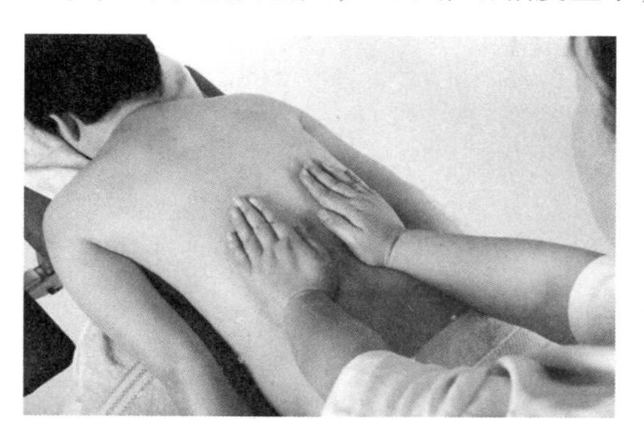

图 5－73 摩揉腰背部

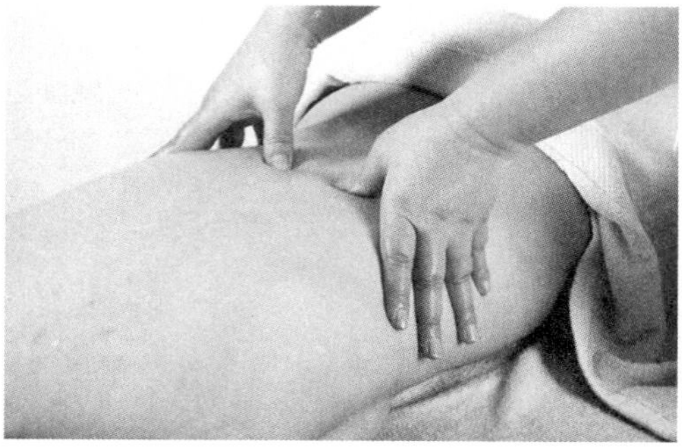

图 5－74 指揉腰背部

7. 推揉腰骶部

【方法】

术者站于受术者左侧，接上式，以两拇指腹或掌根着力于其腰骶部，两手交替从骶部沿髂嵴上下缘分向推揉腰骶部 10～20 次（图 5－75）。

【要领】

（1）操作时两手从骶部后正中线沿髂嵴向外做弧形推揉，并在腰背及臀部间上下移动。

（2）着力部位紧贴受术体表，两手交替操作。

（3）力量稍重，动作沉稳。

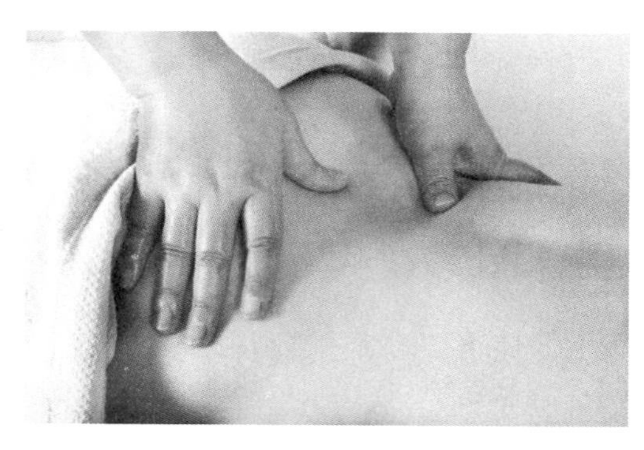

图 5－75 推揉腰骶部

8. 掌揉背部

【方法】

术者站于受术者左侧，左手虎口握持右腕，右手掌与受术者脊柱平行方向（即四指端朝向其头部）贴附于其骶部，先沿脊柱向上直推其右侧背部至肩部（图 5－76），继而术者右掌略向右旋，掌揉受术者右侧竖脊肌，并螺旋形自上而下移动返回至骶部，操作可以腰背部为重点（图5－77），重复2～3遍。同样方法再操作受术者左侧竖脊肌。

【要领】

（1）因在芳香按摩时，体表摩擦力很小，故术者一手虎口扣住另一手腕部，以起到保护腕关节的作用。

（2）可揉中带摩，动作幅度稍大而有节奏。

（3）术者躯干略前倾，用力着实。

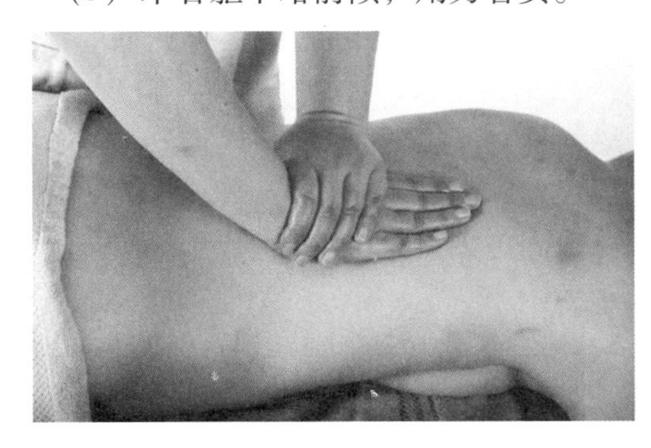

图5－76 掌揉背部（1）

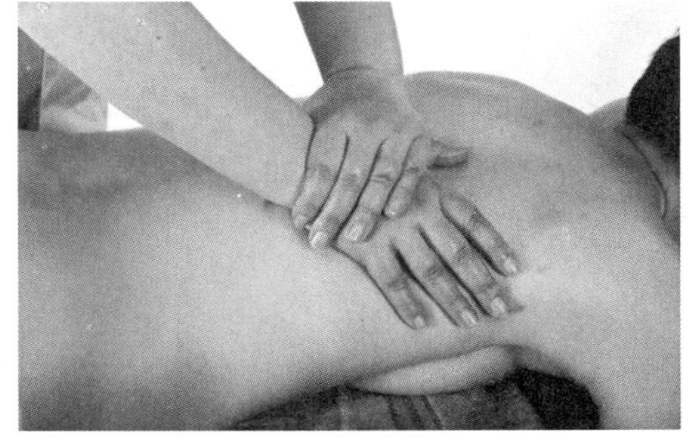

图5－77 掌揉背部（2）

9. 分推背部

【方法】

术者站于受术者左侧，以双手掌从其骶部沿脊柱两侧自下而上直推背部至肩井处，提拉肩井，然后以掌根为主着力，自上而下分推背部，如此重复2～3遍（图5－78）。

【要领】

（1）着力部位紧贴受术体表，两手用力均匀，动作协调流畅。

（2）分推脊柱两侧竖脊肌时力量稍重，推至腰背外侧时力量逐渐减轻。

（3）操作时自上而下移动缓慢，术者宜配合重心的前后移动施力。

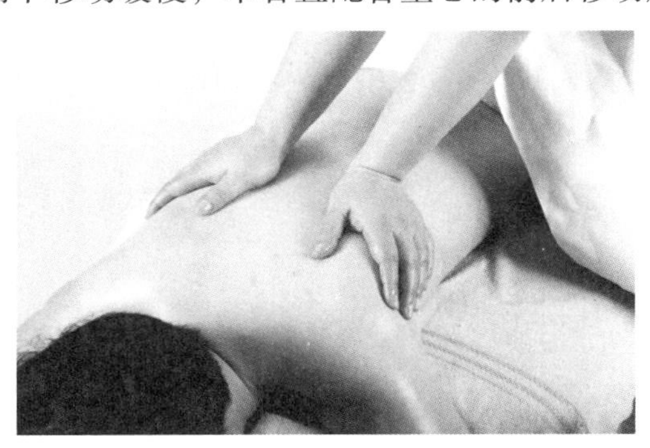

图5－78 分推背部

10. 揉拿肩井

【方法】

术者站于受术者左侧，同前法两掌先沿受术者脊柱两侧自下而上直推至肩部，然后以拇指为主用力，两手同时揉拿其两侧肩井部肌筋 10 ~ 20 次（图 5 – 79）。随后同前法两掌沿躯干两侧返回至骶部。

【要领】

（1）以在肩后部的拇指为主用力，两拇指做由内向外的环旋揉动。

（2）四指并拢，在锁骨上窝部与拇指相对用力提拿肩井部肌筋，不可在锁骨表面推挤或摩擦。

（3）指骨间关节伸直，以指面操作。

（4）腕关节放松，力量适中均匀，动作连贯持续，柔和而有节奏。

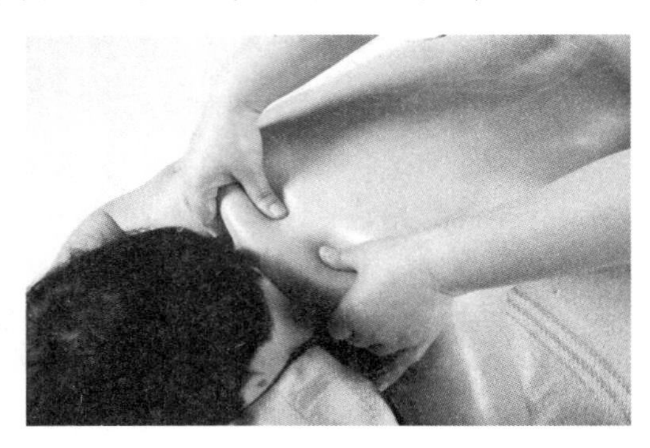

图 5 – 79 揉拿肩井

11. 掌推督脉

【方法】

术者站于受术者头顶前方，两掌重叠或两掌交替，以掌面着力，自大椎穴向下直推背部督脉（图 5 – 80）。然后两手在腰骶部分开至腰部两侧，沿受术者躯干两侧收回至大椎穴处（图 5 – 81）。

【要领】

（1）术者若身材较矮小亦可站在受术者肩前方，以避免术者衣物或身体碰触受术者。

（2）掌面紧贴受术体表，推进过程中压力均匀适中。

（3）直线推动，速度宜缓不宜急，动作平稳。

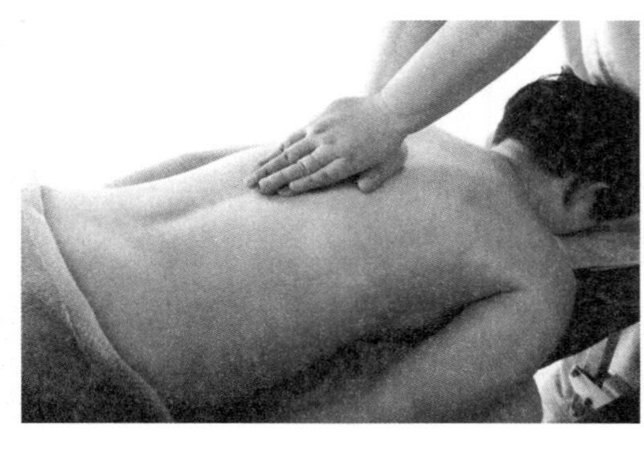

图 5 – 80 掌推督脉（1）

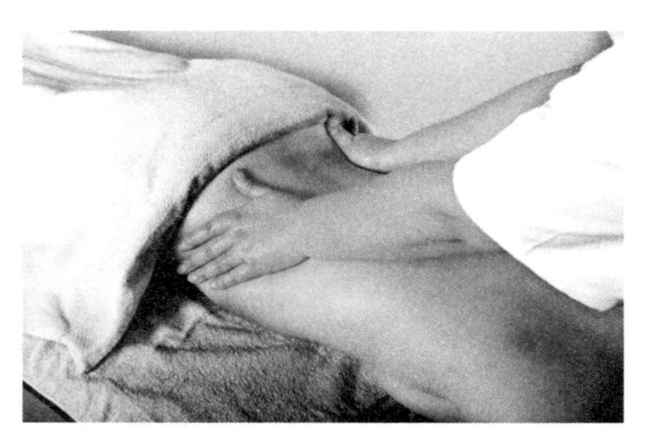

图 5 – 81 掌推督脉（2）

12. 拳推背部

【方法】

术者站于受术者头顶前方，以四指近节指骨间关节背部或拳面着力，分置于其脊柱两侧，从大杼穴向下直推膀胱经至腰骶部（图5－82）。然后两手如前法沿受术者躯干两侧收回至肩部。

【要领】

着力沉稳。其余同“掌推督脉”。

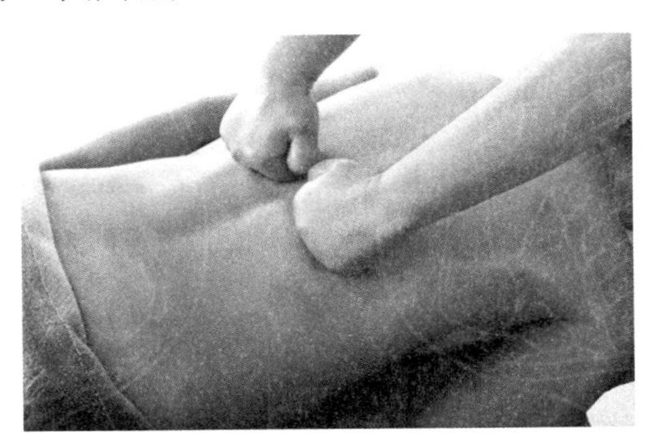

图5－82　拳推背部

13. 推揉腰背部

【方法】

术者站于受术者头顶前方，两掌根相对分置于其腰背部脊柱两侧，以掌根或掌面着力，两掌交替呈梭形或椭圆形推揉脊柱两侧，并上下往返移动（图5－83）。

【要领】

(1) 掌根为主着力，沿脊柱两侧上下推动范围宜长。

(2) 操作时术者应控制好自身的重心，不宜过于前倾。

(3) 动作连贯柔和，力量适中平稳。

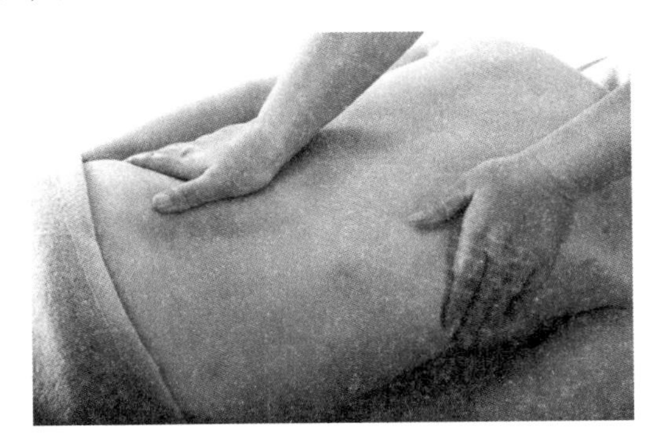

图5－83　推揉腰背部

14. 刨推胁肋部

【方法】

术者站于受术者右侧，以两虎口（拇指、鱼际和掌桡侧半）着力于其右侧胁肋部，交替从髂嵴上缘自下而上推至腋下，反复操作10～20次（图5－84）。然后术者转至受术者左侧，同法操作其左侧胁肋部。

【要领】

（1）拇指伸直，虎口张开。

（2）着力部位紧贴受术部位，推动距离宜长，且动作和缓，用力均匀。

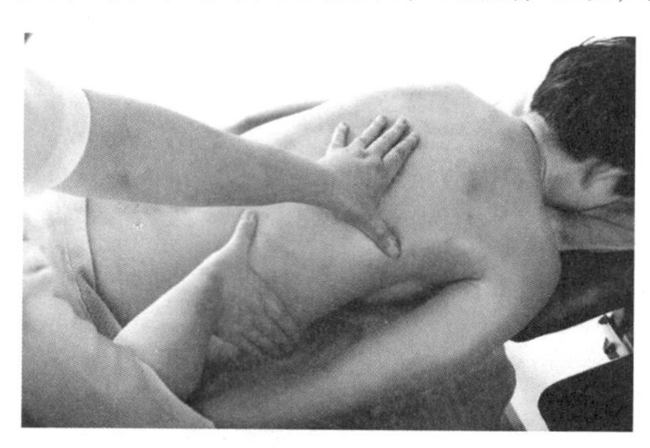

图5－84 刨推胁肋部

15. 膊揉腰背部

【方法】

术者站于受术者左侧，以前臂尺侧上1/3着力，直线或弧线或环形推揉受术者腰背部2～3分钟（图5－85）。

【要领】

（1）操作时注意避开棘突等骨性突起部。

（2）动作自然流畅，平稳柔和，不拘泥于固定的移动路线。

（3）通过改变肘关节屈曲角度来调整刺激的力量，一般不宜过重。

（4）亦可在整个背部施用此法，术后局部可有温热舒适感。

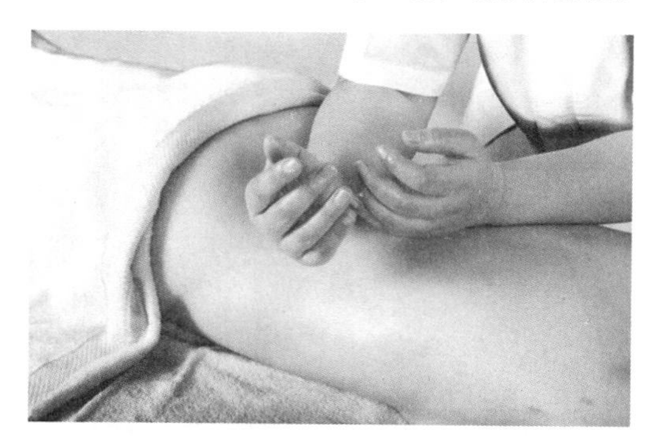

图5－85 膊揉腰背部

16. 横推背部

【方法】

术者站于受术者左侧，两掌靠拢，以掌面着力于其背部，呈“S”形横推受术者背部，并做上下往返移动2～3遍（图5－86）。

【要领】

(1) 操作时动作幅度宜大，从受术者一侧胁肋部横向推至对侧的距离应充分。

(2) 推动时动作流畅柔和，无停顿阻滞感。

(3) 推动速度缓慢，受术者躯干可随操作有小幅摇摆。

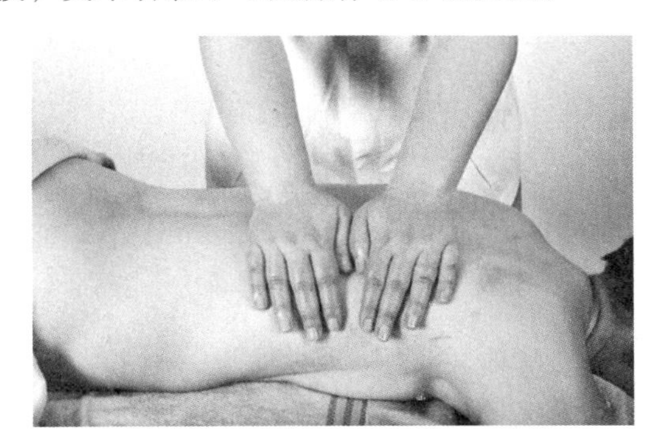

图5－86　横推背部

17. 横擦腰骶部

【方法】

术者站于受术者左侧，以一手小鱼际或掌面着力于其腰部命门或八髎等处，做与腰椎垂直方向的往返摩擦运动，并在腰、骶部间上下移动，约30秒（图5－87）。

【要领】

(1) 直线往返摩擦，动作幅度稍大，频率略慢。

(2) 小鱼际或全掌紧贴受术体表，左右手均可操作。

(3) 压力适中均匀，以局部透热为度。

(4) 操作时术者呼吸自然，不可屏气。

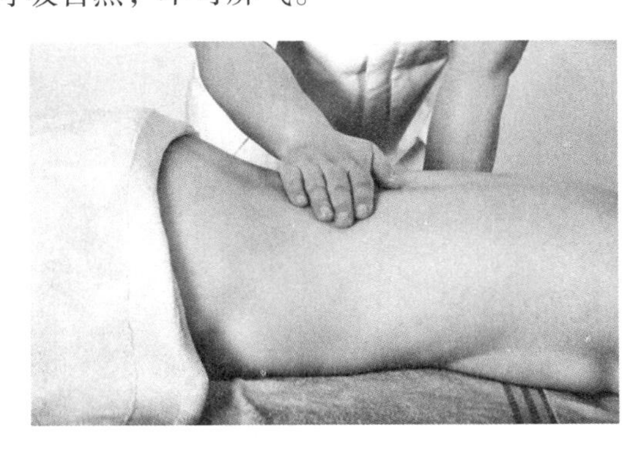

图5－87　横擦腰骶部

18. 直擦督脉和膀胱经

【方法】

术者站于受术者左侧，以右手小鱼际或掌面着力于其督脉、膀胱经，做上下直线往返摩擦运动，约30秒（图5－88）。

【要领】

（1）直线操作，不可歪斜或滑脱。

（2）可以腰骶部操作为主，亦可在整个背部督脉、膀胱经操作。

（3）以肩为支点，上臂摆动，动作幅度较大。

（4）压力适中均匀，以局部透热为度。

（5）操作时术者呼吸自然，不可屏气。

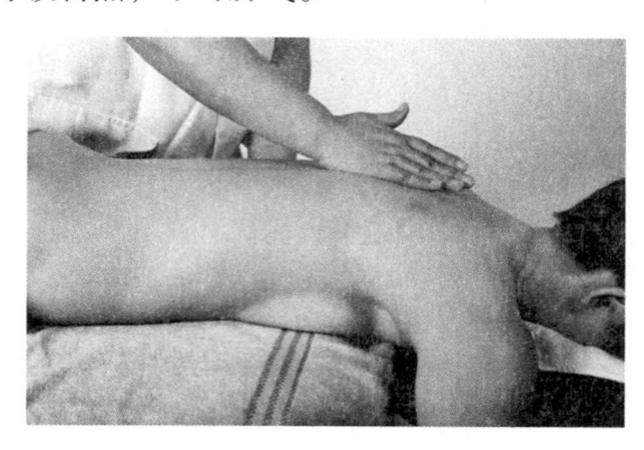

图5－88　直擦督脉和膀胱经

19. 掌抹脊柱

【方法】

术者站于受术者左侧，以掌面着力，双手交替从上往下推抹其脊柱4～6遍（图5－89）。

【要领】

（1）两手交替操作或两掌重叠推抹背部后正中线。

（2）从上胸至骶部操作距离充分，动作轻缓柔和。

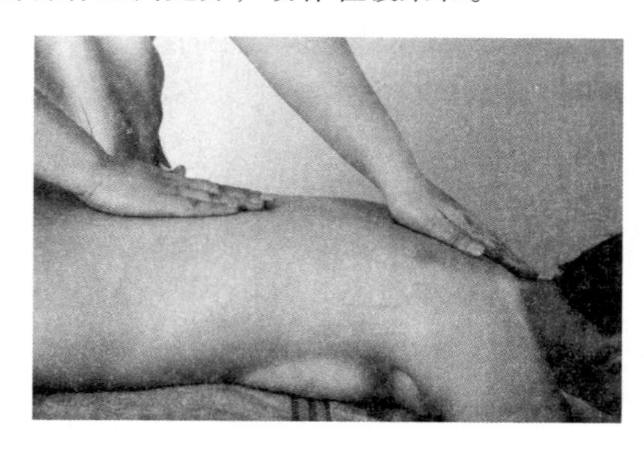

图5－89　掌抹脊柱

第四节　芳香按摩胸腹部操作

胸腹部芳香按摩对呼吸、消化系统有显著作用，且有利于提高人体免疫力、稳定精神情绪、解除压力。尤其对呼吸系统作用明显，如可缓解鼻窦炎、哮喘、胸闷、慢性支气管炎和肺气肿等呼吸系统慢性病症，亦可抑制花粉病等呼吸系统过敏症。胸部芳香按摩也可防治乳腺问题，如乳腺增生、乳腺炎等。腹部芳香按摩对消化系统在实践中以改善慢性消化系统病症而非急性消化系统问题为主，如消化不良、肠易激综合征、溃疡性结肠炎、便秘等，同时在减肥、排毒、美容等方面见长。

胸部芳香按摩建议选用既可抑制组胺释放又有助于消炎的芳香精油（德国甘菊、茶树）以及桉叶油、迷迭香、胡椒薄荷、香紫苏等抗菌抗病毒、镇痉止咳的芳香精油。腹部芳香按摩建议选用具有镇静、镇痉、理气导滞的芳香精油（玫瑰、橙花、肉豆蔻、罗勒、茴香）。

一、应用解剖

胸部上方以颈静脉切迹、锁骨上缘和肩峰的连线与颈部分界；外侧以三角肌胸大肌间沟与上肢分界；下方以剑突、两侧肋弓与腹部分界；后面以腋后线与背部分界。广义的胸部还应包括背部。

胸部的肌肉由胸上肢肌、固有胸肌和部分腹肌组成。胸上肢肌位于胸壁的前面及侧面的浅层，包括胸大肌、胸小肌和前锯肌等，它们起自胸廓浅面和锁骨，止于肱骨大结节嵴和肩胛骨内侧缘、喙突等部。固有胸肌有肋间内肌、肋间外肌和胸横肌等。因此，胸部推拿操作不仅可用于改善呼吸系统常见病症，而且对于肩臂痛也有显著的作用。

腹部下方以耻骨联合上缘、耻骨结节、腹股沟韧带、髂前上棘、髂嵴与下肢分界。后面以腋后线的延长线与腹后壁和腰部分界。

腹部的肌肉由浅至深为腹外斜肌、腹内斜肌和腹横肌。腹直肌被坚韧的腹直肌鞘包裹，其纤维上下纵行，前面有 3 ~ 4 个横行的腱划。腹外斜肌的纤维从外上斜向内下，大约在脐与髂前上棘的连线下方移行为腹外斜肌腱膜，该腱膜的下缘附着在髂前上棘与耻骨结节并向后上方转折，形成腹股沟韧带。腹内斜肌的纤维方向与腹外斜肌的纤维方向相交叉，由外下方走向内上方。腹横肌的肌纤维横行向内。三肌纤维方向交错，增加了腹壁的强度，收缩时可增加腹压，帮助呼气。

此外，腹部肌肉出现压痛常提示与内脏疼痛有关，或内脏疾病（如痛经、腹泻）等可通过腹部手法操作起到治疗作用，所以在临床上腹部肌肉是非常重要的。

二、经络腧穴

胸腹部体表经络主要有任脉、手太阴肺经、足阳明胃经、足太阴脾经、足少阴肾经、足厥阴肝经等。

《素问·骨空论》：“任脉者，起于中极之下，以上毛际，循腹里，上关元……”

《灵枢·经脉》："肺手太阴之脉，起于中焦，下络大肠，还循胃口，上膈属肺，从肺系，横出腋下……""胃足阳明之脉……其支者，从大迎前下人迎，循喉咙，入缺盆，下膈，属胃络脾；其直者，从缺盆下乳内廉，下挟脐，入气街中；其支者，起于胃口，下循腹里……""脾足太阴之脉……入腹属脾络胃，上膈，挟咽……其支者，复从胃别上膈，注心中。""肾足少阴之脉……其直者，从肾上贯肝膈，入肺中……其支者，从肺出络心，注胸中。""肝足厥阴之脉……过阴器，抵小腹，挟胃，属肝络胆，上贯膈，布胁肋……其支者，复从肝别贯膈，上注肺。"

胸腹部芳香按摩操作常涉及的腧穴有：

1. 中府（LU1）

定位：在胸部，横平第1肋间隙，锁骨下窝外侧，前正中线旁开6寸（图5－90）。

主治：咳嗽，气喘，胸痛，胸满；肩背痛。

2. 云门（LU2）

定位：在胸部，锁骨下窝凹陷中，肩胛骨喙突内缘，前正中线旁开6寸（图5－90）。

主治：咳嗽，气喘，心痛，胸满；肩背痛。

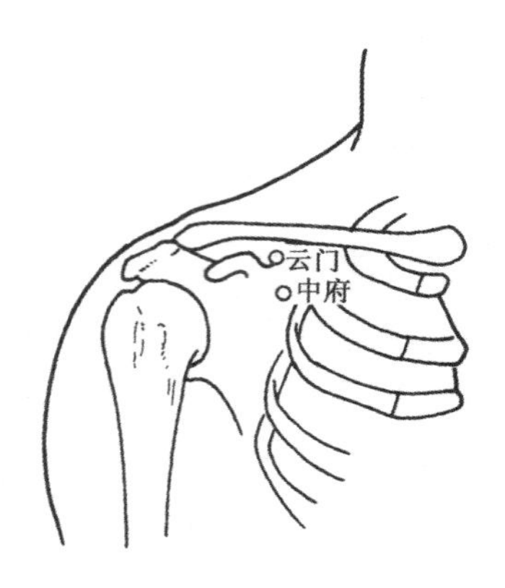

图5－90 中府、云门

3. 梁门（ST21）

定位：在上腹部，脐中上4寸，前正中线旁开2寸（图5－91）。

主治：脘腹痞胀，腹痛，食欲不振，泄泻。

4. 天枢（ST25）

定位：在腹部，横平脐中，前正中线旁开2寸（图5－91）。

主治：腹胀，腹痛，肠鸣，便秘，泄泻；月经不调，痛经。

5. 归来（ST29）

定位：在下腹部，脐中下4寸，前正中线旁开2寸（图5－91）。

主治：少腹痛，妇人阴冷、肿痛，月经不调。

6. 大横（SP15）

定位：在腹部，脐中旁开4寸（图5－92）。

主治：泄泻，便秘，腹痛。

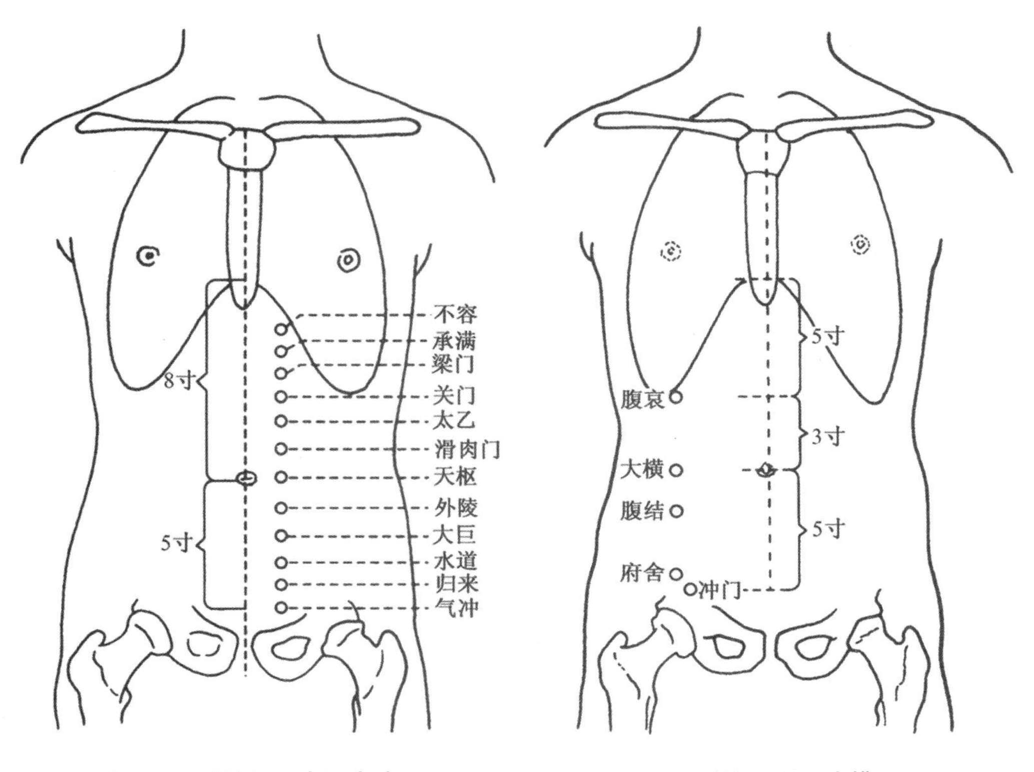

图 5-91 梁门、天枢、归来　　图 5-92 大横

7. 大包（SP21）

定位：在胸外侧区，第 6 肋间隙，在腋中线上（图 5-93）。

主治：胸痛，全身疼痛，四肢倦怠。

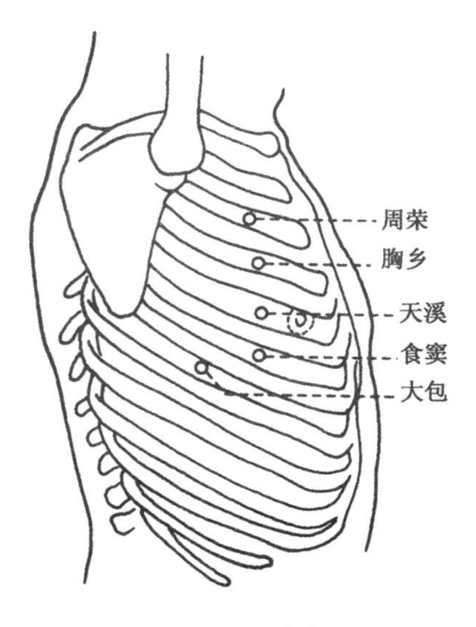

图 5-93 大包

8. 极泉（HT1）

定位：在腋区，腋窝中央，腋动脉搏动处（图 5－94）。

主治：心痛，心悸；干呕，咽干；瘰疬；胁痛，肩臂痛。

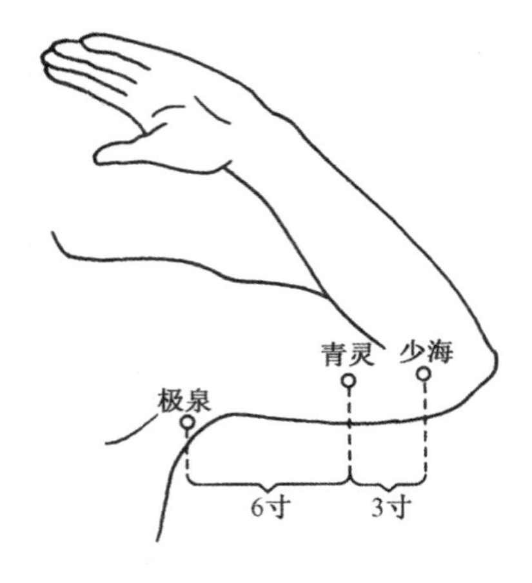

图 5－94 极泉

9. 俞府（KI27）

定位：在胸部，锁骨下缘，前正中线旁开 2 寸（图 5－95）。

主治：咳嗽，气喘，痰多，胸胁胀满；呕吐，食欲不振。

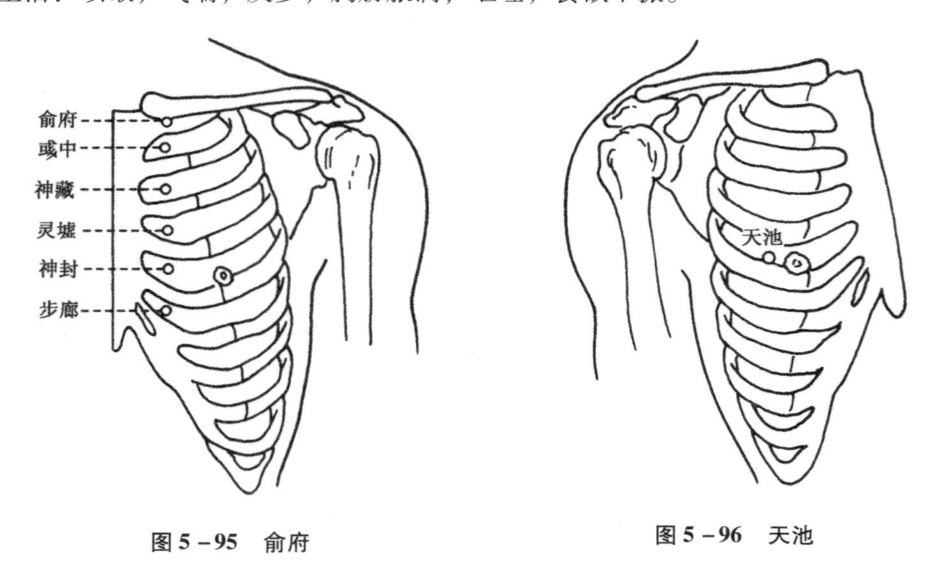

图 5－95 俞府

图 5－96 天池

10. 天池（PC1）

定位：在胸部，第 4 肋间隙，前正中线旁开 5 寸（图 5－96）。

主治：咳嗽，痰多，气喘，胸闷，胸痛；瘰疬。

11. 京门（GB25）

定位：上腹部，第 12 肋骨游离端的下际（图 5－97）。

主治：小便不利，水肿；腹胀，泄泻肠鸣；腰痛，胁痛，胯痛。

12. 带脉（GB26）

定位：在侧腹部，第 11 肋骨游离端垂线与脐水平线的交点上（图 5－97）。

主治：带下，月经不调；小腹痛，腰胁痛。

13. 章门（LR13）

定位：在侧腹部，在第 11 肋游离端的下际（图 5－98）。

主治：腹痛，腹胀，肠鸣，呕吐；胁痛，黄疸。

14. 期门（LR14）

定位：在胸部，第 6 肋间隙，前正中线旁开 4 寸（图 5－98）。

主治：胸胁胀痛，气喘，呃逆；呕吐，腹胀，泄泻；乳痈。

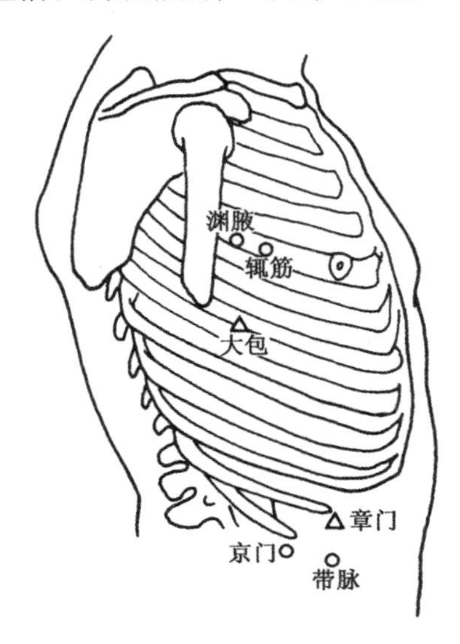

图 5－97 京门、带脉

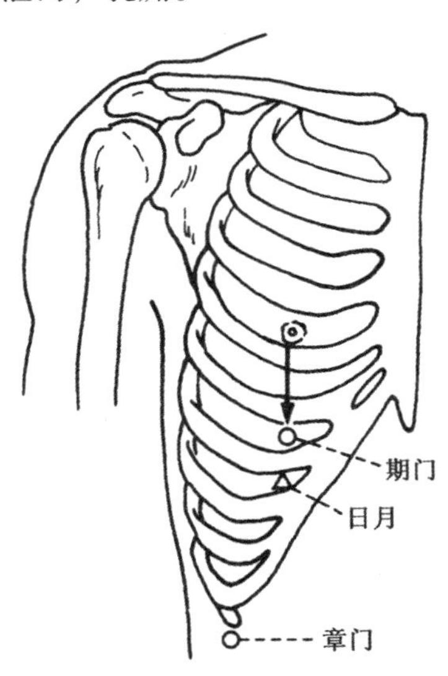

图 5－98 章门、期门

15. 中极（CV3）

定位：在下腹部，脐中下 4 寸，前正中线上（图 5－99）。

主治：癃闭，遗尿，尿频，小便不利；月经不调，崩漏，带下，阴挺，遗精，阳痿。

16. 关元（CV4）

定位：在下腹部，脐中下 3 寸，前正中线上（图 5－99）。

主治：癃闭，遗尿，尿频，阳痿，遗精，月经不调，痛经，闭经，崩漏，带下，阴挺，恶露不尽，不孕；小腹痛，泄泻。

17. 气海（CV6）

定位：在下腹部，脐中下 1.5 寸，前正中线上（图 5－99）。

主治：小便不利，遗尿，阳痿，遗精，月经不调，带下，阴挺，恶露不尽；腹痛，泄泻；虚脱，虚劳羸瘦。

18. 神阙（CV8）

定位：在脐区，脐中央（图 5－99）。

主治：脐周痛，腹胀，肠鸣，泄泻；水肿，小便不利；中风脱证。

19. 下脘（CV10）

定位：在上腹部，脐中上2寸，前正中线上（图5－99）。

主治：腹痛，腹满，食入即吐，呕吐，食欲不振，消瘦。

20. 中脘（CV12）

定位：在上腹部，脐中上4寸，前正中线上（图5－99）。

主治：胃痛，腹胀，腹中积聚，泄泻，便秘，呕吐，食欲不振，黄疸。

21. 膻中（CV17）

定位：在上腹部，横平第4肋间隙，前正中线上（图5－100）。

主治：胸闷，胸痛，心悸，咳嗽，气喘；乳少，乳痈；噎膈。

22. 天突（CV22）

定位：在颈前区，胸骨上窝中央，前正中线上（图5－100）。

主治：咳嗽，气喘，胸痛；咽喉肿痛，暴喑，噎膈。

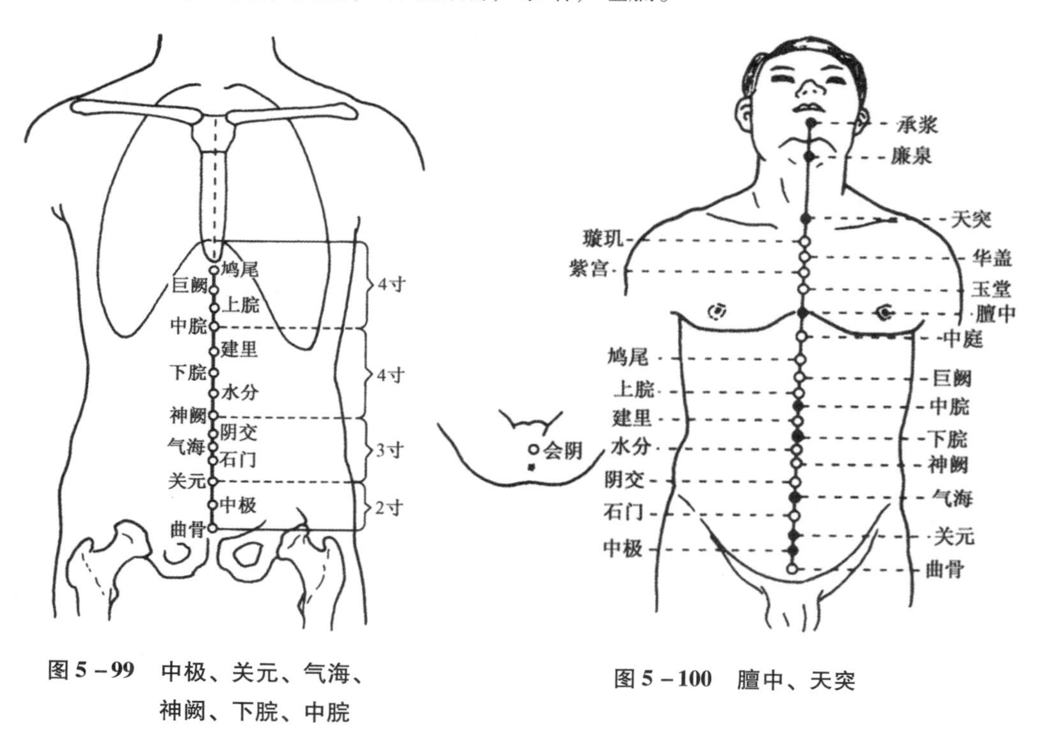

图5－99 中极、关元、气海、神阙、下脘、中脘

图5－100 膻中、天突

三、芳香按摩操作

芳香按摩胸腹部操作前应清洁局部皮肤，仔细询问、检查受术者是否有任何禁忌。并随时保持受术者身体温暖，只需露出受术部位，其他部位则以治疗巾或毛巾盖好。

（一） 芳香按摩胸部操作

受术者体位：仰卧位。

术者体位：站于受术者头顶前方及右侧。

1. 展油

【方法】

术者站于受术者头顶前方，两掌面着力，先两手交替从其一侧肩前部横抹至另一侧；继而两掌沿前正中线直推至剑突部，再分别绕乳房做由内而外的环形推抹并分推至肩部（图 5－101、图 5－102）。

【要领】

（1）取油适量，掌中的油性介质不可滴落到受术者体表。

（2）操作时用力均匀适当，速度和缓。

（3）掌面紧贴受术部位，应随受术者胸部体表起伏而动，使展油充分。

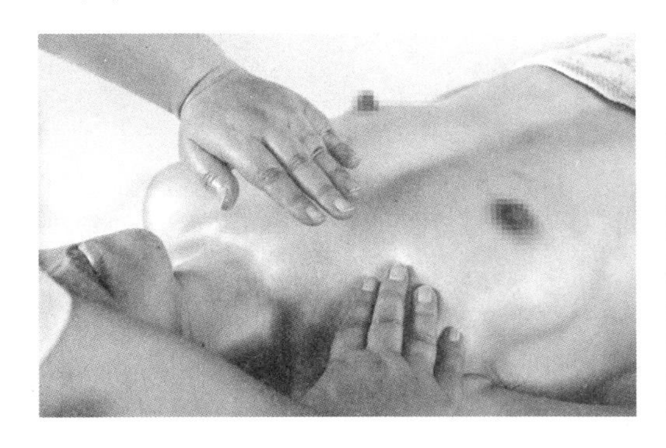

图 5－101 胸部展油（1）

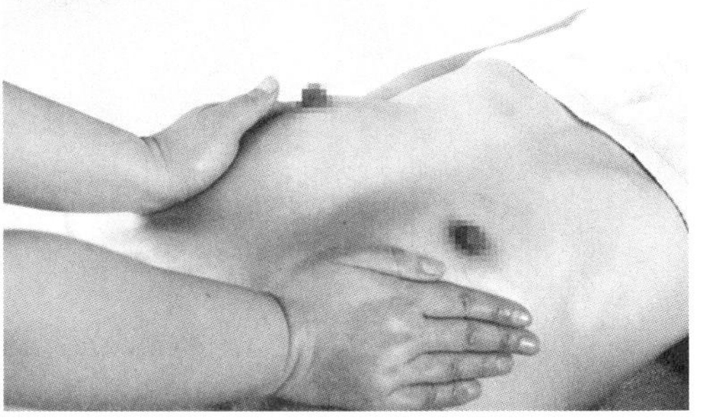

图 5－102 胸部展油（2）

2. 掌按双肩

【方法】

术者站于受术者头顶前方，两掌面分置于受术者两侧肩前部，以掌根为主着力，两手同时或交替用力按压其两侧肩前部，重复 5～6 次（图 5－103）。

【要领】

（1）掌面着力部位尽可能大，应覆盖喙突下胸大肌外上部、肱骨上端、锁骨外侧和肩峰等区域。

（2）按压时需借助身体重心，力量先由轻到重，再由重到轻，不可冲击式用力操作。

（3）两手用力均匀，动作平稳而有节奏。

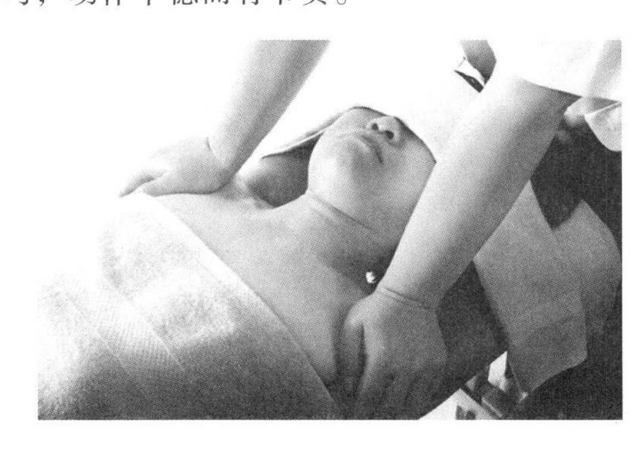

图 5－103 掌按双肩

3. 指揉胸部

【方法】

术者站于受术者头顶前方，视受术者情况选取缺盆、中府、云门、气户、屋翳、乳根等腧穴，以两拇指指腹轻揉0.5～1分钟（图5－104）。

【要领】

（1）女性受术者的操作区域以第1、2肋间隙及乳房下缘诸肋间隙为主。

（2）指揉时根据受术者局部的压痛程度适时调节施术力量。

（3）指揉后可予以掌揉法或掌摩法，以缓和刺激。

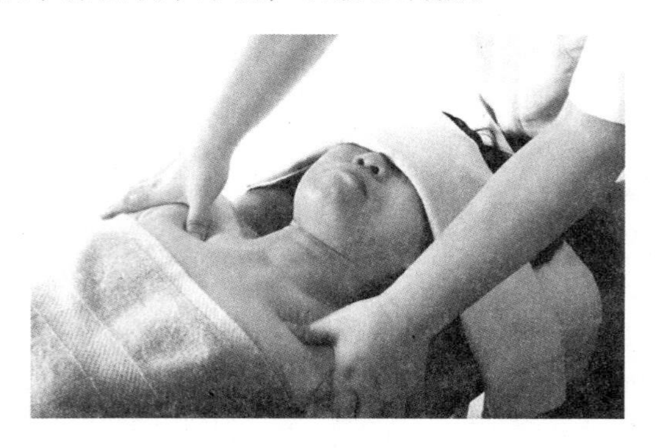

图5－104　指揉胸部

4. 推揉胸部

【方法】

术者站于受术者头顶前方，双手握空拳状，四指远端指骨间关节背侧置于受术者上胸部，上臂主动摆动，带动前臂、腕、掌运动，同时依次伸展四指掌指关节，使四指远端指骨间关节背侧推揉其上胸部，并从中间向两侧分向移动，亦可在上胸部做横向往返移动5～6遍（图5－105）。同法操作乳房下缘和外缘并挤按受术者乳房外上部（图5－106）。

【要领】

（1）术者腕关节放松，动作轻巧。

（2）以四指掌指关节屈伸运动为主，不宜用力过大。

（3）可沿肋间隙从胸部中央向两侧推揉移动。

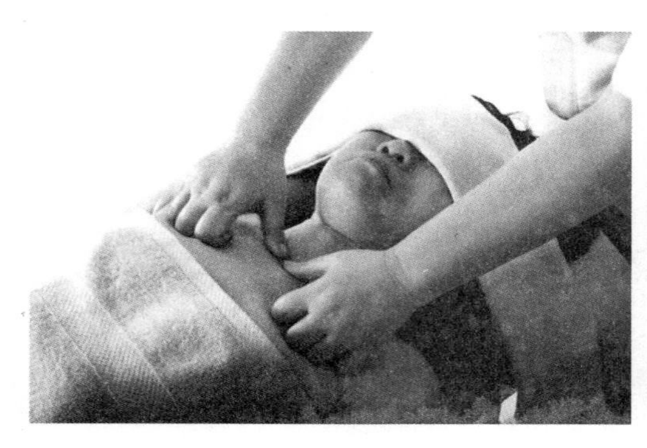

图5－105　推揉胸部（1）

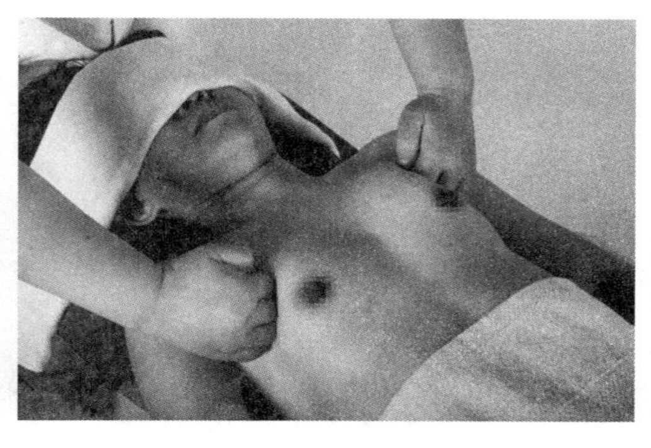

图5－106　推揉胸部（2）

5. 指揉膻中

【方法】

术者站于受术者右侧，用中指或示、中、环三指，吸定于受术者胸部膻中穴，由轻渐重按揉约 1 分钟（图 5－107）。

【要领】

（1）以指腹操作，力量轻柔，禁用暴力按压。

（2）前臂主动摆动，腕关节和掌指部放松，揉动速度较缓慢。

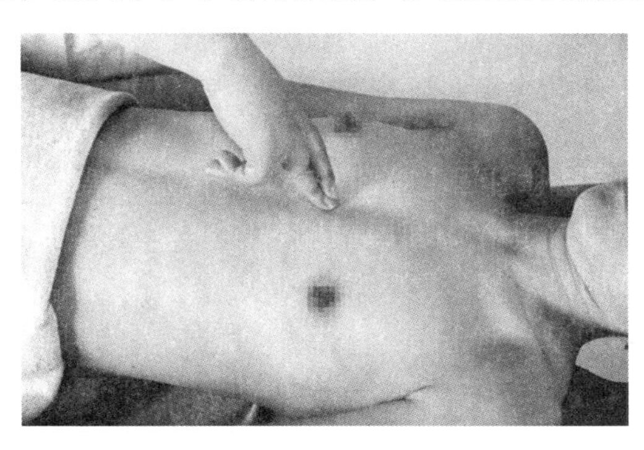

图 5－107 指揉膻中

6. 掌推胸部

【方法】

术者站于受术者右侧，叠掌或两掌前后相随，掌面着力，沿乳房边缘作“∞”推抹 8～10 遍（图 5－108）。

【要领】

（1）沿两乳房边缘操作，覆盖范围充分。

（2）掌面紧贴受术部位，避免滑脱。

（3）术者应配合身体重心的前后移动施力，上肢部各关节和掌指部放松。

（4）用力由轻渐重，动作连贯而有节奏，幅度较大。

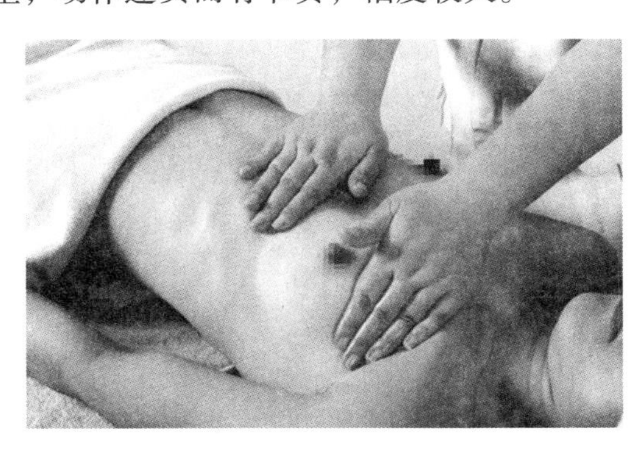

图 5－108 掌推胸部

7. 拿揉胸肌

【方法】

术者站于受术者右侧，四指并拢，指骨间关节自然伸直，拇指在前，四指在后，以指面着力，先以右手拿揉受术者左侧腋前下方胸肌，再以左手操作其右侧，两侧交替操作，各重复 10～20 次（图 5－109）。

【要领】

（1）腕关节放松，动作柔和灵活，连贯而有节奏。

（2）四指指骨间关节伸直，以指面着力，不可用指端抓抠。

（3）力量由轻到重，在锁骨下与乳房间缓慢小幅移动。

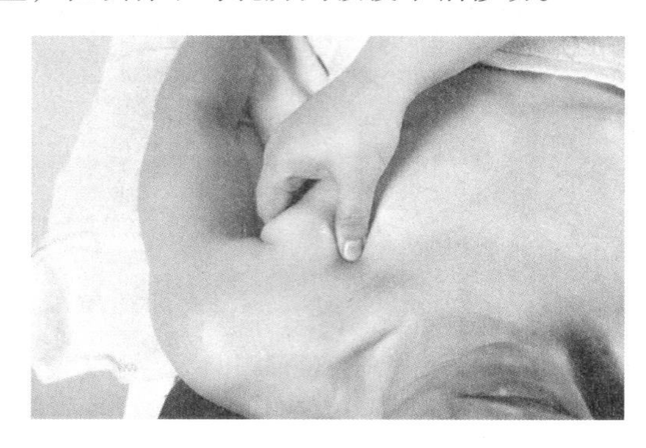

图 5－109　拿揉胸肌

8. 分推上胸部

【方法】

术者站于受术者头顶前方或右侧，以双手拇指指腹着力，从胸锁关节下方沿锁骨下缘分推至三角肌胸肌间沟凹陷处，重复 10 遍（图 5－110）。

【要领】

（1）术者两下肢一前一后站立，借助两足的前后用力使身体重心前后运动。

（2）两手动作协调，力量均匀，平稳有节奏。

（3）两手分开与上身的运动协调配合。

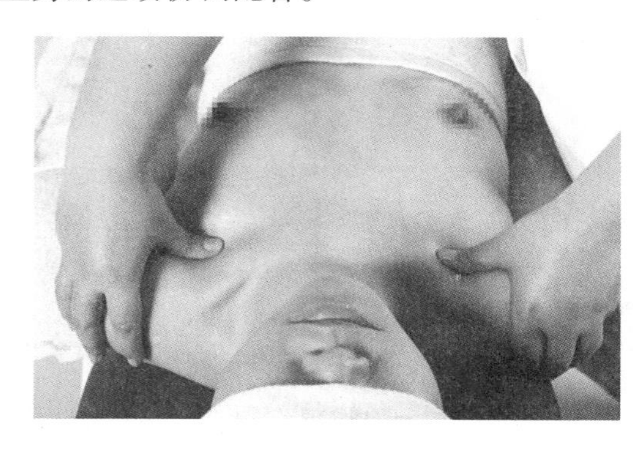

图 5－110　分推上胸部

9. 拿揉肩井

【方法】

术者站于受术者头顶前方，拇指在前，四指在后，两手对称拿揉肩井部肌筋10～20次（图5－111）。或术者站于受术者右侧，拇指在前，四指在后，先以右手拿揉其左侧肩井部肌筋，再用左手操作其右侧，两侧各操作10～20次（图5－112）。

【要领】

（1）四指并拢，以指掌面着力，拇指不可用力抓抠缺盆部，以免引起疼痛或不适。

（2）腕关节放松，动作连贯而有节奏。

（3）力量由轻到重，持续而柔和。

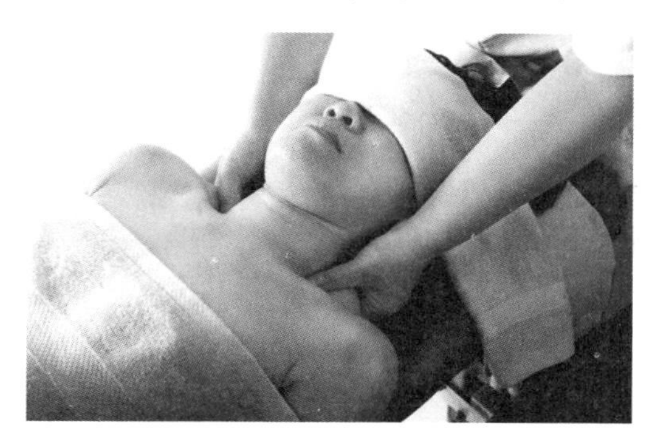

图5－111　拿揉肩井（1）

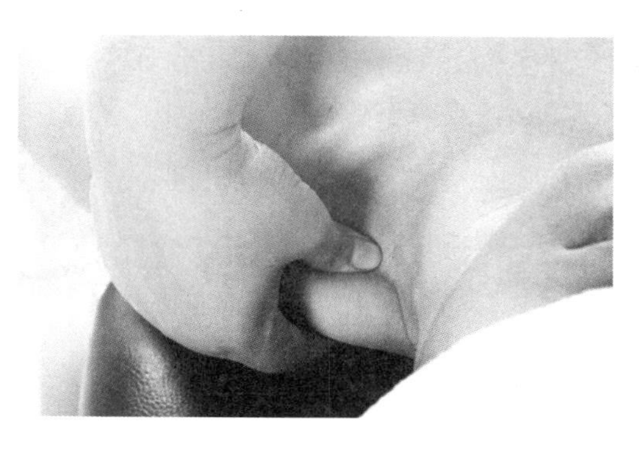

图5－112　拿揉肩井（2）

（二）芳香按摩腹部操作

受术者体位：仰卧位。

术者体位：站于受术者右侧。

1. 展油

【方法】

术者双手五指并拢，指端朝向头部，平行放置于受术者腹部，然后两手同时由内向外环形摩动，并沿躯干纵轴在腹上部至腹下部范围做小幅度缓慢移动（图5－113）。

【要领】

（1）操作时指掌面紧贴受术部位，从剑突、肋弓下缘至少腹部，尽量使展油充分，同时必须避开受术者敏感部位。

（2）动作和缓，用力适中均匀。

（3）身体重心应随手部动作而有小幅的前后移动。

2. 分推腹部

【方法】

术者虎口张开，以鱼际与掌根为主着力分推受术者腹部至腰部，并以双手四指之端勾揉其背部膀胱经，继而术者两手返回至腹部中线。如此操作沿腹部中线上下往返移动2～3遍（图5－114）。

【要领】

（1）双掌应随受术者体表起伏而动，上腹部沿肋弓斜向外下分推，腹中部水平分推，下腹部沿腹股沟斜向外上分推。

（2）两手动作协调，力量均匀，平稳而有节奏。

（3）四指勾揉受术者背部膀胱经，以局部产生轻微酸胀感为佳。

（4）两脚一前一后站立，以下肢蹬地的反作用力带动身体重心前后运动。

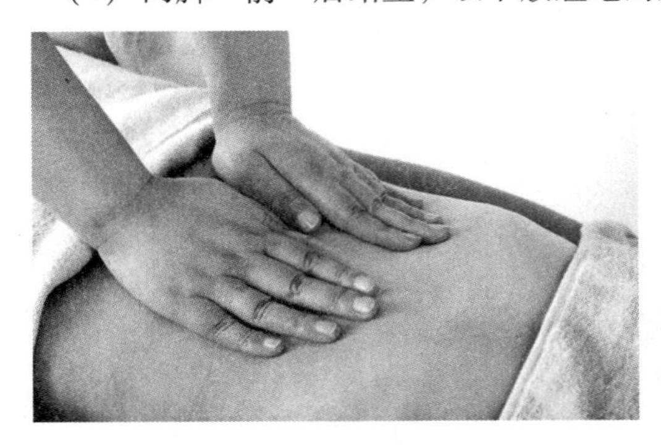

图5－113　腹部展油

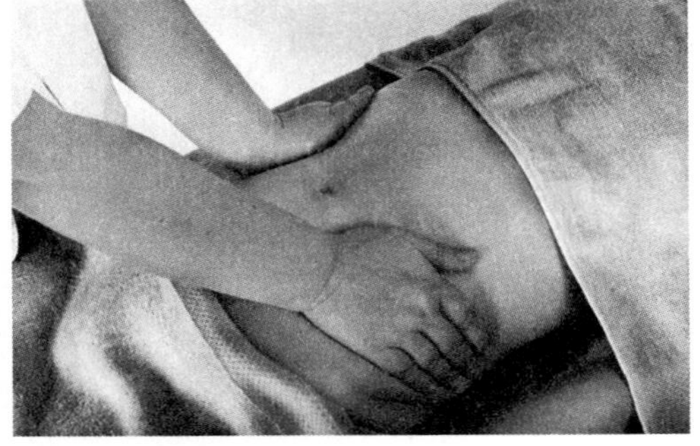

图5－114　分推腹部

3. “∞”形推揉腹部

【方法】

术者双掌平行或部分重叠横置于受术者腹部，做“∞”形推揉腹部8～10遍（图5－115）。

【要领】

（1）推揉操作的范围尽量覆盖整个腹部。

（2）术者应配合身体重心的前后移动施力，上肢部各关节和掌指部放松。

（3）带动皮下组织一起运动的幅度宜大。

（4）用力稍重，动作连贯而有节奏，幅度较大。

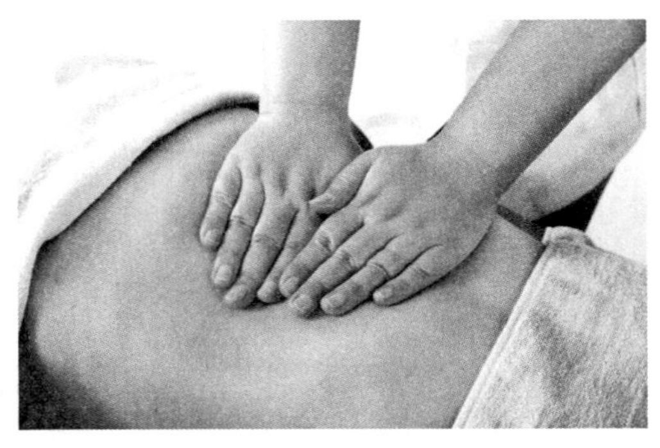

图5－115　“∞”形推揉腹部

4. 指推肋弓下缘

【方法】

术者叠掌，先以四指轻揉受术者上脘或中脘穴，继而由内向外推抹其左侧肋弓下缘，同法再操作右侧，各重复3～5遍（图5－116）。

【要领】

（1）四指按揉腹部腧穴应由轻渐重，且以不引起受术者不适为度。

（2）指推肋弓下缘宜慢不宜快，且须避免指端戳痛受术者肋弓。

（3）力量适中均匀，不宜过重，动作平稳流畅。

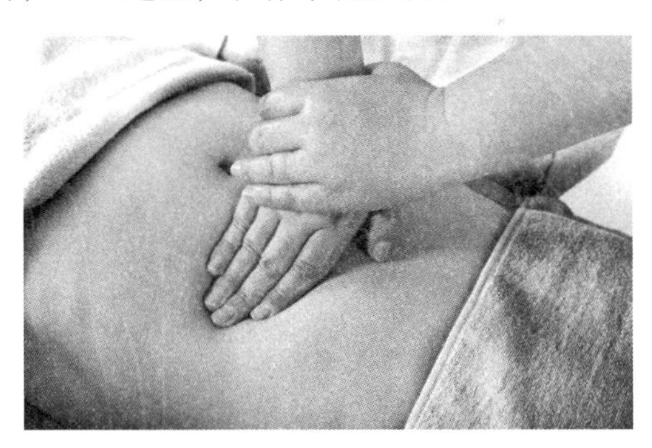

图5－116 指推肋弓下缘

5. 提拿腹部肌筋

【方法】

术者两手虎口相对，交替提拿受术者腹部肌筋，并从对侧经腹前部缓慢移动至其同侧，如此往返1～2遍（图5－117）。

【要领】

（1）以虎口与五指指面着力，指骨间关节伸直或略屈曲，不可有抓抠或掐压动作。

（2）腕关节放松，两手交替动作协调连贯，持续柔和。

（3）操作时力量由轻渐重，并在腹部做与躯干纵轴垂直的横向缓慢移动。

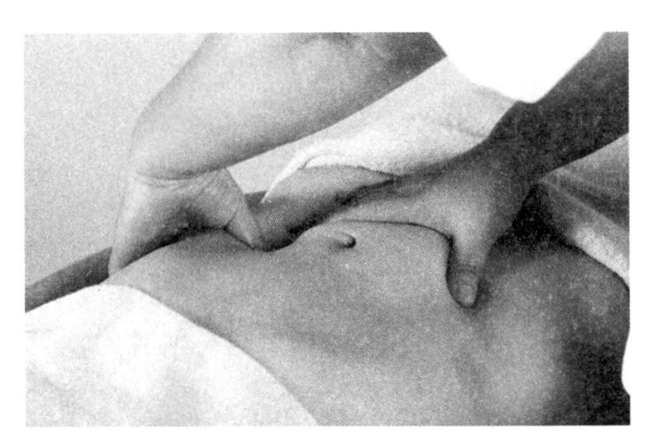

图5－117 提拿腹部肌筋

6. 推挤腹部

【方法】

术者两掌置于受术者腹部两侧，相对用力挤压受术者腹、腰部软组织，然后两手在腹前部交换至对侧，再重复该动作8～10次（图5－118）。

【要领】

（1）两掌不可将受术者腰部夹持过紧。

（2）操作时，术者两掌挤压受术者腰部两侧后同时缓慢向对侧推挤腹部软组织。

（3）用力着实，动作幅度宜大，且两手配合协调流畅，柔和而有节奏。

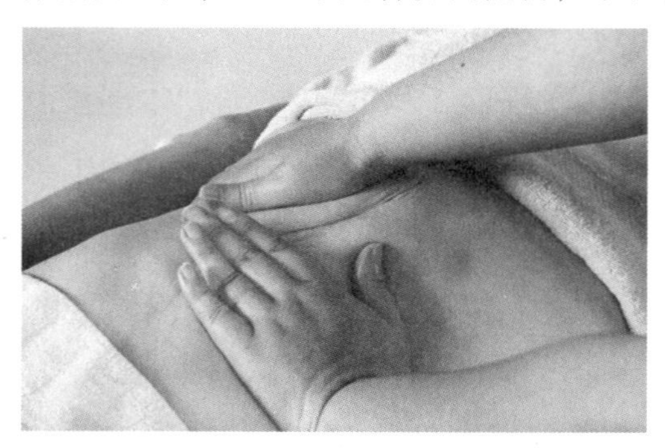

图 5-118　推挤腹部

7. 掌摩腹部

【方法】

术者双手掌面着力于受术者腹部，两手一前一后顺时针或逆时针方向环形按摩腹部 3~5 分钟（图 5-119）。

【要领】

（1）操作时指、掌面始终紧贴受术者腹部体表，操作时可结合推、揉等手法。

（2）术者肘关节应随环形摩动有节律屈伸，腕关节放松。

（3）施术范围宜大不宜小，应覆盖全腹。

（4）用力可稍重且均匀，运劲深沉。

（5）双手动作协调流畅，柔和而有节奏感。

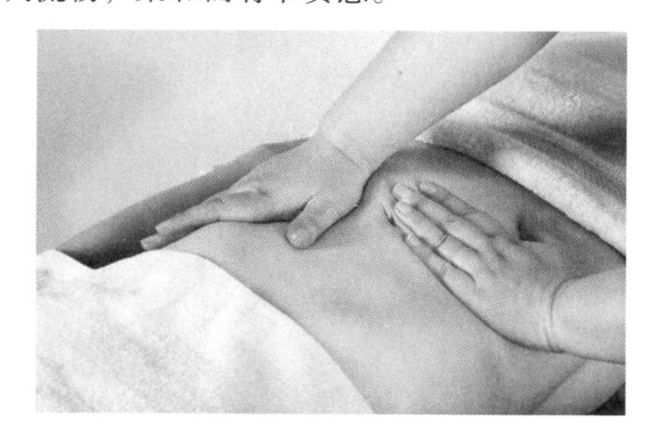

图 5-119　掌摩腹部

8. 掌按腹部

【方法】

术者以右手掌面着力，根据需要分别按压腹部中脘、章门、神阙、天枢、气海、关元等穴，重复 3~6 次（图 5-120）。

【要领】

（1）用力由轻到重，平稳而持续，忌突然发力或顿挫用力。

（2）放松抬手时掌指关节微微弯曲，利用负压将腹部向上带起。

（3）操作时节奏应配合受术者的呼吸。

（4）术者应配合身体重心的前后移动施力。

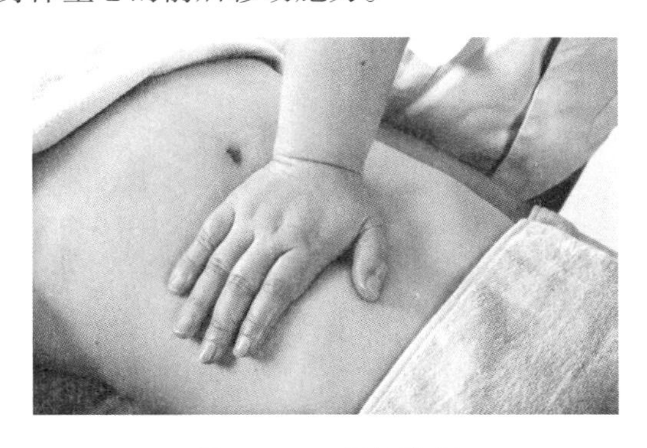

图 5－120　掌按腹部

9. 掌揉腹部

【方法】

术者叠掌，以掌面吸定于腹部，做逆时针或顺时针揉动，并沿腹部做顺时针移动2～3分钟（图 5－121）。

【要领】

（1）术者掌面紧贴体表受术部位，腕掌部放松，操作时肘关节略有屈伸运动。

（2）揉动时的移动轨迹为螺旋形的运动轨迹，移动速度宜慢，不可在体表摩擦转动。

（3）施术范围由小而大，可在中脘、神阙、天枢、气海、关元等腧穴处吸定操作。

（4）力量由轻而重，揉动动作均匀持续、平稳协调而有节奏性，以透热为佳。

（5）本法可双手叠掌操作，也可单掌操作。

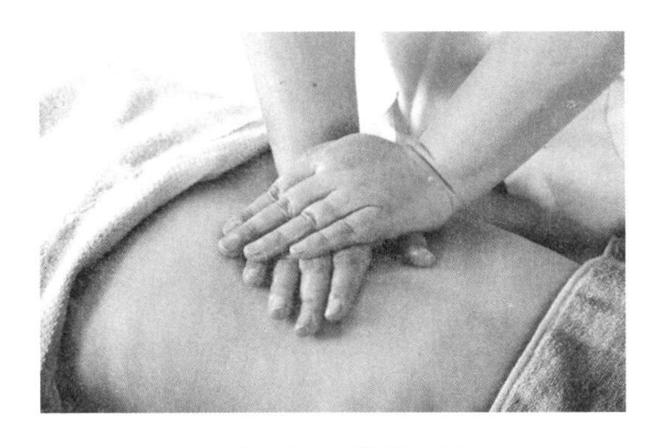

图 5－121　掌揉腹部

10. 波状推揉腹部

【方法】

术者双掌平行或部分重叠横置于受术者腹部，分别以掌根和手指推拉用力，向腹部两侧做波浪式来回推揉1~2分钟（图5-122、图5-123）。

【要领】

（1）向前推出时，着力部位以掌面和掌根为主；向同侧拉回时，则以四指指面着力。

（2）操作时往返推揉应保持直线运动，从对侧回拉时四指应勾住受术者腹侧部，形成拉动的感觉。

（3）用力沉稳，动作柔和连贯，不可仅在体表作掌推法，须带动皮下组织一起运动。

（4）操作时，术者应配合身体重心的前后运动施力，且保持呼吸自然，切忌屏气。

（5）受术者腹大、术者手小者，用并掌操作；反之，可叠掌操作。

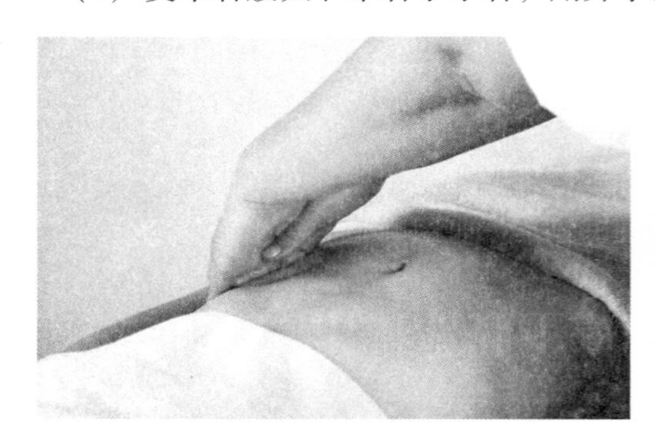

图5-122　波状推揉腹部（1）

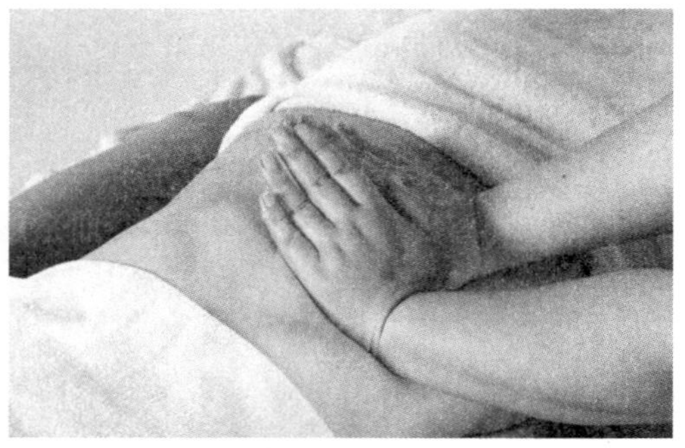

图5-123　波状推揉腹部（2）

11. 提拉腹侧肌筋

【方法】

术者四指并拢，以掌面及四指指面着力，双手交替由后向前提拉受术者腰部软组织，先操作其左侧，后操作其右侧，各10~20次（图5-124、图5-125）。

【要领】

（1）操作时术者可借助身体重心。

（2）着力面尽可能大，提拉时手在体表滑动速度稍慢。

（3）一般单侧操作，可在肋弓和髂嵴间往返缓慢移动。

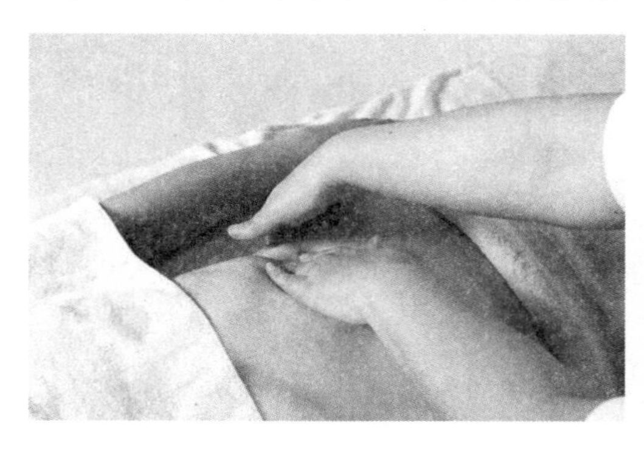

图5-124　提拉腹侧肌筋（1）

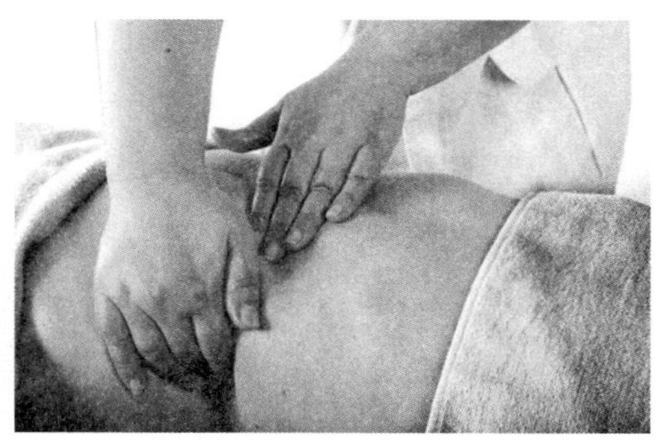

图5-125　提拉腹侧肌筋（2）

12. 掌推腹部

【方法】

术者以双手掌面着力，从关元、气海经神阙、中脘、鸠尾交替直推受术者任脉，继而自上而下以同样方法直推腹部两侧足阳明胃经，各重复5～6遍（图5－126）。

【要领】

（1）掌推任脉时，忌触及受术者耻骨部，向上推动亦不要使四指端撞到受术者剑突。

（2）推动时压力可稍大，两手力量均匀，动作协调平稳连贯。

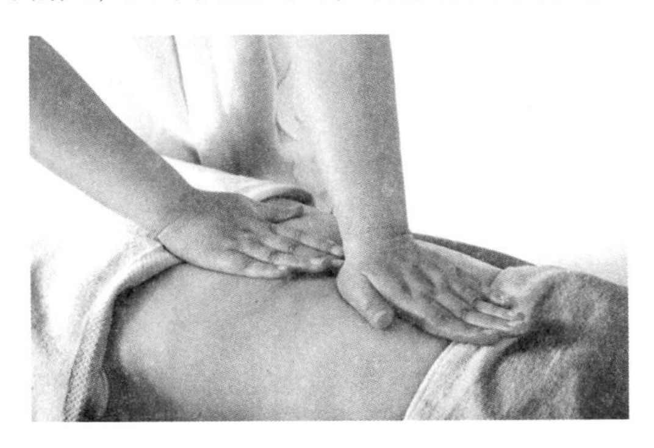

图5－126　掌推腹部

第五节　芳香按摩上肢部操作

上肢运动灵活，具有肌肉群多、肌形纤细的特点，肌肉耐力弱于下肢，易疲劳、易损伤。上肢部芳香按摩可促进浅表淋巴的流动，促进静脉血回流，对上肢因外伤、手术等原因引起的肿胀疼痛、循环障碍有明显的作用。对肩与上肢部软组织过劳性损伤，以及神经受压所引起的疼痛、感觉障碍等亦有治疗作用。上肢部芳香按摩还能美肤，使肌肤紧致而富有弹性。

建议选用促进淋巴和血液循环的芳香精油（葡萄柚、丝柏、柠檬、天竺葵、迷迭香、黑胡椒、姜、肉桂），德国甘菊、甜橙、玫瑰等也是不错的选择。

一、应用解剖

上肢按部位可分为肩部、臂、肘部、前臂、腕和手部。在推拿、针灸、康复临床和生活中最多遇到的为肩部、肘部、腕部的软组织损伤及功能障碍。

肩部是上肢与躯干的移行区，主要由肩关节及其周围软组织形成肩部。肩关节由肱骨头与肩胛骨的关节盂构成。其特点是关节盂相对浅而小，周缘有盂唇加深关节盂；关节囊薄而松弛，周围有韧带加强和肌腱纤维融入关节囊，并有肱二头肌长头腱通过。肩关节为人体运动最灵活的关节，可做屈和伸、外展和内收、旋内和旋外以及环转运动。

三角肌是维持肩关节稳定的最坚强有力的肌肉，它的起点分为三个部分：肩胛冈、肩峰及锁骨的外侧1/3段，分别从后、外侧、前三个方向包绕肩关节，止于肱骨的三角肌粗隆。

参与构成肩关节的肩胛骨位于背部外上方，与肩胛骨有附着关系的肌肉比较复杂，如肩胛冈上缘有斜方肌附着，下缘有三角肌附着；冈上窝和冈下窝内分别有冈上肌、冈下肌；内侧缘从后向前分别有菱形肌、前锯肌、肩胛下肌附着；上角有肩胛提肌；下角和外侧缘（腋缘）附着有大圆肌、小圆肌；在关节盂的上方（盂上粗隆）和下方（盂下粗隆）分别有肱二头肌长头腱和肱三头肌长头腱附着；喙突上附着有肱二头肌短头、喙肱肌和胸小肌。这些肌肉大多数参与肩关节的运动，特别是冈上肌、冈下肌、小圆肌及肩胛下肌的腱性部连成腱板，分别在肩关节的上、后和前方与关节囊愈着，并附着在肱骨的大、小结节上，形成“肩袖”，对肩关节起悬吊和固定作用。此外，由于肩胛骨中间特别是冈下窝处较薄，有的甚至尚未完全骨化，因此在该处使用手法时用力应慎重。

肘部有肘窝、尺骨鹰嘴、肱骨内外上髁等重要体表标志，推拿、针灸临床操作中多依据这些标志进行穴位定位及压痛点的探查，芳香按摩操作也不应例外。肘关节由肱尺关节、肱桡关节和桡尺近侧关节组成。三个关节被包在一个关节囊内，关节囊两侧有桡侧副韧带和尺侧副韧带加强，在桡骨头的周围有桡骨环状韧带。肘关节可做屈伸运动。

腕关节及其周围软组织形成腕部。腕关节由桡骨下端的腕关节面和尺骨头下方的关节盘组成的关节窝，与手舟骨、月骨、三角骨的近侧面组成的关节头共同构成。关节囊较松弛，两侧分别有腕桡侧副韧带和腕尺侧副韧带加强。腕关节可做屈、伸、收、展和环转运动。在腕骨沟和腕横韧带之间的间隙称为“腕管”，内有指浅屈肌腱、指深屈肌腱、拇长屈肌腱及其腱鞘和正中神经通过，是腕部问题多发的部位。

臂部主要由肱二头肌、喙肱肌、肱肌和肱三头肌等肌组成。除了局部软组织损伤外，颈、肩、上肢部疼痛也可用手法治疗。前臂则分为前群肌和后群肌，均分为浅、深两层。其中前臂前群肌有 9 块，如肱桡肌、旋前圆肌、桡侧腕屈肌、掌长肌等；前臂后群肌共 10 块，包括桡侧腕长伸肌、桡侧腕短伸肌、指伸肌、尺侧腕伸肌等。

二、经络腧穴

上肢部体表经络主要有手三阴经和手三阳经。

《灵枢·经脉》：“肺手太阴之脉……从肺系，横出腋下，下循臑内，行少阴心主之前，下肘中，循臂内上骨下廉，入寸口，上鱼，循鱼际，出大指之端；其支者，从腕后直出次指内廉，出其端。”“大肠手阳明之脉，起于大指次指之端，循指上廉，出合谷两骨之间，上入两筋之中，循臂上廉，入肘外廉，上臑外前廉，上肩，出髃骨之前廉，上出于柱骨之会上……”“心手少阴之脉……其直者，复从心系却上肺，下出腋下，下循臑内后廉，行太阴心主之后，下肘内，循臂内后廉，抵掌后锐骨之端，入掌内后廉，循小指之内出其端。”“小肠手太阳之脉，起于小指之端，循手外侧上腕，出踝中，直上循臂骨下廉，出肘内侧两筋之间，上循臑外后廉，出肩解，绕肩胛，交肩上……”“心主手厥阴心包络之脉……其支者，循胸出胁，下腋三寸，上抵腋，下循臑内，行太阴少阴之间，入肘中，下臂行两筋之间，入掌中，循中指出其端；其支者，别掌中，循小指次指出其端。”“三焦手少阳之脉，起于小指次指之端，上出两指之间，循手表腕，出臂外两骨之间，上贯肘，循臑外上肩……”

上肢部芳香按摩操作常涉及的腧穴有：

1. 尺泽（LU5）

定位：在肘区，肘横纹上，肱二头肌腱桡侧缘凹陷中（图 5－127）。

主治：咳嗽，气喘，咽喉肿痛，胸满；干呕，泄泻；肘臂痛。

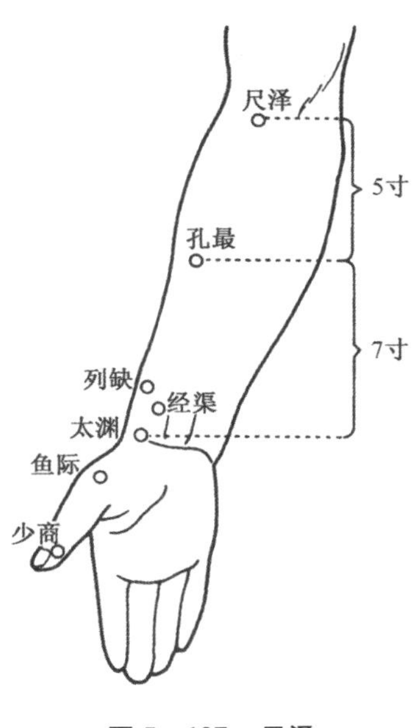

图 5－127 尺泽

2. 合谷（LI4）

定位：在手背，第二掌骨桡侧的中点处（图 5－128）。

主治：头痛，齿痛，目赤肿痛，口眼㖞斜，鼻衄，耳聋，咽喉肿痛；恶寒发热，无汗，多汗；经闭，痛经；中风不语，上肢不遂。

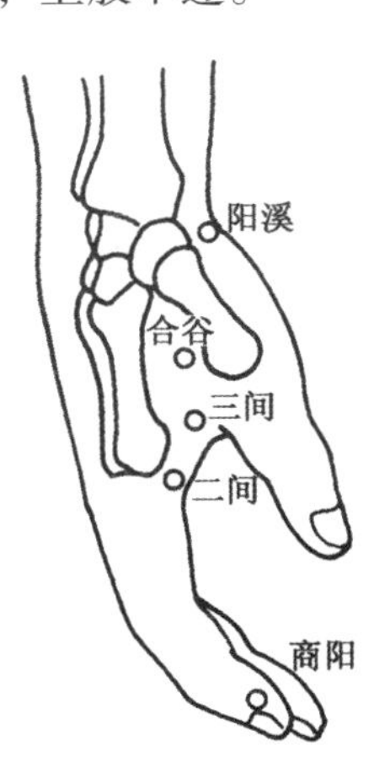

图 5－128 合谷

3. 手三里（LI10）

定位：在前臂，肘横纹下2寸，阳溪（LI5）与曲池（LI11）连线上（图5－129）。

主治：肘臂疼痛，上肢不遂；齿痛，颊肿；肩背痛，腰痛。

4. 曲池（LI11）

定位：在肘区，尺泽（LU5）与肱骨外上髁连线的中点处（图5－129）。

主治：手臂肿痛，上肢不遂；咽喉肿痛，齿痛，目疾，热病，瘰疬，湿疹。

5. 臂臑（LI14）

定位：在臂部，曲池（LI11）上七寸，三角肌前缘处（图5－130）。

主治：目疾；肩臂疼痛、不举；瘰疬。

6. 肩髃（LI15）

定位：在三角肌区，肩峰外侧缘前端与肱骨大结节两骨间凹陷中（图5－130）。

主治：上肢不遂，肩痛不举；风疹。

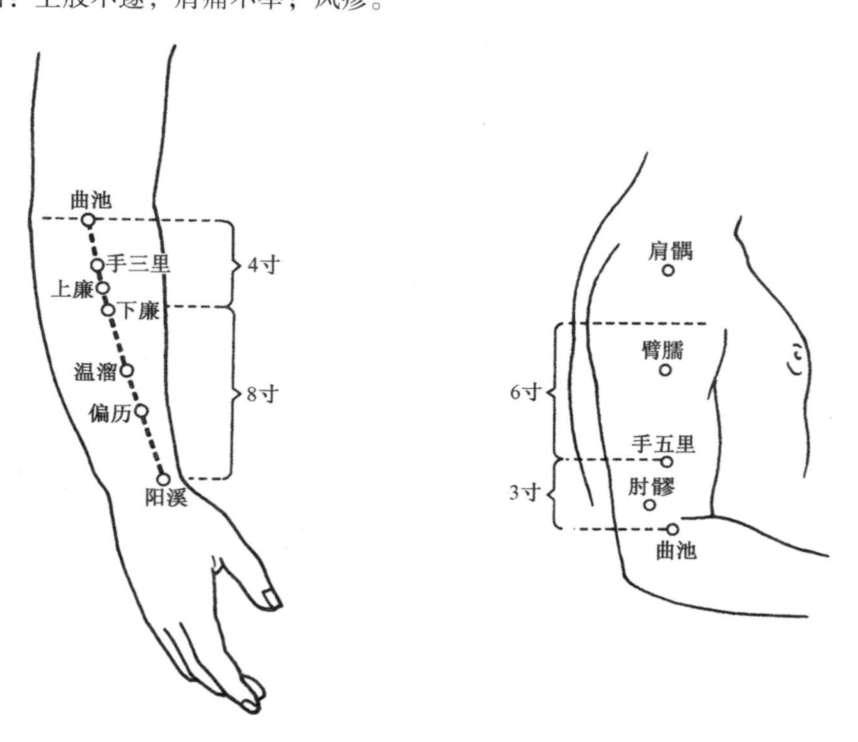

图5－129 手三里、曲池

图5－130 臂臑、肩髃

7. 神门（HT7）

定位：在腕前区，腕掌侧远端横纹尺侧端，尺侧屈腕肌腱的桡侧缘（图5－131）。

主治：失眠，心痛，心烦，惊悸，痴呆，健忘。

8. 小海（SI8）

定位：在肘后区，尺骨鹰嘴与肱骨内上髁之间凹陷处（图5－132）。

主治：肘臂疼痛，头痛，颈项强痛。

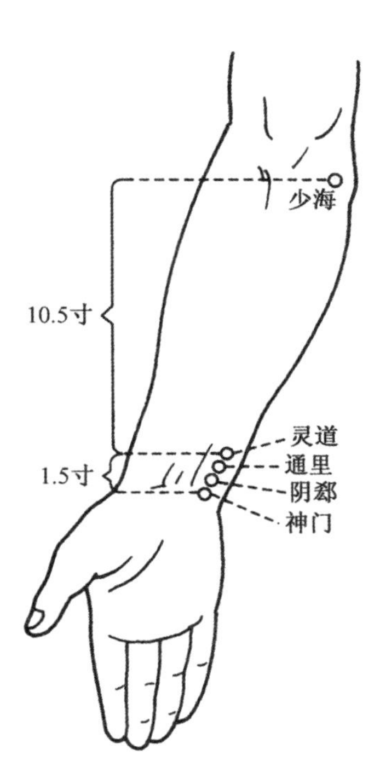

图 5－131 神门

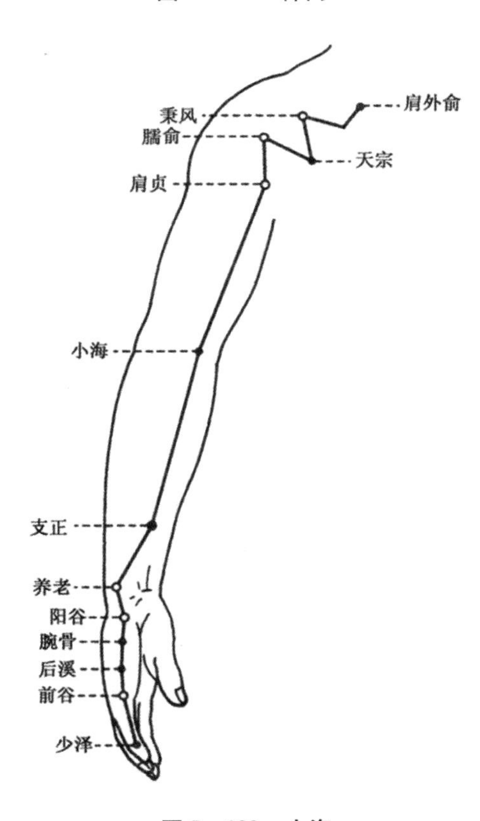

图 5－132 小海

9. 肩贞（SI9）

定位：在肩胛区，肩关节后下方，腋后纹头直上1寸（图5－133）。

主治：瘰疬，肩痛，上肢不遂。

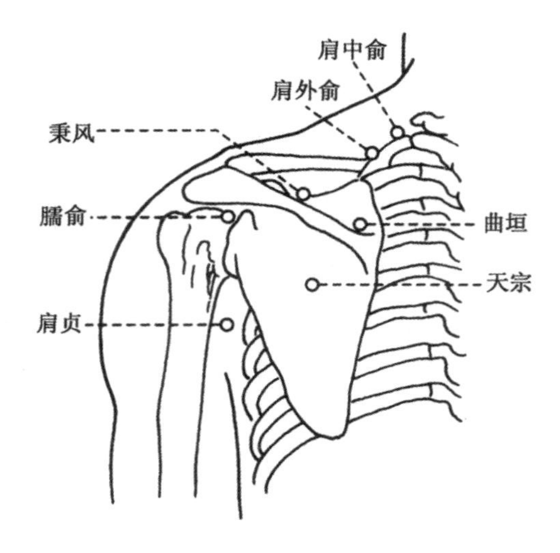

图5－133 肩贞

10. 内关（PC6）

定位：在前臂前区，腕掌侧远端横纹上1寸，掌长肌腱与桡侧腕屈肌腱之间（图5－134）。

主治：胸闷，心悸，心痛；眩晕，胃痛，呕吐，呃逆；肘臂挛痛。

11. 劳宫（PC8）

定位：在掌区，横平第3掌指关节近端，第2、3掌骨之间偏于第3掌骨（图5－134）。

主治：口疮，口臭，口渴；心痛，烦满；热病，呕吐。

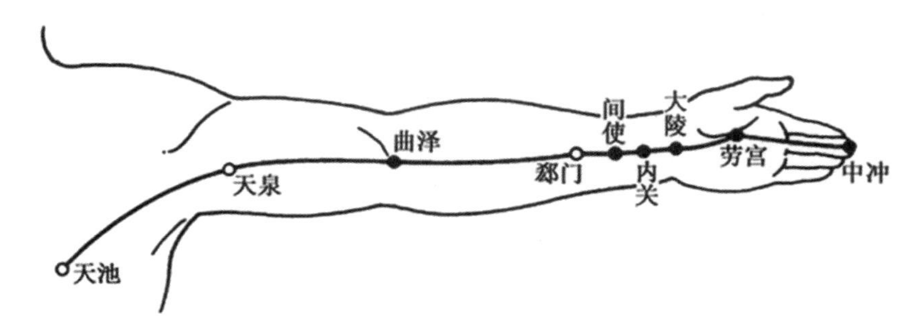

图5－134 内关、劳宫

12. 外关（TE5）

定位：在前臂后区，腕背侧远端横纹上2寸，尺骨与桡骨间隙中点（图5－135）。

主治：耳鸣，耳聋；胸胁痛，上肢痿痹；热病，瘰疬。

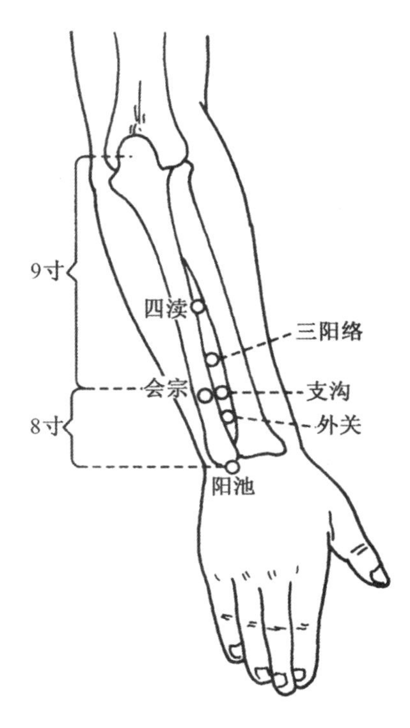

图 5－135　外关

13. 肩髎（TE14）

定位：在三角肌区，肩峰角与肱骨大结节两骨间凹陷中（图 5－136）。

主治：肩痛不举。

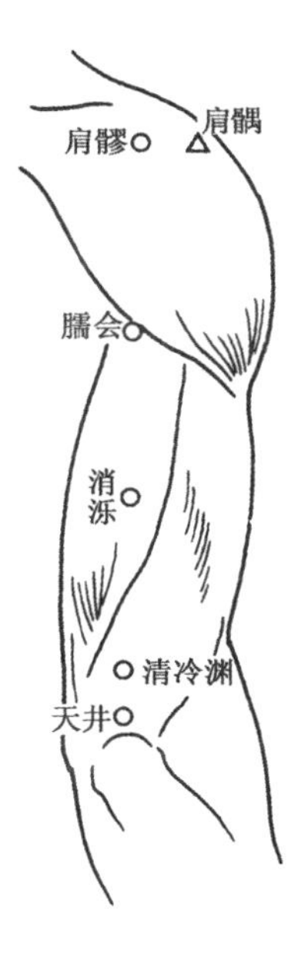

图 5－136　肩髎

三、芳香按摩操作

（一） 仰卧位操作法

受术者体位：仰卧位，双手掌心向下，平放于体侧。

术者体位：站立于受术者右侧或左侧。

以操作右上肢为例。

1. 展油

【方法】

（1）方法一：术者双手一前一后横置于受术者右侧腕背部，沿上肢纵轴向上推抹至肩部，继而两手分开，掌指关节与指骨间关节微屈，指端朝向肩部，沿上肢的桡、尺两侧从肩部推抹至其掌部（图5－137）。

（2）方法二：术者右手握持受术者右腕部，左手掌面横置于其前臂远端，沿其上肢桡侧推抹至肩部，随后旋掌180°，沿其上肢背面返回至掌部。然后左手握持其右腕部，右手同法沿其上肢前面从腕部推抹至腋下，旋掌180°沿其上肢尺侧推回至手掌部（图5－138）。

【要领】

（1）术者不宜一次性在手上倾倒过多的油性介质，以免按摩油滴落到受术者体表。

（2）操作时用力均匀适当，速度和缓，宜慢不宜快。

（3）指、掌面紧贴受术部位，在操作范围内尽可能推及各局部，使展油充分。

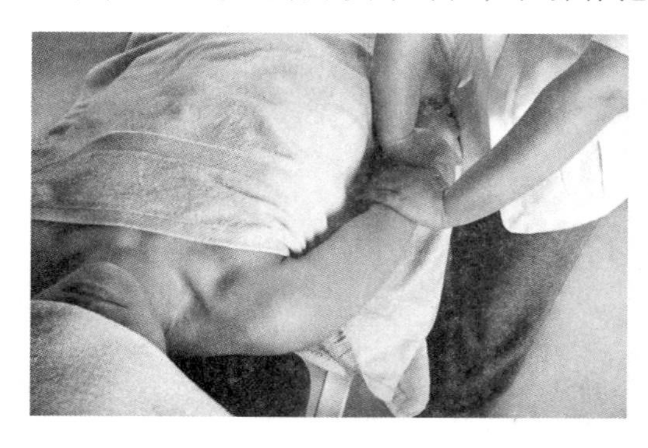

图5－137 上肢部仰卧位展油（1）

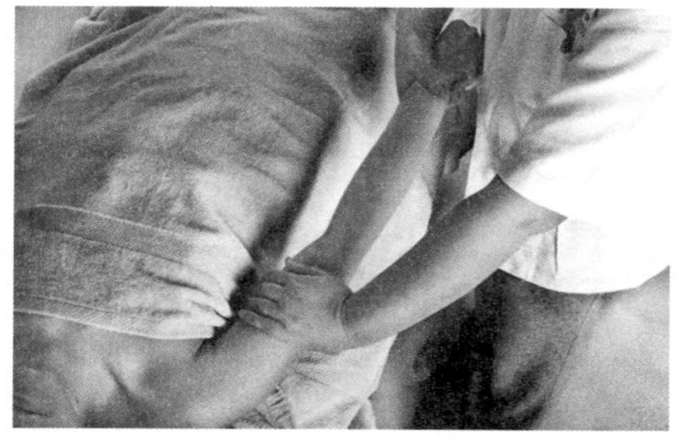

图5－138 上肢部仰卧位展油（2）

2. 指揉上肢

【方法】

（1）术者左手握受术者右腕部，右手拇指循手阳明大肠经自阳溪穴按揉至肩髃穴，继而手掌着力推抹返回至腕部，可重复1～2遍（图5－139）。可继续循手少阳三焦经、手太阳小肠经自腕部揉至肩部。

（2）术者右手握受术者右腕部，左手拇指同上，循手太阴肺经、手厥阴心包经、手少阴心经自腋下揉至腕部，可重复1～2遍（图5－140）。

【要领】

（1）顺经脉循行方向进行操作。三阴经从肩至手，三阳经从手至肩。

（2）着力点吸定，揉动幅度稍大，频率稍慢。

（3）力量适中均匀，动作平稳柔和，连贯而有节奏。

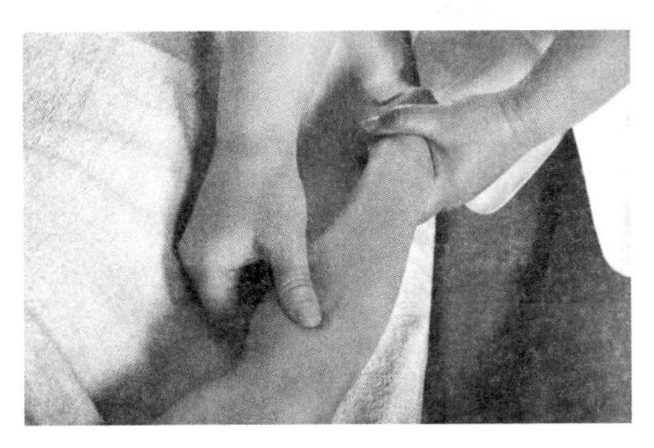

图 5－139 指揉上肢（1）

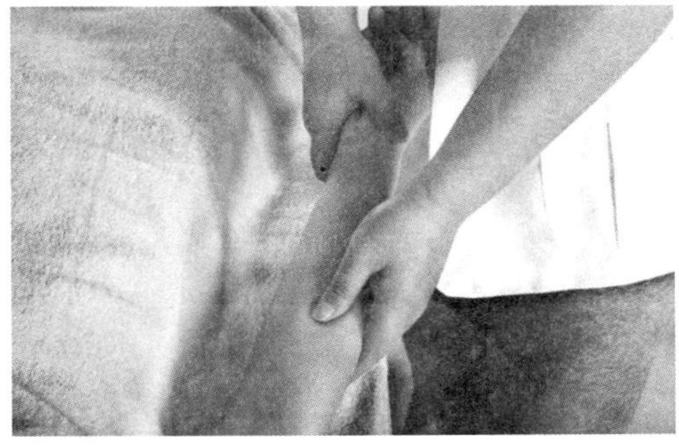

图 5－140 指揉上肢（2）

3. 掌揉上肢

【方法】

受术者掌心向下。术者右手扶其腕部，左手掌根着力于臂桡侧，顺时针或逆时针方向按揉受术者上肢桡侧及背面，并自前臂远端螺旋形向肩部移动，至肩部后两掌沿上肢两侧推抹返回至手掌部。如此重复 2～3 遍（图 5－141）。然后受术者掌心向上，同法掌揉其臂前面，并在肘部稍作停留，着重操作。

【要领】

（1）操作时，掌面应紧贴受术部位。

（2）揉动幅度稍大，频率稍慢。

（3）力量沉稳，动作连贯而有节奏。

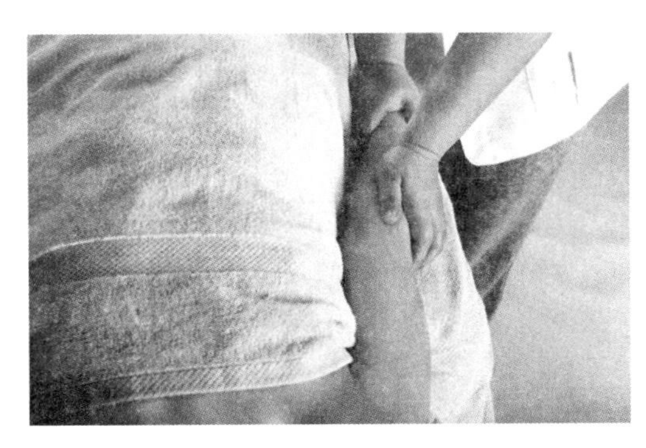

图 5－141 掌揉上肢

4. 指推上肢

【方法】

（1）受术者掌心向下。术者两拇指并指，沿臂桡侧（手阳明大肠经）自前臂远端直推至肩部，继而两掌沿上肢的桡、尺两侧推抹返回至腕部，并重复 2～3 遍（图 5－142）。

（2）受术者掌心向上。同法施于臂前面（手厥阴心包经）与臂尺侧（手少阴心经）。

【要领】

（1）指面紧贴受术部位，顺应体表的高低起伏平稳着力。

（2）单向直线推动，速度略慢，不可歪斜或滑脱。

（3）亦可沿上肢部三阴经与三阳经操作。

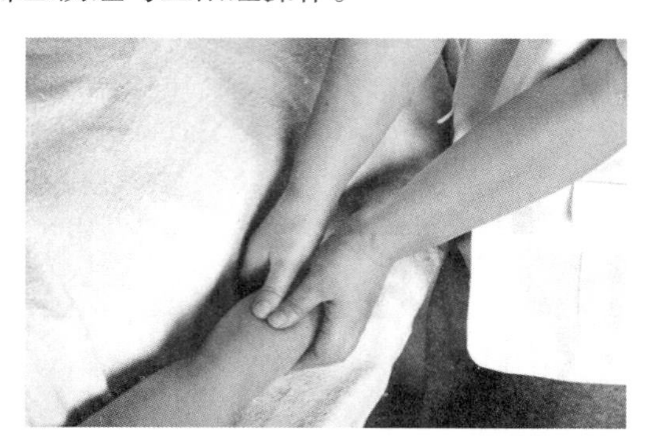

图 5－142　指推上肢

5. 推拨上肢

【方法】

受术者掌心向下。术者右手扶其腕部，左手拇指指面或掌根着力于臂桡侧，由内向外横向推拨受术者上肢桡侧，并自前臂远端移动至肩前部（图 5－143）；继而右手示、中、环、小指并拢，用四指指面沿臂尺侧从腋下由内向外横向推拨，并向下返回至前臂远端。

【要领】

（1）操作时指面或掌面紧贴受术部位。

（2）推拨的方向与上肢纵轴垂直。

（3）用力轻重适宜，频率适中，动作均匀柔和。

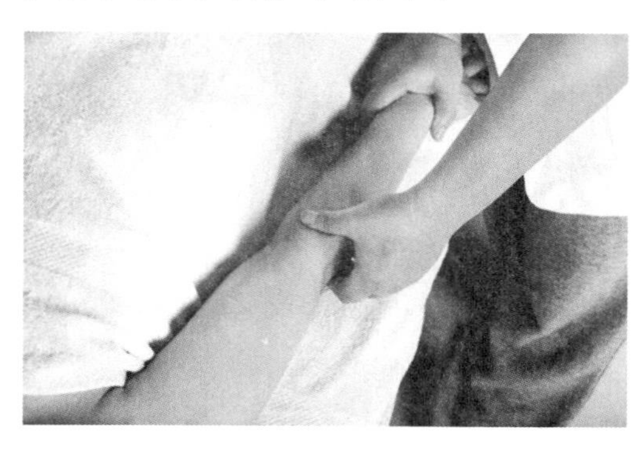

图 5－143　推拨上肢

6. 指推手背

【方法】

受术者掌心向下，术者一手握持受术者左手，另一手以拇指依次从指向腕直推1～5

掌骨间隙，各重复3～5遍（图5－144）。

【要领】

（1）拇指指腹或指腹偏桡侧部着力操作。

（2）力量稍重，但以受术者感觉舒适为佳，速度稍慢。

（3）亦可结合拇指揉法操作。

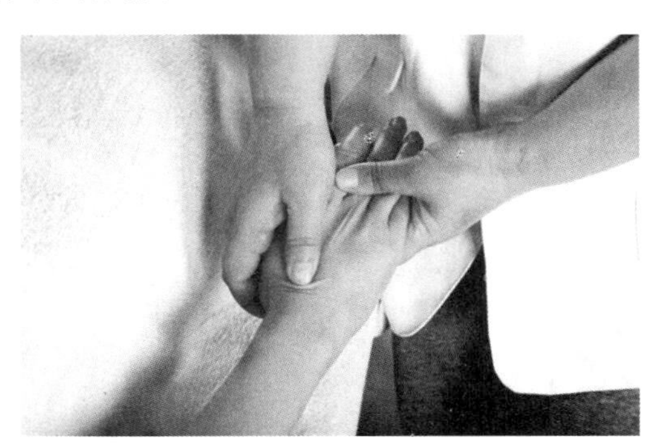

图5－144　指推手背

7. 分推手背

【方法】

受术者掌心向下。术者用双手鱼际从腕横纹起，分推其腕背和手背部6～9次（图5－145）。

【要领】

（1）操作时可由近及远分3条线分推。

（2）压力适中，两手用力均匀，动作协调柔和。

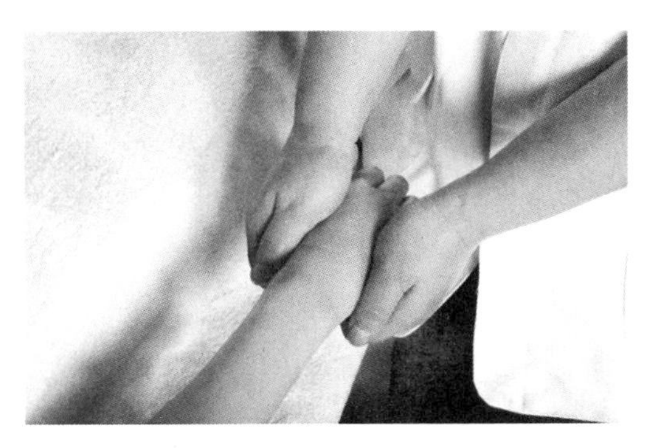

图5－145　分推手背

8. 分推手掌

【方法】

受术者掌心向上。术者两小指分别插入受术者虎口与环指、小指指缝间，其余三指扶持其手背部，将其掌面绷紧，用两拇指由近及远“八”字形分推其手掌部6～9次（图5－146）。

【要领】

（1）分推时两拇指用力均匀，动作连贯柔和。

（2）叉指将受术者掌面绷紧，但不宜使其过于紧绷，也不可将受术者的拇指与小指过度背伸。

（3）拇指指腹和整个指面均可操作。

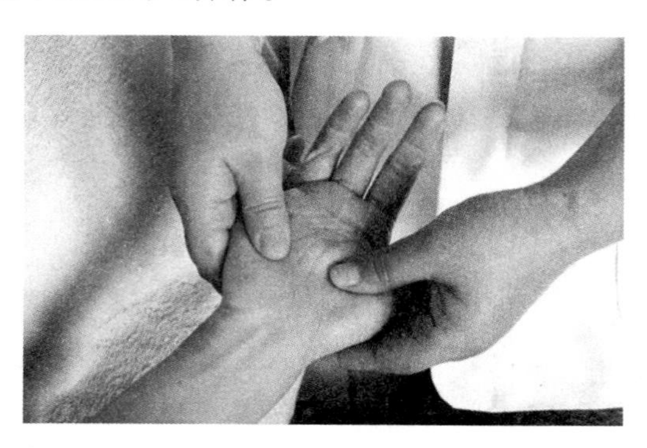

图 5－146 分推手掌（仰卧位）

9. 捻手指

【方法】

受术者掌心向下。术者以拇、示指两指相对用力，依次捻搓受术者五指掌指关节及指骨间关节的上下面或两侧面（图 5－147）。

【要领】

（1）急性损伤 24 小时内禁用本法。

（2）芳香按摩中此操作可不要求“紧捻”，即捻动速度可稍慢。

（3）术者腕、掌、指均应放松，动作轻快灵活、持续连贯。

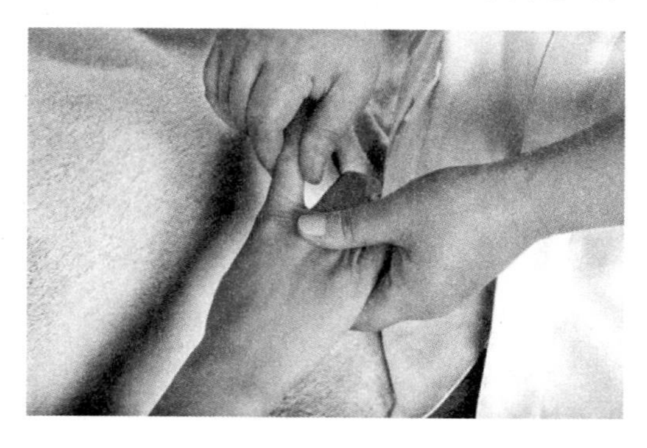

图 5－147 捻手指

10. 勒手指

【方法】

术者一手扶持受术者的手掌部，以另一手屈曲的示中两指第二指节夹持受术者手指，自指根向指端方向适度用力滑拉，1～5 手指依次操作 2～3 遍（图 5－148）。

【要领】

（1）不宜将受术者手指夹持过紧。

（2）芳香按摩中此法滑动动作不需过快，且无须发出弹响声。

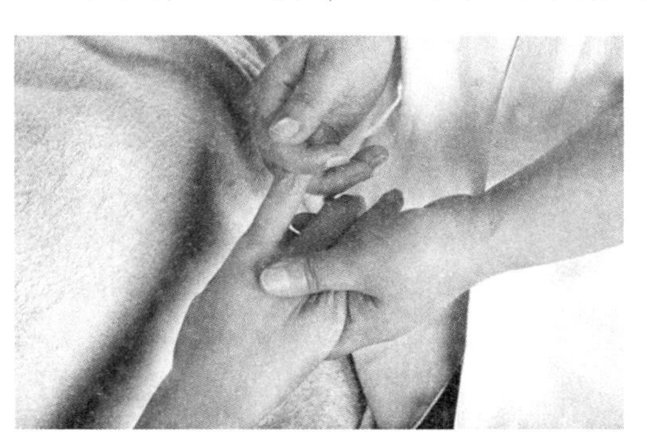

图5－148 勒手指（仰卧位）

11. 摇腕并擦击掌根

【方法】

（1）术者右手握持受术者前臂远端，左手五指分开与受术者五指相扣，引导腕关节做缓慢的双向环旋摇动3～5次（图5－149）。

（2）接上势，在受术者腕关节背伸时，术者以左掌根左右横擦其掌根部，继而叩击之（图5－150）。

【要领】

（1）摇腕速度宜缓慢均匀，幅度由小渐大，并控制在正常生理活动范围内。

（2）擦法操作时要求术者掌根紧贴受术者掌根，左右横向摩擦距离充分，速度稍快。

（3）叩击时受术者腕关节呈背伸位，术者掌指放松，以腕部节律性伸展发力，用力平稳而有节奏。

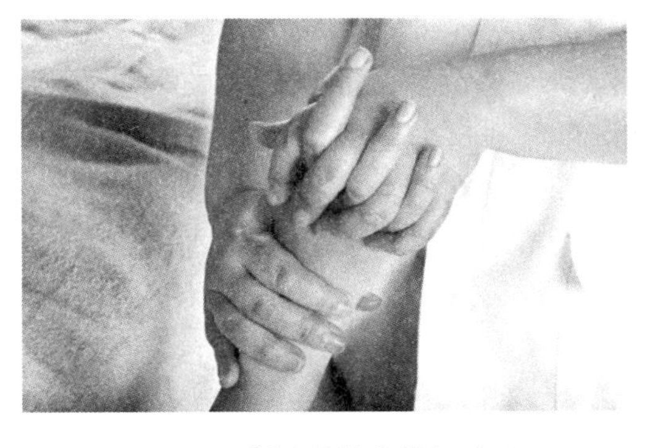

图5－149 摇腕并擦击掌根（1）

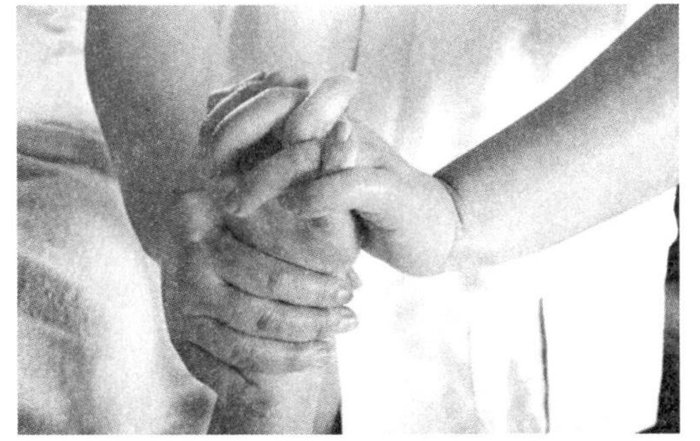

图5－150 摇腕并擦击掌根（2）

12. 抖腕关节

【方法】

术者双手拇指相对，横置于受术者腕背横纹处，两示指相对横置于其腕关节掌侧横纹处，一上一下相对稍用力捏住受术者腕关节，并做快速搓动，带动腕关节做频率较快的、连续的、小幅度的屈伸运动（图 5－151）。

【要领】

（1）受术者上肢自然放松。

（2）抖动宜轻快柔和，拇指与示指搓动幅度稍大。

（3）术者操作时保持呼吸自然。

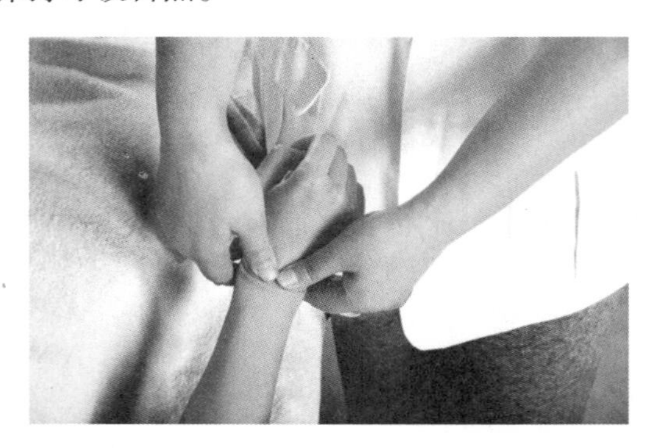

图 5－151 抖腕关节

13. 摇肩关节

【方法】

术者站于受术者右侧，右手虎口轻扣受术者肘弯托住其肘部，并使其前臂放在术者前臂上，左手扶其肩部，引导受术者右侧肩关节做顺时针或逆时针方向的环转摇动 5～6 次（图 5－152）。

【要领】

（1）摇转幅度由小到大，并控制在正常生理活动范围内，或以受术者能承受为度。

（2）摇转速度缓慢均匀。

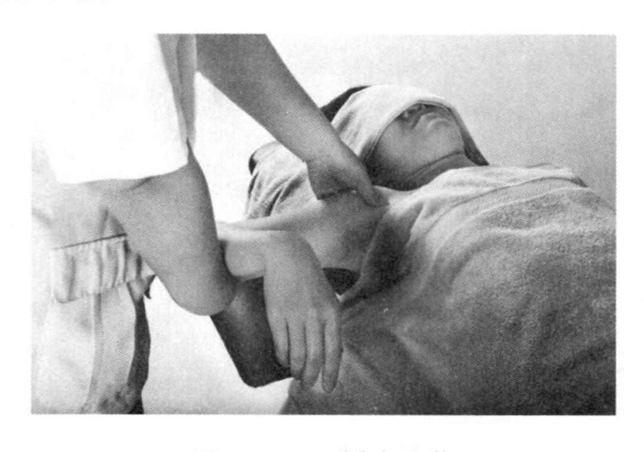

图 5－152 摇肩关节

14. 拔伸上肢

【方法】

术者用双手握住受术者的手腕，先将右臂略外展后拔伸之（图 5－153）；然后向头部跨两步，直臂上举过头顶，向头顶后方直臂拔伸（图 5－154）；再返回至肩前（上肢与地面垂直）时，轻轻向正上方拔伸其上肢（图 5－155）。

【要领】

（1）动作平稳，每个角度拔伸各持续 30 秒～1 分钟。

（2）拔伸时力量可由小渐大，不可突发用力，也忌用蛮力。

（3）拔伸的角度和力度均应控制在受术者可承受的范围内。

（4）术者呼吸自然，不可屏气。

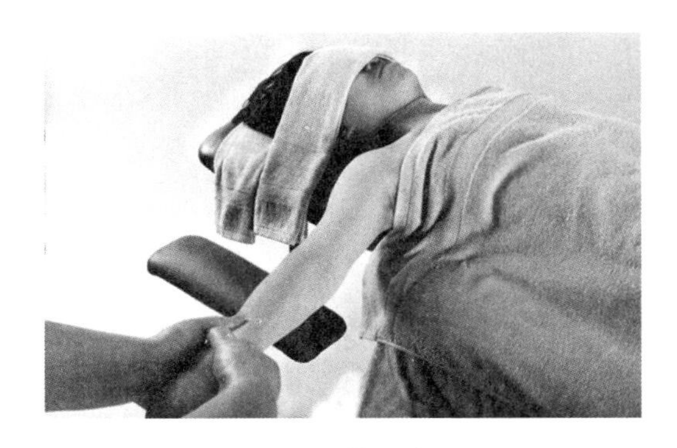

图 5－153　拔伸上肢（1）

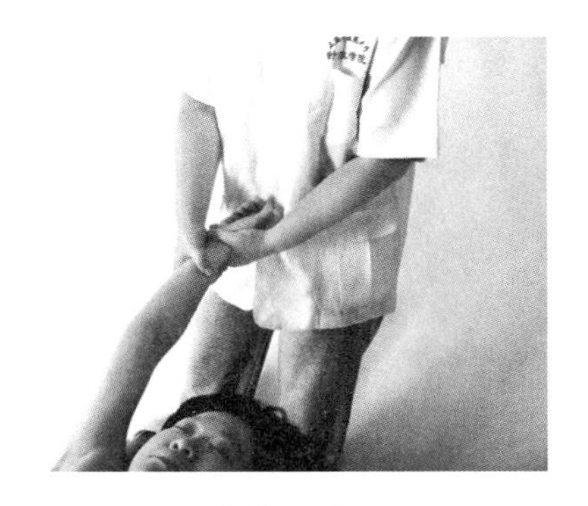

图 5－154　拔伸上肢（2）

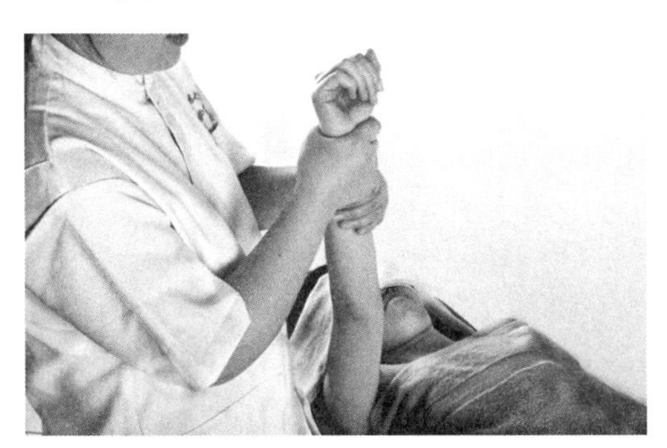

图 5－155　拔伸上肢（3）

（二）　俯卧位操作法

受术者体位：俯卧位，双手掌心向上，平放于体侧。

术者体位：站立于受术者右侧或左侧。

以操作左上肢为例。

1. 展油

【方法】

术者站于受术者左前方，掌面着力，指端朝向受术者指端。两手交替从其肩后部沿上肢纵轴直推其上肢后面至其手掌部（图 5－156）。

【要领】

（1）展油时应避免油性介质滴落到受术者体表。

（2）操作时指、掌面紧贴受术体表，使展油充分；且用力均匀适当，速度和缓。

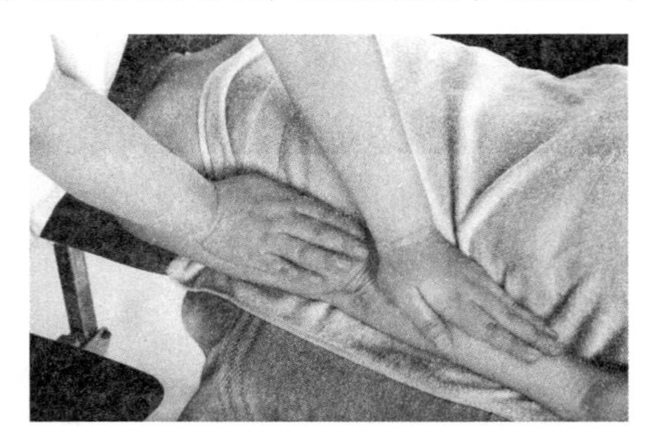

图5－156 上肢部俯卧位展油

2. 掌揉上肢后部

【方法】

术者右手固定受术者手部，左手附着于其腕部，鱼际和掌根为主着力，逆时针或顺时针方向自下而上掌揉受术者上肢至肩后部，然后沿其上肢外侧推抹返回至腕部。可重复2～3遍（图5－157）。

【要领】

（1）着力部位应紧贴受术体表，术者肘、腕关节和掌指部均放松。

（2）揉动幅度稍大，频率和螺旋形移动宜慢。

（3）力量沉稳，忌用蛮力，动作连贯而有节奏。

（4）操作时注意避开尺骨鹰嘴等骨性突起部。

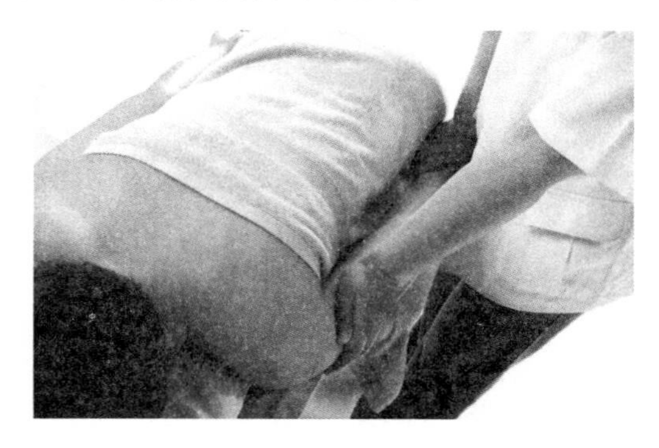

图5－157 掌揉上肢后部

3. 指揉上肢后部

【方法】

术者右手固定受术者手部，左手拇指循手厥阴心包经自大陵穴揉至天泉穴，继而手掌着力推抹返回至腕部（图5－158）。继而可依次循手太阴肺经、手少阴心经自腕部揉至肩部。

【要领】

（1）沿经脉循行方向操作。

（2）着力点吸定，力量适中均匀，上臂尺侧较敏感部位力量宜轻。
（3）揉动幅度稍大，频率和移动宜慢，动作平稳柔和。

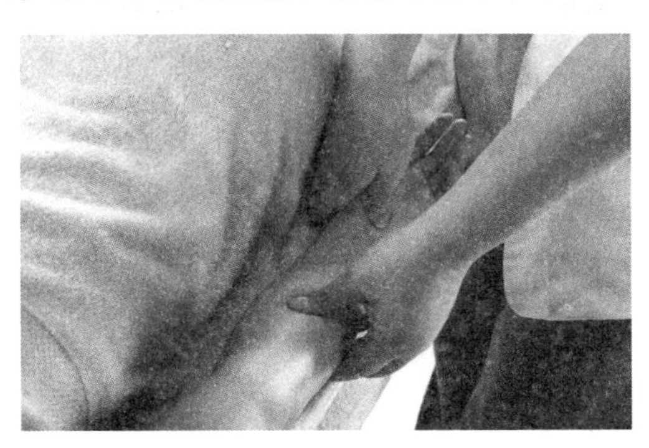

图 5－158 指揉上肢后部

4. 掌按上肢后部

【方法】

术者右手固定受术者手部，左手横置于受术者掌心或掌根部，以掌根为主着力，轻按其上肢，并从其手掌部边按边向肩部移动，至肩部后同前法返回至手掌部。重复1～2遍（图5－159）。

【要领】

（1）按压的方向应垂直于受术体表。
（2）按压力度自小而大平稳加压，再由重而轻逐渐减压，不可突然用力下压或放松。
（3）操作时术者可借助上身前倾、伸肘等姿势来调整按压的力量。
（4）术者呼吸自然，可根据自己的呼吸节律控制操作的节奏。

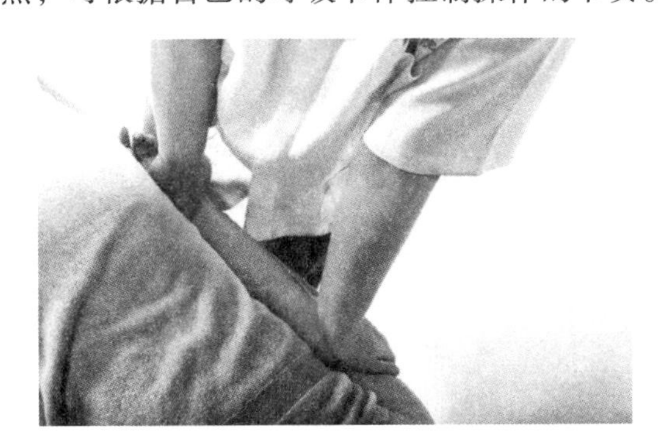

图 5－159 掌按上肢后部

5. 推抹上肢后部

【方法】

术者将受术者上肢小幅抬离床面。以拇指面着力，两拇指交替弧形推抹其上肢，并自腕部逐渐向上移动至肩后部，随后两手以掌面着力沿受术者上肢两侧返回至腕部，并重复2～3遍（图5－160、图5－161）。

【要领】

（1）操作时，受术者上肢不宜抬离床面过高，以免引起不适。

（2）拇指指面紧贴受术部位，并顺应体表的高低起伏平稳着力。

（3）可做直线、弧形推抹，速度略慢，避免滑移。

（4）两手交替动作配合协调自然，连贯流畅。

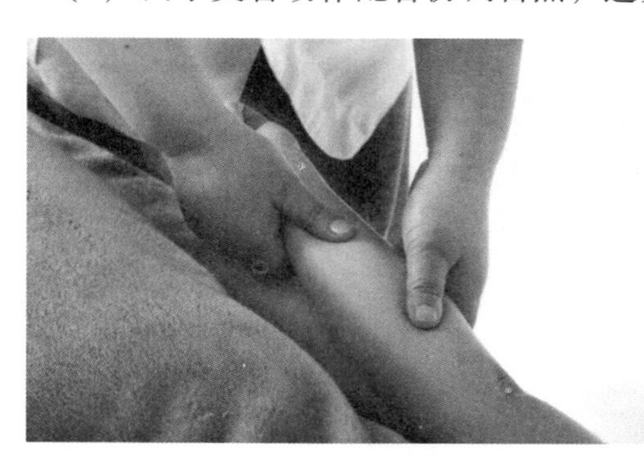

图5－160　推抹上肢后部（1）

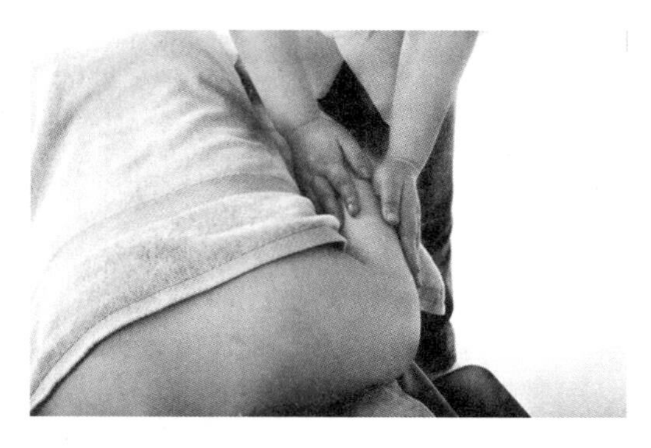

图5－161　推抹上肢后部（2）

6. 揉压上肢后部

【方法】

术者右手固定受术者腕部，左手握空拳，以四指近端指骨间关节背侧或拳面着力，先沿腕部桡侧向上直推至腋下，然后逆时针方向推揉其上肢外侧，边揉边向下移动至前臂远端，如此反复2～3遍（图5－162）。

【要领】

（1）着力面紧贴受术体表，动作平稳，不可滑脱或滑移。

（2）自下而上为直线推动，自上而下为揉动手法，且螺旋形向下移动。

（3）操作时手法频率和移动速度均不宜快，动作协调柔和。

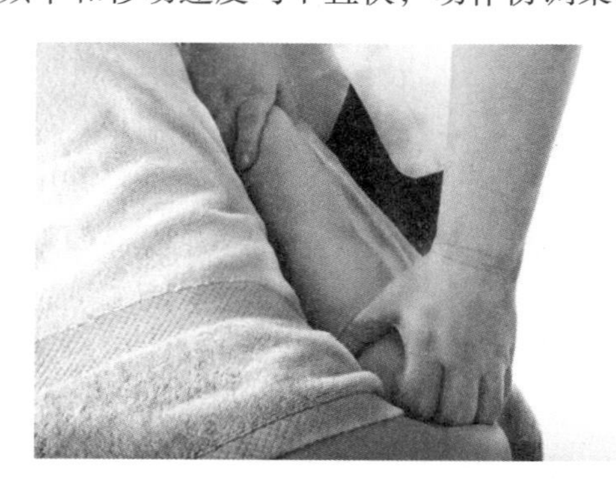

图5－162 揉压上肢后部

7. 拳刮上肢后部

【方法】

术者双手握空拳，以四指近端指骨间关节着力，两手交替自上而下刮拭受术者上肢后部6～8遍（图5－163）。

【要领】

（1）顺上肢体表起伏操作，不宜滑脱或滑移。

（2）操作时应避开尺骨鹰嘴等骨性突起部。

（3）力量适中均匀，单向刮拭动作平稳柔和，两手交替动作连贯流畅而有节奏。

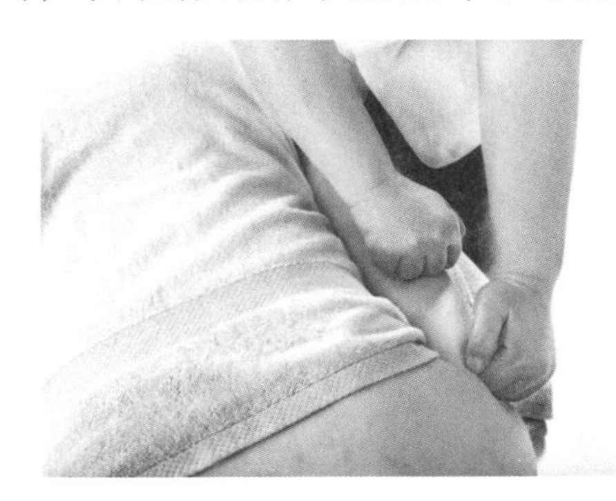

图5－163 拳刮上肢后部

8. 勒手指（俯卧位）

【方法】

术者一手扶持受术者的手掌部，以另一手拇指与示指指面或屈曲的示中两指第二指节夹持其手指，自指根向指端方向适度用力缓慢滑拉，1～5手指依次操作1～2遍（图5－164）。

【要领】

（1）不宜将受术者手指夹持过紧。

（2）芳香按摩中此法滑动动作不需过快，且无须发出弹响声。

（3）指关节有急性损伤或皮损者，不宜使用本法。

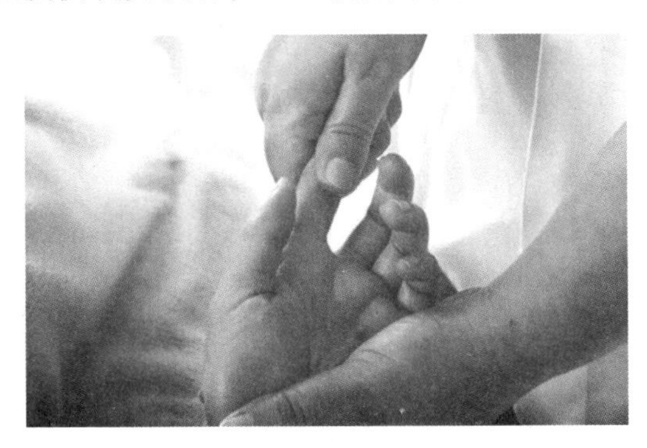

图5－164 勒手指（俯卧位）

9. 指揉指面

【方法】

术者一手扶持受术者的手掌部，另一手拇指与示、中二指夹持其手指，以拇指指腹着力，自指根向指端方向依次按揉其五指指面各 1 ~2 遍（图 5 –165）。

【要领】

（1）操作时紧揉慢移，动作轻巧灵活。

（2）亦可三指协同操作捻揉手指的掌、背面。

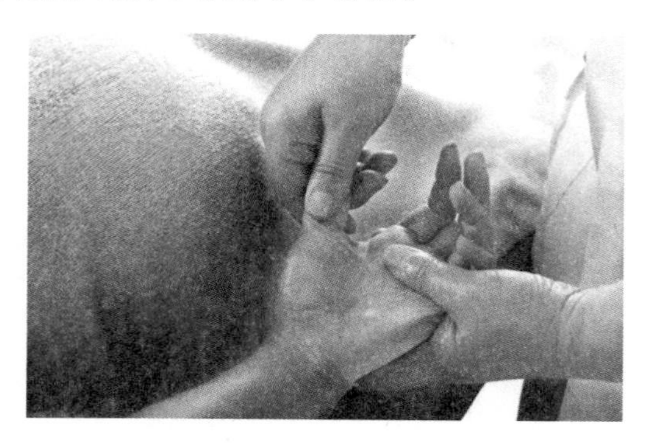

图 5 –165　指揉指面

10. 分推手掌

【方法】

术者两小指分别插入受术者虎口与环指、小指指缝间，其余三指扶持其手背部，将其掌面绷紧，以两拇指指腹着力，由近及远呈“八”字形分推其手掌部数次（图 5 –166）。亦可以屈曲的两拇指指骨间关节背侧着力操作（图 5 –167）。

【要领】

（1）操作时受术者手掌平放于床面。

（2）屈拇指分推操作以鱼际和小鱼际为主。

（3）不可将受术者的拇指与小指过度背伸，也不宜使其掌部过于紧绷。

（4）两拇指用力均匀，分推时动作连贯柔和。

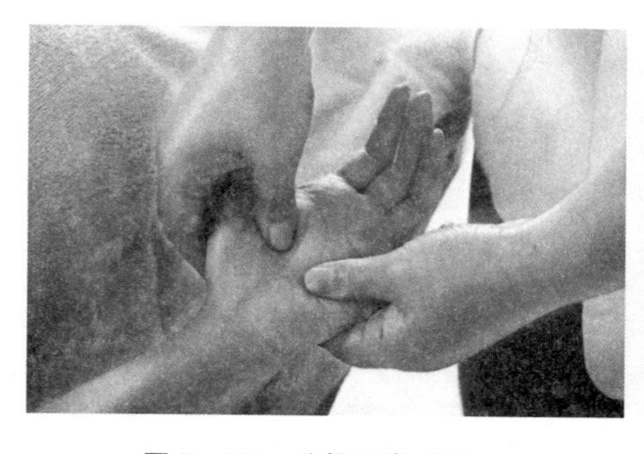

图 5 –166　分推手掌（1）

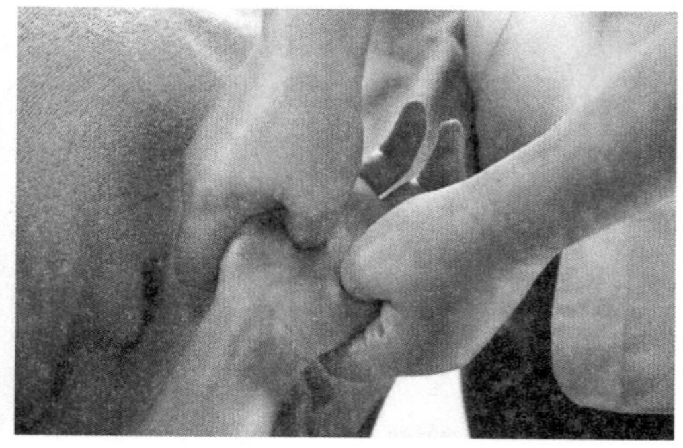

图 5 –167　分推手掌（2）

11. 拳刮掌面

【方法】

术者左手按压受术者四指指端部，使其掌面展开。右手握空拳，以四指近端指骨间关节背侧着力，自掌根向指端刮压其掌面5~6遍（图5-168）。

【要领】

（1）掌根、掌心部力量可稍重，至掌指关节、指面处力量宜轻。

（2）操作充分，整个手掌部均要操作到。

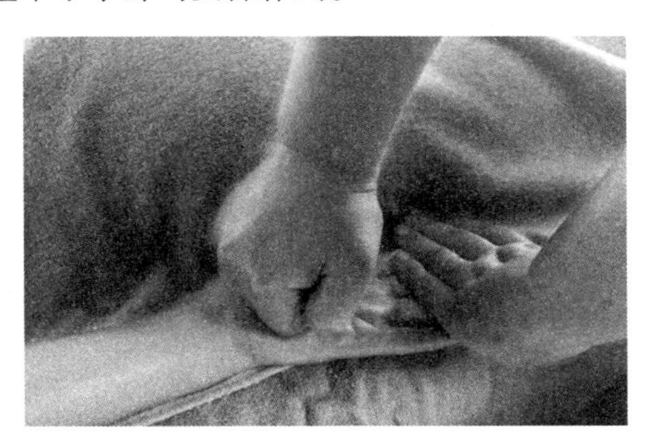

图5-168　拳刮掌面

第六节　芳香按摩下肢部操作

下肢部芳香按摩可促进浅表淋巴的运动，促进静脉血回流，对静脉曲张、下肢浮肿、循环障碍有明显的作用。对软组织和关节慢性炎症、过劳性损伤以及运动后肌肉疼痛，以及神经受压所引起的疼痛、感觉障碍等有协同治疗作用。静脉曲张者操作时需酌情减轻手法的力度，切不可粗暴施力。

建议选用促进淋巴和血液循环的芳香精油（葡萄柚、丝柏、柠檬、天竺葵、迷迭香、黑胡椒、姜、肉桂），以及能刺激神经和解痉止痛的芳香精油（檀香、苦橙、柠檬香茅、罗勒、肉豆蔻）。

一、应用解剖

下肢按部位可分为臀部、股部、膝部、小腿部、踝部和足部。有髂嵴、髂前上棘和髂后上棘、股骨大转子、坐骨结节、耻骨结节、腹股沟、髌韧带和胫骨粗隆、股二头肌腱和半腱、半膜肌腱、腓骨头等重要的体表标志。还有臀部的肌性膨隆臀大肌；位于大腿前面的肌性膨隆股四头肌；小腿后面丰满的肌性隆起腓肠肌以及其向下形成的条索状的跟腱；在膝两侧可触及股骨和胫骨的内、外侧髁；小腿前面可触及纵行的胫骨前缘，其内侧可摸到无肌肉覆盖的胫骨内侧面；在踝部两侧可清楚地看到和摸到内踝和外踝的骨性结构。

下肢部推拿操作常应用到的肌组织还有臀中肌、梨状肌、内收肌、阔筋膜张肌和髂胫束等。臀大肌、臀中肌、梨状肌等臀部肌肉多起于骨盆，止于股骨，与髋关节的运动密切相关。

内收肌群主要使大腿内收，但在人站立、行走、登高等活动中，对髋关节也起着屈伸、旋转和稳定髋关节的作用。内收肌包括大收肌、长收肌、短收肌、耻骨肌和股薄肌，分别起于坐骨和耻骨，止于股骨内侧。在诊断与治疗下腰痛、骨盆侧倾等病症中具有重要的临床意义。

阔筋膜张肌属髋肌前群，在大腿的前外侧。其在大腿外侧中下部与大腿阔筋膜的纤维互相交织，形成厚而坚实的髂胫束。在大腿前面根部，股动脉外侧，还可以触摸到髂腰肌。髂腰肌由髂肌和腰大肌组成，是人体最重要的肌肉之一。它的作用主要是前屈、外旋髋关节。同时它在决定骨盆和腰背部的相对位置上起重要作用，髂腰肌紧张可引起腰背部、腹部、腹股沟和大腿上部的疼痛，甚至可能牵涉到腹腔或盆腔脏器。

小腿部肌群包括前、后、外侧群。前群有胫骨前肌、踇长伸肌和趾长伸肌，主要使踝关节背屈、足内翻和伸趾。外侧群有腓骨长肌和腓骨短肌，主要使足外翻和踝关节跖屈。后群有浅层的小腿三头肌，其向下形成跟腱附着在跟骨结节；深层有胫骨后肌、踇长屈肌和趾长屈肌，主要作用是跖屈踝关节和屈趾。

髋、膝、踝这三大关节也是下肢部芳香按摩操作中常会触及的部位。髋关节由股骨头与髋臼构成。其特点是头大窝深，关节比较稳固，能做屈和伸、内收和外展、旋内和旋外以及环转运动。膝关节由股骨内、外侧髁和胫骨内、外侧髁及前方的髌骨构成，是人体最大、最复杂的关节。膝关节前方有髌韧带，在髌韧带两侧的凹陷处，可摸到膝关节间隙，分别称为内、外“膝眼”；两侧有胫侧副韧带和腓侧副韧带，囊内还有前交叉韧带和后交叉韧带。膝关节内有内侧半月板和外侧半月板，还有翼状襞（髌下脂肪垫）和髌上囊等重要结构。膝关节可做屈与伸运动；屈膝时，能做轻微的旋内、旋外运动。踝关节由胫、腓骨下端的踝关节面和距骨构成。在踝关节内、外两侧分别有内侧韧带（又称三角韧带）和外侧韧带。踝关节可做背伸和跖屈运动，跖屈时，能做轻微的内收、外展运动。

二、经络腧穴

下肢部体表经络主要有足三阳经和足三阴经。

《灵枢·经脉》：“胃足阳明之脉……其支者，起于胃口，下循腹里，下至气街中而合，以下髀关，抵伏兔，下膝膑中，下循胫外廉，下足跗，入中指内间；其支者，下廉三寸而别，下入中指外间；其支者，别跗上，入大指间，出其端。”“脾足太阴之脉，起于大指之端，循指内侧白肉际，过核骨后，上内踝前廉，上踹内，循胫骨后，交出厥阴之前，上膝股内前廉……”“膀胱足太阳之脉……其支者，从髆内左右别下贯胛，挟脊内，过髀枢，循髀外后廉下合腘中，以下贯踹内，出外踝之后，循京骨至小指外侧。”“肾足少阴之脉，起于小指之下，邪走足心，出于然谷之下。循内踝之后，别入跟中，以上踹内，出腘内廉，上股内后廉……”“胆足少阳之脉……其直者，从缺盆下腋，循胸过季胁，下合髀厌中，以下循髀阳，出膝外廉，下外辅骨之前，直下抵绝骨之端，下出外踝之前，循足跗上，入小指次指之间……”“肝足厥阴之脉……上循足跗上廉，去内踝一寸，上踝八寸，交出太阴之后，上腘内廉……”

下肢部芳香按摩操作常涉及的腧穴有：

1. 髀关（ST31）

定位：在股前区，股直肌近端、缝匠肌与阔筋膜张肌3条肌肉之间凹陷中（图5－169）。

主治：下肢痿痹、屈伸不利。

2. 伏兔（ST32）

定位：在股前区，髌底上6寸，髂前上棘与髌底外侧端的连线上（图5－169）。

主治：下肢痿痹，腰冷，脚气。

3. 梁丘（ST34）

定位：在股前区，髌底上2寸，股外侧肌与股直肌肌腱之间（图5－169）。

主治：胃痛；乳痈乳痛；膝关节肿痛，下肢不遂。

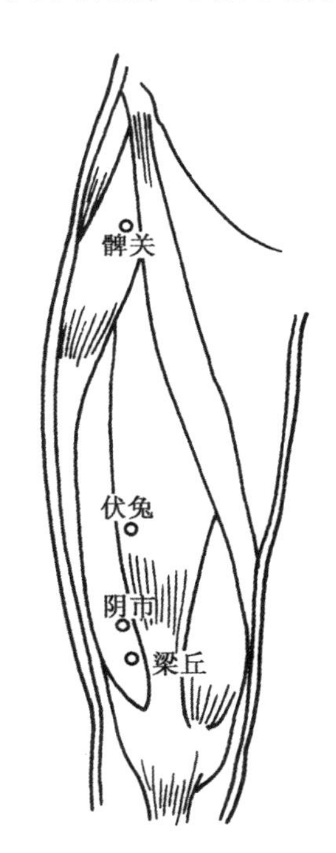

图5－169　髀关、伏兔、梁丘

4. 犊鼻（ST35）

定位：在膝前区，髌韧带外侧凹陷中（图5－170）。

主治：膝肿痛、屈伸不利；脚气。

5. 足三里（ST36）

定位：在小腿外侧，犊鼻（ST35）下3寸，犊鼻（ST35）与解溪（ST41）连线上（图5－170）。

主治：胃痛，呕吐，呃逆，腹胀，腹痛，肠鸣，泄泻，便秘；热病；乳痈；虚劳羸瘦；膝足肿痛。

6. 上巨虚（ST37）

定位：在小腿外侧，犊鼻（ST35）下6寸，犊鼻（ST35）与解溪（ST41）连线上（图5－170）。

主治：腹痛，泄泻，便秘，肠鸣，肠痈；半身不遂，下肢痿痹，脚气。

7. 下巨虚（ST39）

定位：在小腿外侧，犊鼻（ST35）下9寸，犊鼻（ST35）与解溪（ST41）连线上（图5－170）。

主治：小腹疼痛，泄泻，腰脊痛引睾丸；乳痈，半身不遂，下肢痿痹。

8. 丰隆（ST40）

定位：在小腿外侧，外踝尖上8寸，胫骨前肌的外缘（图5－170）。

主治：腹痛，腹胀，便秘；咳嗽，哮喘，痰多，咽喉肿痛，胸痛；头痛，眩晕；下肢不遂、痿痹。

9. 解溪（ST41）

定位：在踝区，踝关节前面中央凹陷中，当𧿹长伸肌腱与趾长伸肌腱之间（图5－170）。

主治：头痛，眩晕；腹胀，便秘；下肢痿痹，足踝无力。

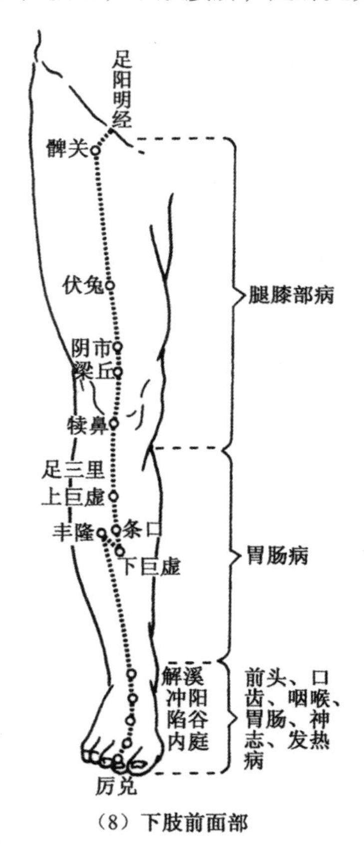

（8）下肢前面部

图5－170　犊鼻、足三里、上巨虚、下巨虚、丰隆、解溪

10. 三阴交（SP6）

定位：在小腿内侧，内踝尖上3寸，胫骨内侧缘后际（图5－171）。

主治：月经不调，崩漏，带下，阴挺，不孕；遗精，阳痿，小便不利，遗尿；腹胀，泄泻，肠鸣；下肢痿痹。

11. 地机（SP8）

定位：在小腿内侧，阴陵泉（SP9）下3寸，胫骨内侧缘后际（图5－171）。

主治：腹痛，泄泻；月经不调。

12. 阴陵泉（SP9）

定位：在小腿内侧，胫骨内侧髁下缘与胫骨内侧缘之间的凹陷中（图5－171）。

主治：腹痛，腹胀，泄泻；妇人阴中痛，痛经，小便不利，遗尿，遗精；水肿；腰膝肿痛。

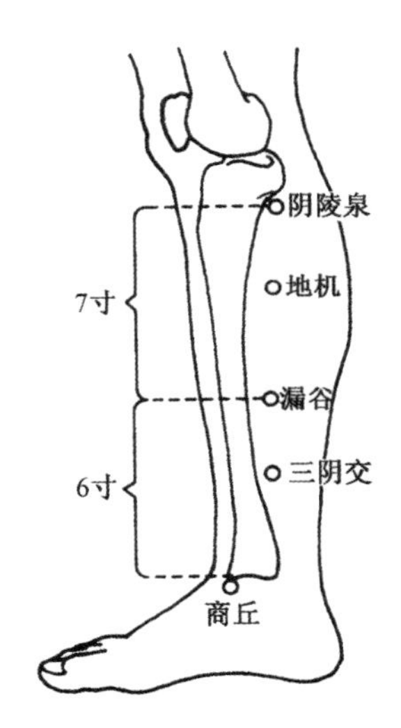

图5－171　三阴交、地机、阴陵泉

13. 血海（SP10）

定位：在股前区，髌底内侧端上2寸，股内侧肌隆起处（图5－172）。

主治：月经不调，经闭，崩漏；湿疹，风疹。

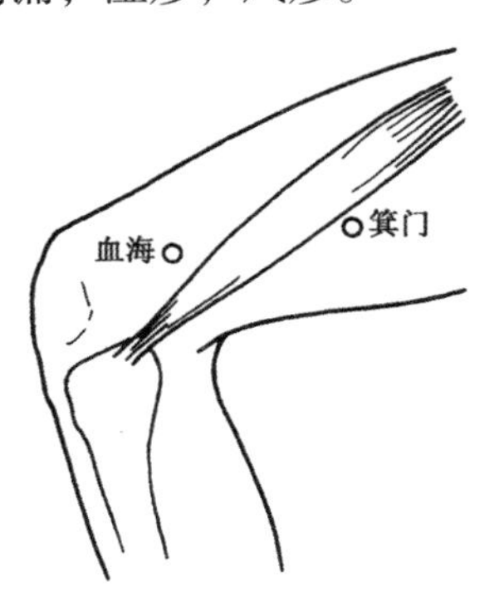

图5－172　血海

14. 承扶（BL36）

定位：在股后区，臀沟的中点（图5－173）。

主治：痔疾，脱肛，便秘，小便不利；腰、骶、臀、股痛。

15. 委中（BL40）

定位：在膝后区，腘横纹中点（图5－174）。

主治：小腹痛，小便不利，遗尿；腰背痛，下肢痿痹。

16. 承山（BL57）

定位：在小腿后区，腓肠肌两肌腹与肌腱交角处（图5－174）。

主治：痔疾，便秘；腰背痛，小腿拘急疼痛。

17. 飞扬（BL58）

定位：在小腿后区，昆仑（BL60）直上7寸，腓肠肌外下缘与跟腱移行处（图5－174）。

主治：头痛，眩晕；鼻衄；痔疾；腰腿疼痛。

18. 昆仑（BL60）

定位：在踝区，外踝尖与跟腱之间的凹陷中（图5－174）。

主治：头痛，目痛，鼻衄；颈项强痛，腰痛，足踝肿痛。

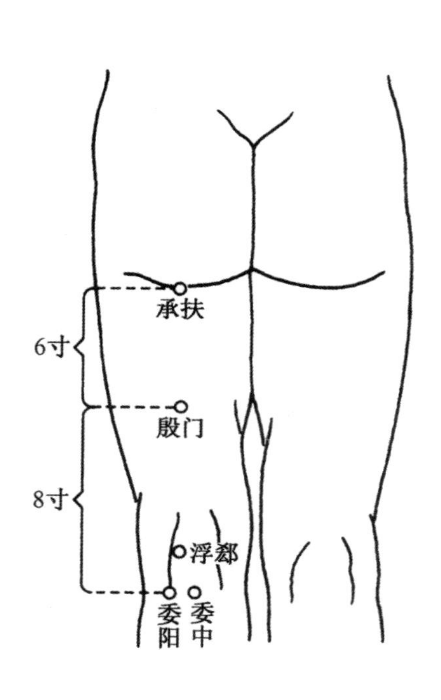

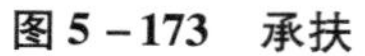
图5－173 承扶

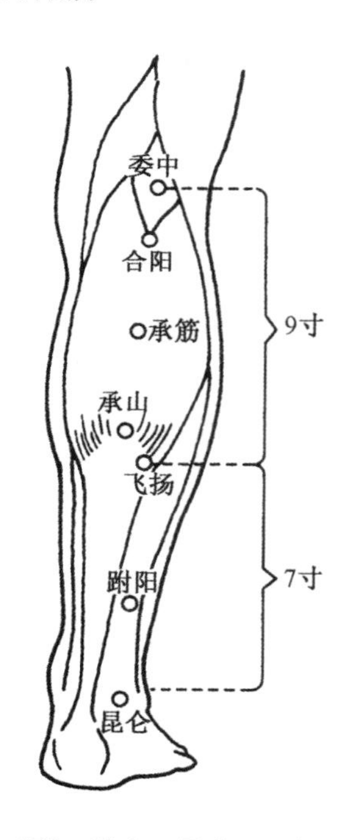

图5－174 委中、承山、飞扬、昆仑

19. 涌泉（KI1）

定位：在足底，屈足卷趾时足心最凹陷处（图5－175）。

主治：发热，心烦；咽喉肿痛，咳嗽，气喘；便秘，小便不利；足心热，腰脊痛。

20. 太溪（KI3）

定位：在踝区，内踝尖与跟腱之间的凹陷中（图 5－176）。

主治：遗精，阳痿，月经不调；咳嗽，气喘，胸痛，咽喉肿痛，齿痛；消渴，便秘；腰背痛，下肢冷痛。

21. 照海（KI6）

定位：在踝区，内踝尖下 1 寸，内踝下缘边际凹陷中（图 5－176）。

主治：失眠，目赤肿痛，咽干咽痛；月经不调，赤白带下。

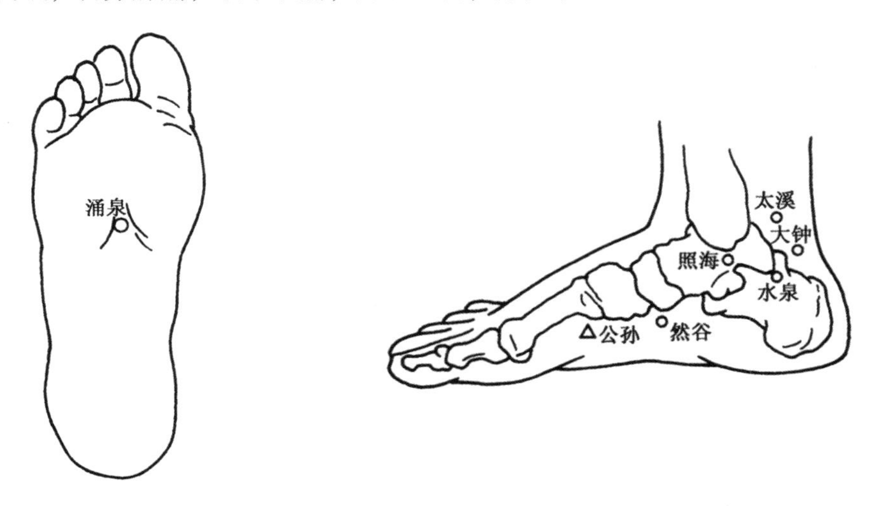

图 5－175　涌泉　　　　图 5－176　太溪、照海

22. 复溜（KI7）

定位：在小腿内侧，内踝尖上 2 寸，跟腱的前缘（图 5－177）。

主治：腹胀，泄泻；多汗，无汗，水肿；腰背痛，下肢痿痹。

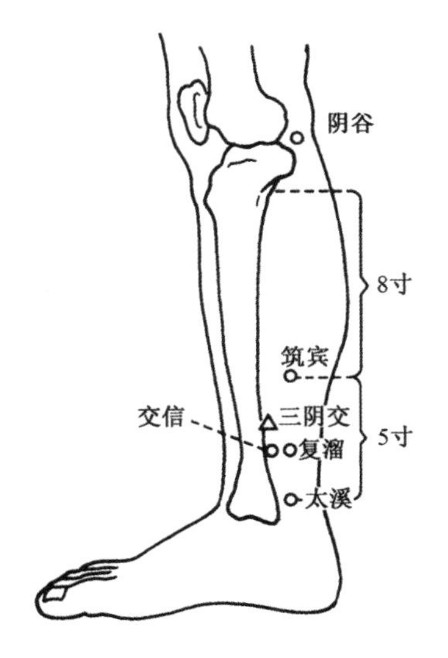

图 5－177　复溜

23. 居髎（GB29）

定位：在臀区，髂前上棘与股骨大转子最凸点连线的中点处（图 5－178）。

主治：腰痛引小腹，腰腿痛。

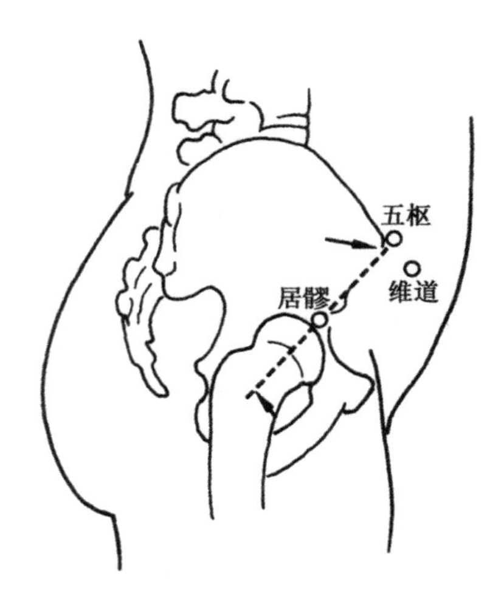

图 5－178　居髎

24. 环跳（GB30）

定位：在臀区，股骨大转子最凸点与骶管裂孔连线的外 1/3 与内 2/3 交点处（图 5－179）。

主治：腰痛，胯痛，下肢痿痹，半身不遂。

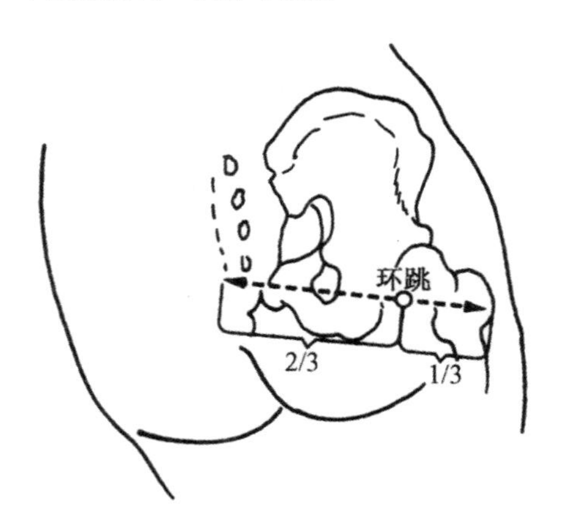

图 5－179　环跳

25. 风市（GB31）

定位：在股部，直立垂手，掌心贴于大腿时，中指尖所指凹陷中，髂胫束后缘（图 5－180）。

主治：遍身瘙痒；腰腿痛，半身不遂，下肢痿痹。

26. 阳陵泉（GB34）

定位：在小腿外侧，腓骨头前下方凹陷中（图 5－181）。

主治：口苦，呕吐，吞酸，胁痛；膝肿痛，下肢痿痹。

27. 光明（GB37）

定位：在小腿外侧，外踝尖上 5 寸，腓骨前缘（图 5－181）。

主治：目痛，夜盲，目翳，近视；下肢痿痹；乳胀，乳少。

28. 悬钟（GB39）

定位：在小腿外侧，外踝尖上 3 寸，腓骨前缘（图 5－181）。

主治：腹满，食欲不振；半身不遂，下肢痿痹，足胫挛痛等。

29. 丘墟（GB40）

定位：在踝区，外踝的前下方，趾长伸肌腱的外侧凹陷中（图 5－181）。

主治：目视不明，目翳；胸胁痛；颈肿，腋下肿；小腿酸痛，外踝肿痛，足下垂等。

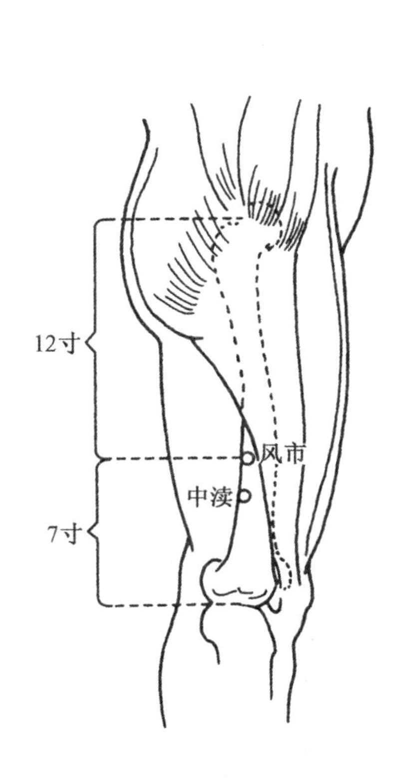

图 5－180 风市

图 5－181 阳陵泉、光明、悬钟、丘墟

30. 鹤顶（EX－LE2）

定位：在膝前区，髌底中点的上方凹陷中（图 5－182）。

主治：膝关节酸痛，腿足无力。

31. 内膝眼（EX－LE4）

定位：在膝部，髌韧带内侧凹陷处的中央（图5－182）。

主治：膝肿痛。

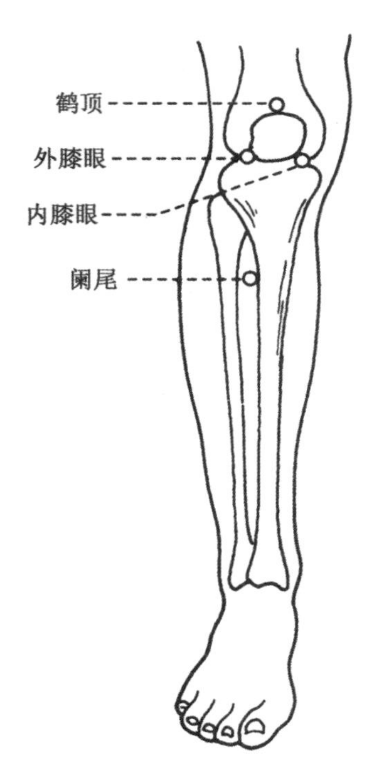

图5－182 鹤顶、内膝眼

三、芳香按摩操作

（一） 下肢后部

先操作左侧，后操作右侧。以左侧下肢后部操作为例。

受术者体位：俯卧位，踝背处可垫一圆枕，以放松下肢后部肌肉。

术者体位：站立于受术者左侧。

1. 撑压下肢后部

【方法】

受术者腿部覆盖毛巾或治疗巾，术者双掌从其腘窝部分推下肢后部至臀部及足跟，并分向撑压下肢，重复2～3次（图5－183）。

【要领】

（1）两掌方向与下肢纵轴垂直。

（2）全掌紧贴下肢后部，顺应下肢体表起伏平稳着力。

（3）动作连贯，速度和缓。

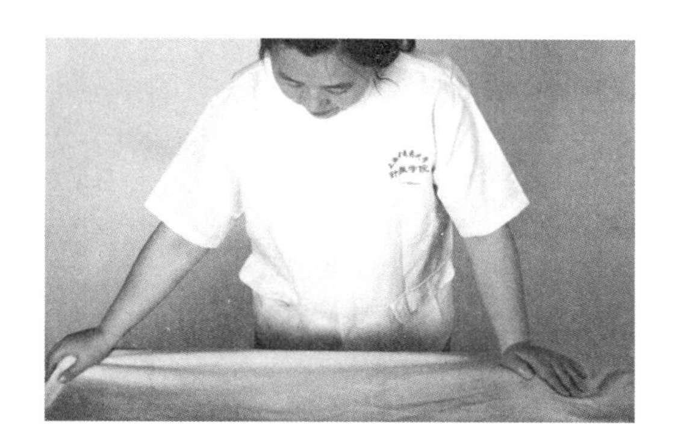

图 5-183　撑压下肢后部

2. 展油

【方法】

术者将油性介质均匀涂抹于手掌，双手一前一后，指尖朝向臀部，同时或交替从受术者足底、足跟沿其下肢后部向上直推至臀横纹（图 5-184），然后双掌分开，沿其下肢两侧从臀横纹自上而下收回至足趾部（图 5-185）。

【要领】

（1）掌中的油性介质不宜太多，否则易滴落到受术者体表。

（2）操作时用力均匀适当，速度和缓。

（3）指、掌面紧贴受术部位，在操作范围内尽可能推及各局部，使展油充分。

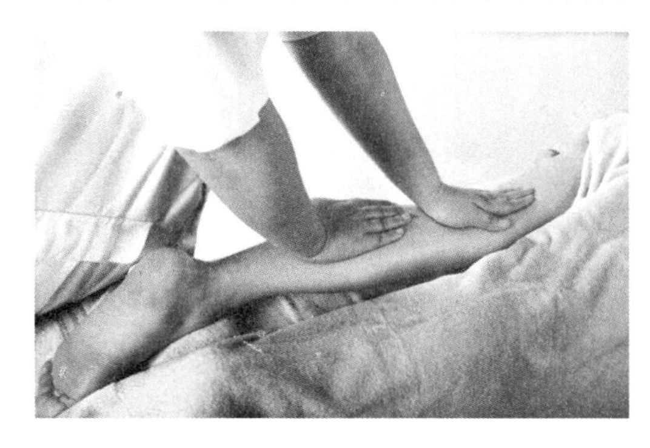

图 5-184　下肢后部展油（1）

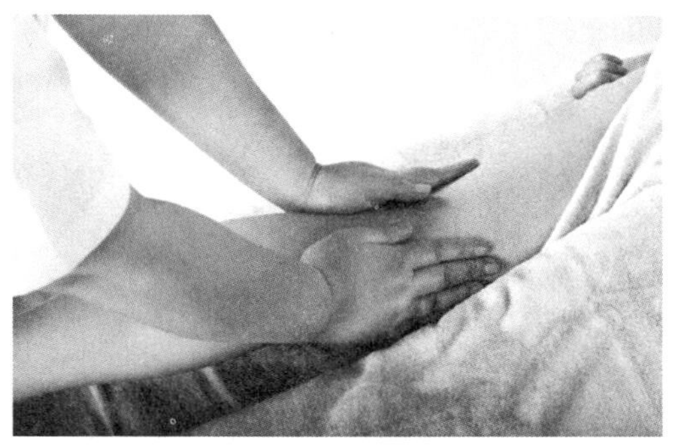

图 5-185　下肢后部展油（2）

3. 掌揉（拨）下肢后部

【方法】

术者前后掌横置于受术者足跟部，沿其下肢后部平推至臀横纹处（图 5-186），继而单掌或叠掌，以掌根着力，自承扶穴循下肢后部足太阳膀胱经，揉（拨）至足外踝仆参穴（图 5-187）。可在委中、承山穴处着重操作。此过程可重复 2~3 遍。

【要领】

（1）指、掌紧贴受术部位，掌根着力，力量轻重适宜。

（2）亦可揉中带拨，施用拨法时拨动方向与肌纤维垂直。

（3）动作连贯，均匀柔和而有节奏。

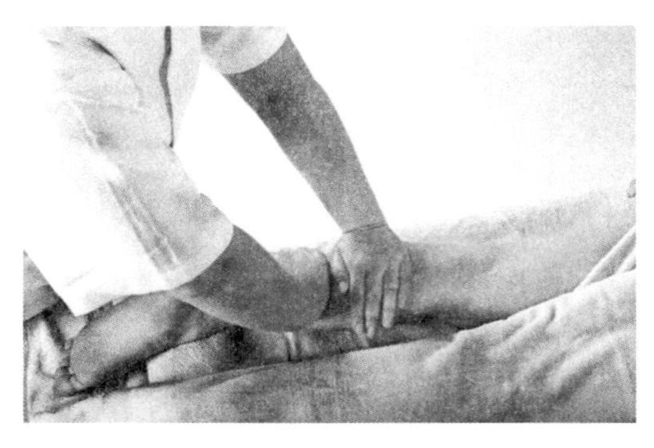

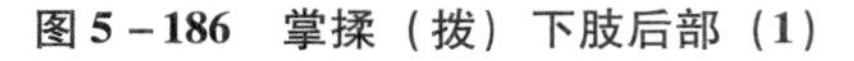

图5－186　掌揉（拨）下肢后部（1）

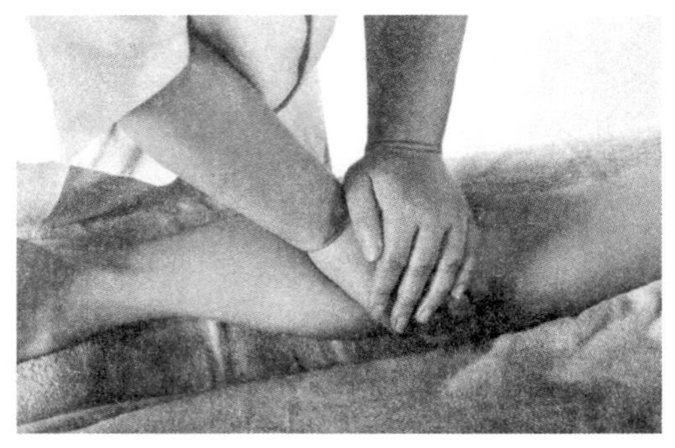

图5－187　掌揉（拨）下肢后部（2）

4. 挤揉下肢两侧

【方法】

术者两掌分别置于小腿远端两侧，相对用力推挤小腿两侧，并在小腿后侧交换至对侧，如此逐渐向上挤揉至大腿根部，然后两掌沿下肢两侧收回至踝部（图5－188）。重复2～3遍。

【要领】

（1）指掌部放松，紧贴受术部位，以掌根为主着力。

（2）操作时应配合身体重心的左右摆动施力。

（3）移动宜慢，动作连贯协调，舒缓柔和。

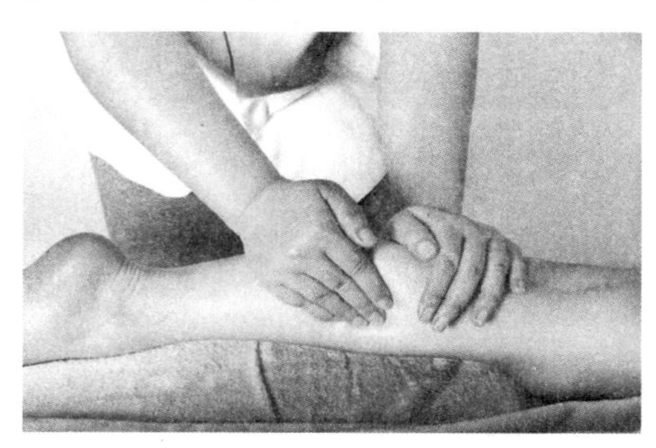

图5－188　挤揉下肢两侧

5. 指推下肢后部

【方法】

（1）术者双拇指并指直推受术者小腿后部正中线，至腘窝，并分推腘横纹，两手顺势沿小腿两侧收回至踝部（图5－189）。可重复2～3遍。

（2）接上式，双拇指叠指直推受术者下肢后正中线至承扶，后沿大腿两侧返回至腘窝并分推腘横纹（图5－190）。重复指推股后部2～3遍。

（3）接上式，双拇指并指从踝部直推受术者下肢后部至承扶穴，并叠拇指点按该穴，后两掌沿下肢两侧收回，重复1～2遍。

【要领】

（1）小腿后侧、腘窝部和股后部远端操作宜轻，股后部近端操作宜重。

（2）直线推动，不可歪斜。

（3）推动时应配合身体重心向前移动。

（4）术者呼吸自然，动作力量沉稳。

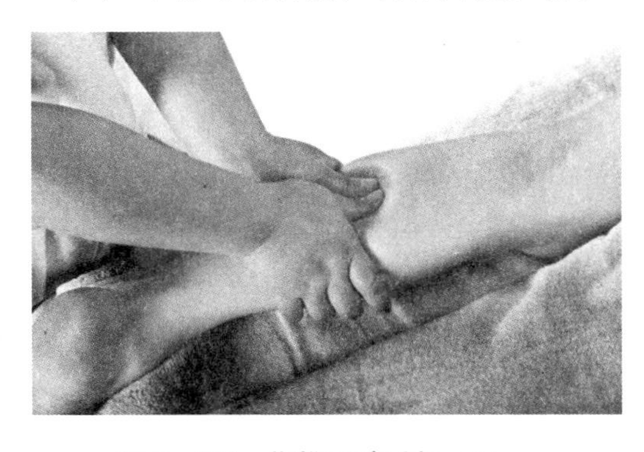

图 5－189　指推下肢后部（1）

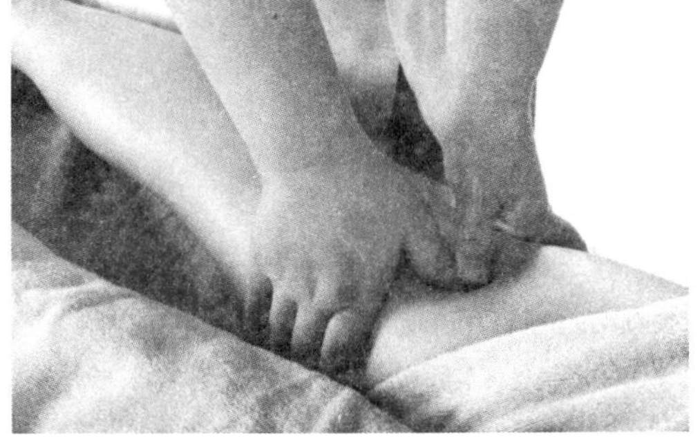

图 5－190　指推下肢后部（2）

6. 指推下肢两侧

【方法】

术者用两拇指指面自下而上分别交替直推受术者小腿、大腿两侧，各重复 2～3 遍（图 5－191）。

【要领】

（1）尽量用拇指整个指面操作，敏感者亦可用虎口着力操作。

（2）受术者下肢两侧多较为敏感，故力量宜轻柔，以受术者能接受为度。

（3）自下而上顺肌纤维走向直线推动，不可歪斜。

（4）下肢较纤细者可用一手拇指与其余四指相对用力直推下肢内外两侧。

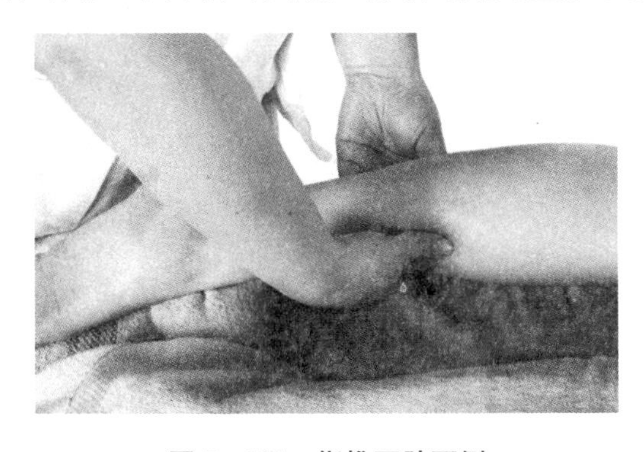

图 5－191　指推下肢两侧

7. 掌推下肢后部

【方法】

术者前后掌横置于下肢后侧，自跟腱向上至承扶穴平推下肢后侧，继而两掌分至大腿两侧沿下肢两侧收回至踝部，如此重复 2～3 遍（图 5－192）。

【要领】

（1）指掌面放松，紧贴受术部位。

（2）沿小腿后侧－腘窝－股后侧操作时，力量应遵循轻－轻－重的原则。

（3）直线推动，推动时应配合身体重心向前移动。

（4）术者呼吸自然，动作沉稳，速度和缓。

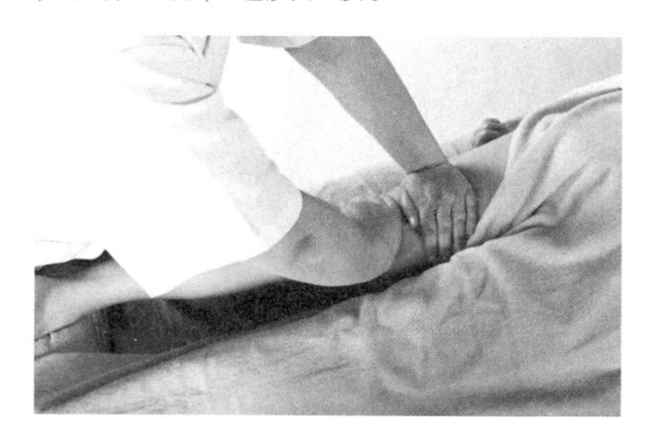

图5－192　掌推下肢后部

8. 叉指抱揉足跟部

【方法】

术者站于受术者足后方，叉指环抱其足跟部，做向前或向后的环旋揉动，并在足跟至跟腱间往返移动（图5－193）。

【要领】

（1）以掌根为主着力，稍用力夹持足跟两侧，不可松脱。

（2）在足跟至跟腱间往返缓慢移动，动作沉稳，协调柔和。

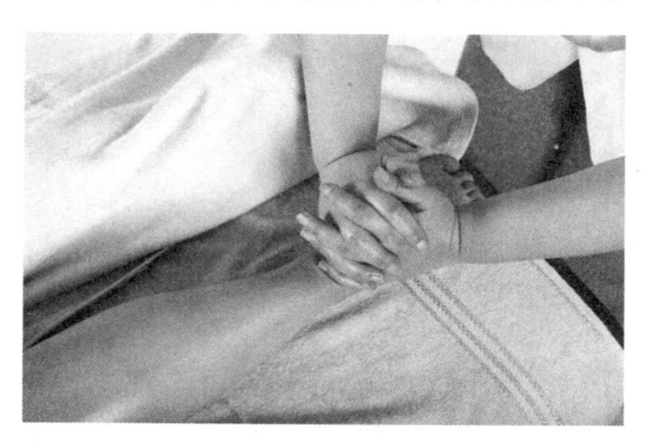

图5－193　叉指抱揉足跟部

9. 拿揉小腿后部

【方法】

术者两手虎口张开，拇指与其余四指指面相对用力，分别从受术者小腿上下两端交替相向拿揉小腿后部肌肉数次（图5－194）。

【要领】

（1）操作时动作自然流畅，不可呆滞僵硬。

（2）以拿法操作为主，揉法为辅。

（3）对称用力的力量适中。

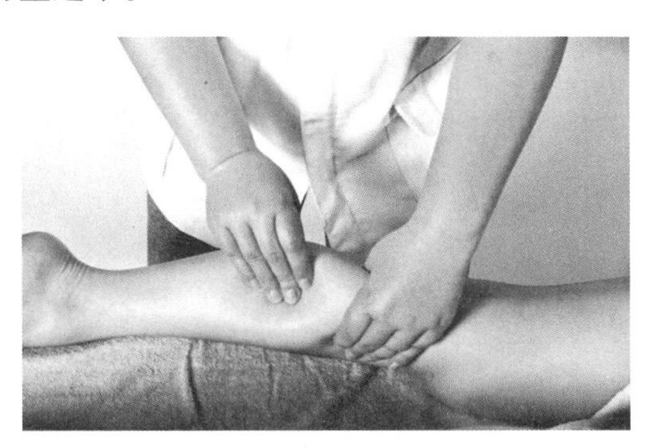

图 5－194　拿揉小腿后部

10. 掌推小腿后部及腘窝部

【方法】

术者两掌虎口张开，虎口及掌面着力，由跟腱至腘窝交替直推受术者小腿后侧 6～8 次（图 5－195）。继而两掌四指并拢，掌面着力，交替由外向内横推其腘窝 6～8 次（图 5－196）。

【要领】

（1）虎口及掌面紧贴小腿后部，指掌部和腕关节放松。

（2）力量适中，不宜过重。

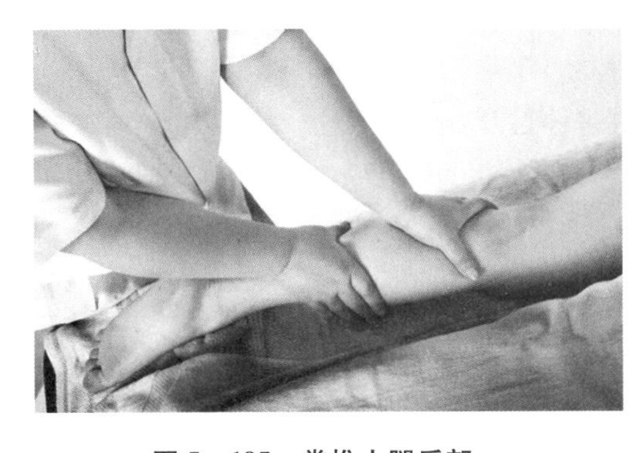

图 5－195　掌推小腿后部

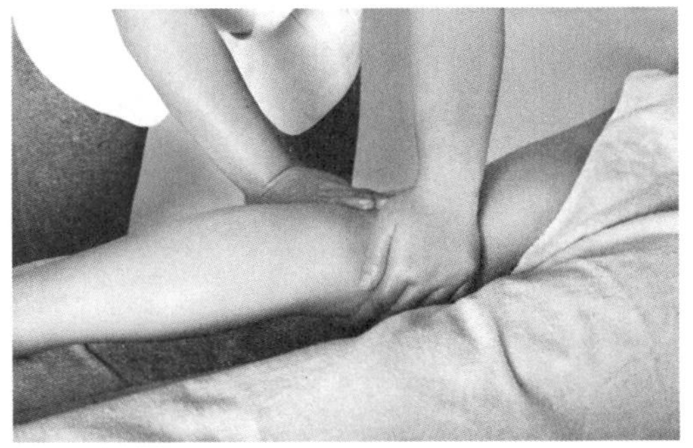

图 5－196　掌推腘窝部

11. 掌推股后部

【方法】

术者两掌虎口张开，掌面着力，两掌交替从受术者腘窝直推至其臀横纹 6～8 次（图 5－197）。然后两掌五指并拢，指掌面着力，沿臀横纹由内向外提拉股内侧及股后上部肌群 8～10 次（图 5－198）。

【要领】

（1）掌面紧贴股后部，掌推力量宜重。

（2）掌推至臀横纹时可配合掌按承扶穴 30 秒。

（3）提拉股内侧及股后上部肌群时，力量宜沉稳。术者身体重心可稍后仰，以肩部运动带动上肢及手部操作。

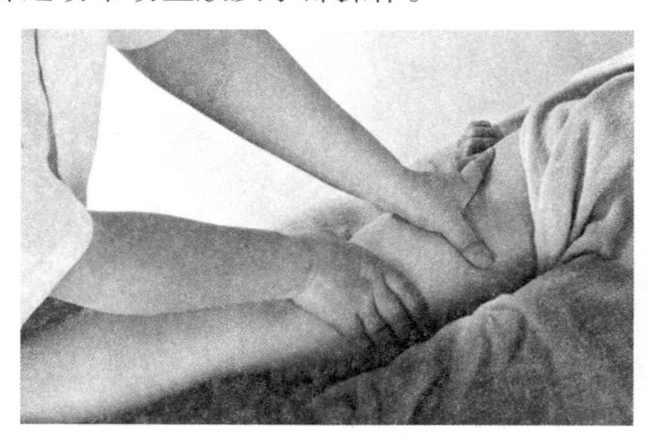

图 5－197 掌推股后部（1）

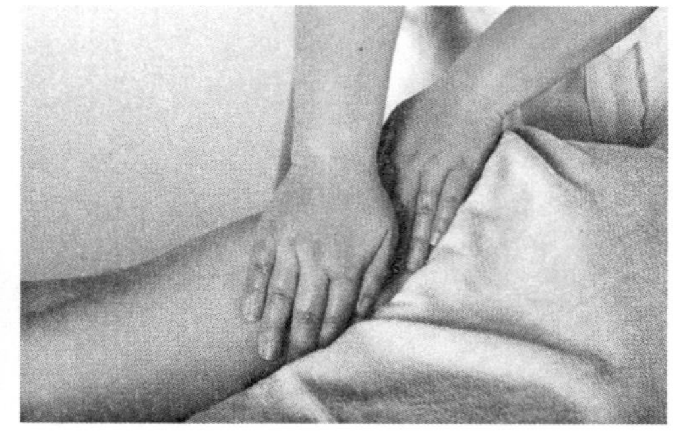

图 5－198 掌推股后部（2）

12. 推按足跟

【方法】

术者转体面向受术者足跟部，两拇指平行放于其足跟后上方，四指托其踝背部，将其足部略向上抬起。然后借助身体重心小幅前后起伏，推按受术者足跟部，同时拉伸其跟腱（图 5－199）。

【要领】

（1）操作时两拇指须吸定于足跟后部，不可滑脱。

（2）术者配合身体重心的前后移动施力，推按动作有节律性。

（3）将受术者踝部小幅抬起，不可抬得过高。

（4）将受术者足跟向后方推按，拉伸跟腱可停留片刻。

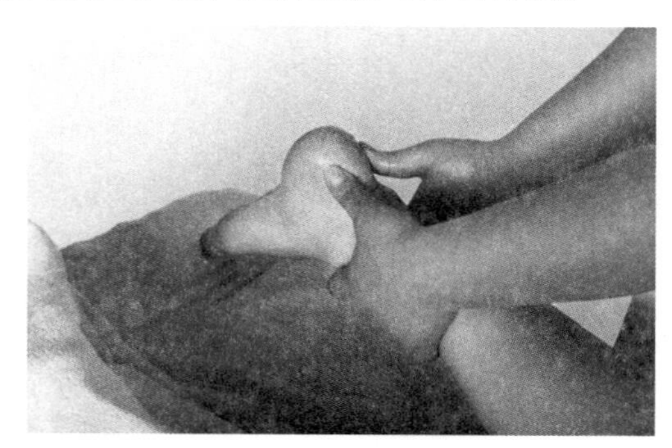

图 5－199 推按足跟

13. 屈伸膝关节

【方法】

术者右手握持受术者小腿远端，左手虎口向下按于其股后近腘窝部，使其膝关节做幅度由小渐大的、缓慢的被动屈伸动作（图 5-200）。

【要领】

（1）在屈膝时，应使受术者足跟逐渐向股后部靠近。

（2）此操作以屈膝为主，伸膝为辅。

（3）屈伸幅度应由小到大，并严禁超出关节的正常生理活动范围。

（4）动作缓慢，因人因势利导，忌用蛮力或暴力。

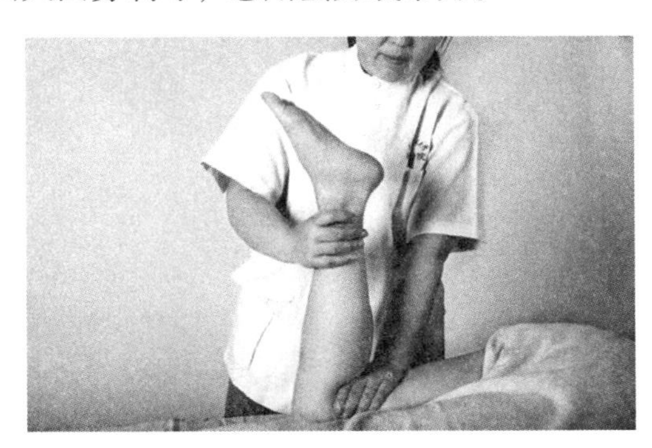

图 5-200　屈伸膝关节

14. 捏揉跟腱

【方法】

术者用一手拇指与示指指腹相对用力捏揉跟腱，并沿跟腱做前后往返移动数次（图 5-201）。

【要领】

（1）左右手均可操作。

（2）用指腹操作，不可用指端或指甲掐压。

（3）压力均匀适中，动作缓慢柔和。

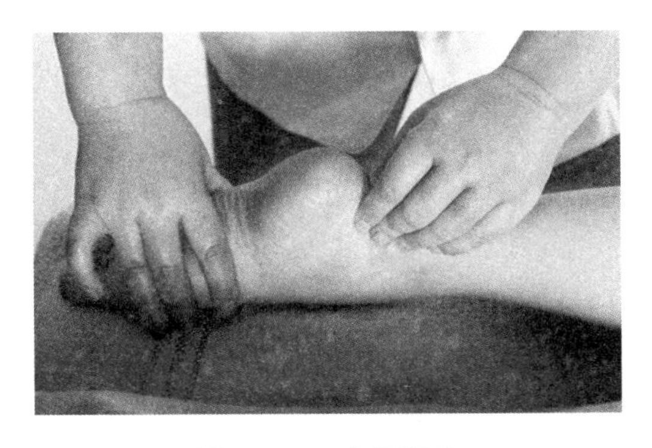

图 5-201　捏揉跟腱

15. 指推足底

【方法】

术者转体面向受术者足部，双拇指并指从足跟部至趾端依次沿其足底内、中、外侧线直推，各重复 2～3 遍（图 5-202）。

【要领】

（1）操作时两拇指腹紧贴足底肌肤，力量适中均匀。

（2）直线推动，不可歪斜或滑脱。

（3）直推足内侧时力量应适当减轻。

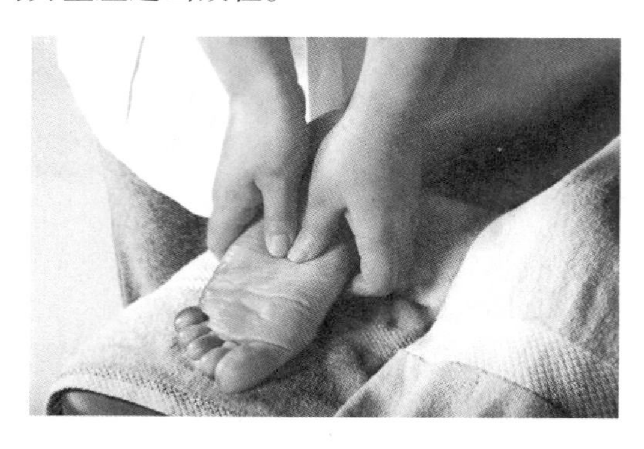

图5－202 指推足底

（二） 下肢前部

先操作左侧，后操作右侧。以左侧下肢前部操作为例。

受术者体位：仰卧位。

术者体位：站立于受术者左侧。

1. 展油

【方法】

受术者仰卧，术者将油性介质均匀涂抹于双手，双手靠拢，从受术者足趾、足背向上平推至大腿腹股沟部，然后双掌分开，分别沿大腿内外侧从上至下回拉至足部，并重复2～3遍（图5－203）。

【要领】

（1）掌中的油性介质不可滴落到受术者体表。

（2）操作时用力均匀适当，速度和缓。

（3）全掌紧贴下肢后部，顺应下肢体表起伏平稳着力，并使展油充分。

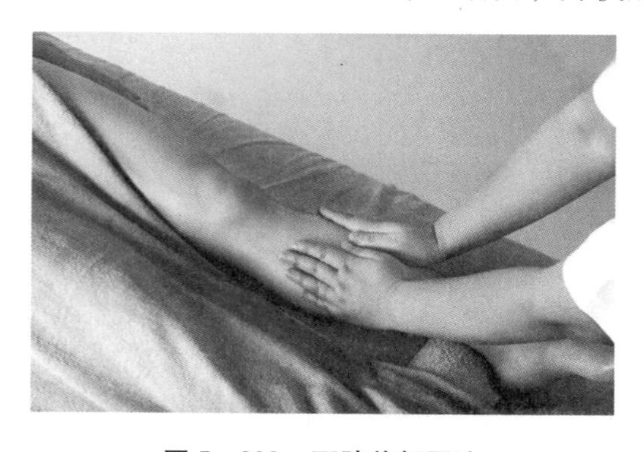

图5－203 下肢前部展油

2. 指推下肢前部

【方法】

术者以两拇指（叠指或并指）沿下肢足阳明胃经从髀关直推至解溪，再沿下肢足太阴脾经从商丘直推至冲门，继而沿下肢足少阳胆经直推股外侧、小腿外侧至丘墟，各重复1～2遍（图5－204）。

【要领】

（1）指面紧贴受术部位，直线推动，不可歪斜。

（2）操作时，身体重心应随推动同步向前移动。

（3）注意避开下肢近端敏感部位。

（4）压力均匀，速度和缓，动作沉稳。

3. 挤揉股前部

【方法】

术者两掌分别置于受术者大腿远端两侧，从其膝部开始相对用力推挤其大腿两侧，两手在其股前交换至对侧，并如此逐渐向上挤揉至大腿根部，如此往返3～5遍（图5－205）。然后两掌沿其下肢两侧收回至足部。

【要领】

（1）四指并拢，拇指略分开，指掌部放松，紧贴受术部位，以掌根为主着力。

（2）操作时应配合身体重心的左右摆动施力。

（3）双手有节律地相对挤揉，并缓慢上下移动，动作连贯协调，舒缓柔和。

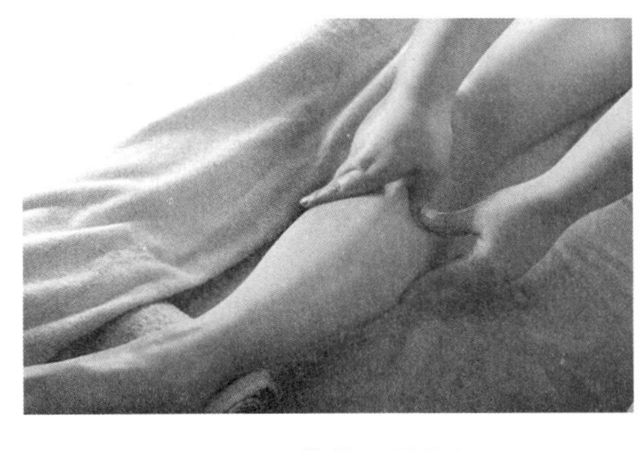

图5－204　指推下肢前部

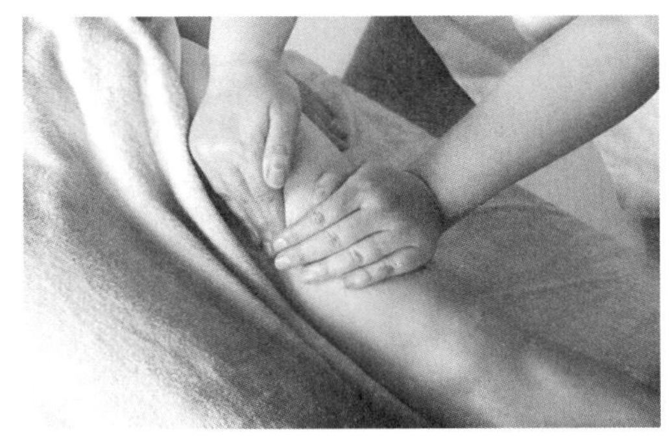

图5－205　挤揉股前部

4. 掌揉（拨）下肢前部

【方法】

（1）术者右手轻扶受术者大腿远端，并将其下肢略内旋。左手掌根着力，自髀关穴沿下肢前外侧足阳明胃经揉（拨）至踝背解溪穴，重复2～3遍（图5－206）。

（2）术者双手四指并拢，分别沿受术者下肢内、外两侧，从上至下揉（拨）至跟腱两侧，并重复2～3遍（图5－207）。

【要领】

（1）操作时指掌自然着力，如用拨法操作，拨动方向与肌纤维垂直。

（2）用力应由轻渐重，不宜过重，动作柔和而有节奏。

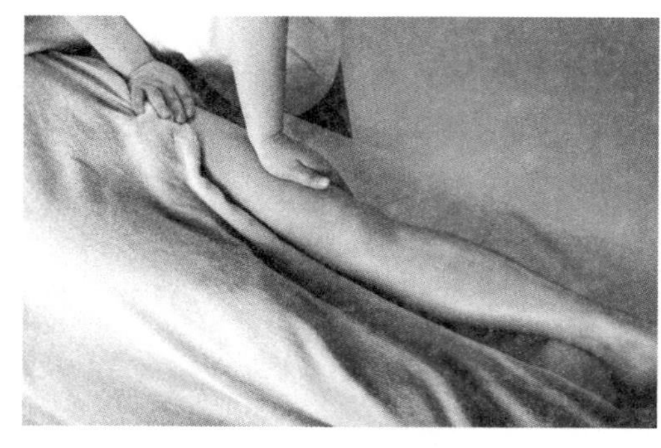

图 5 – 206　掌揉（拨）下肢前部（1）

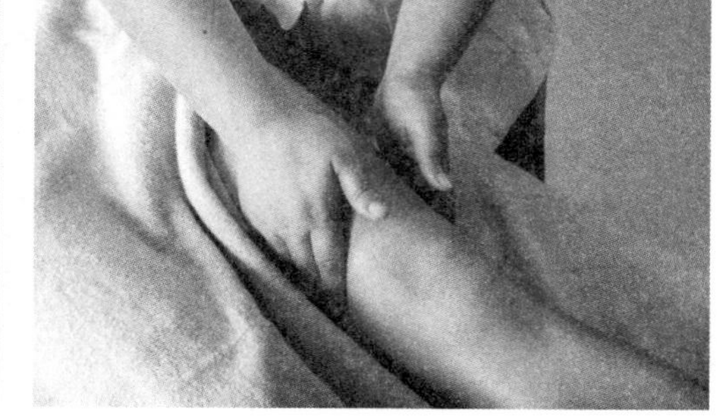

图 5 – 207　掌揉（拨）下肢前部（2）

5. 指推股前并分推膝前

【方法】

术者双拇指并指从受术者膝上直推至气冲，并按压气冲，再两掌分开从其大腿两侧回收至膝，并分推髌上缘和髌下缘，如此重复 2 ~ 3 遍（图 5 – 208）。

【要领】

（1）因股前部一般较为敏感，故操作时力量不宜过大，以受术者能接受为佳。

（2）可沿股前部内、外侧的足太阴脾经和足阳明胃经循行部位操作。

（3）推进速度宜慢不宜快。

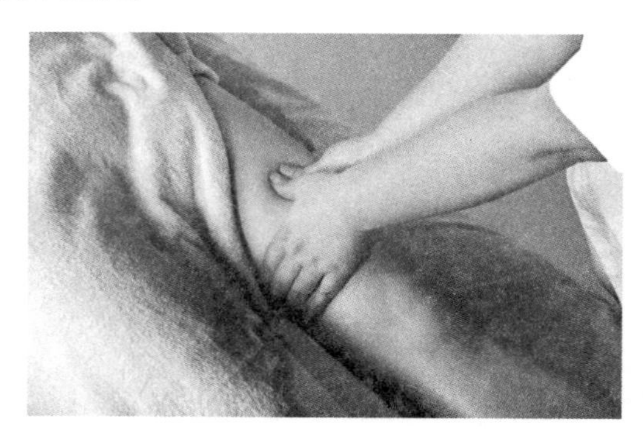

图 5 – 208　指推股前并分推膝前

6. 环揉髌周

【方法】

术者以两拇指分别由内而外、自外向内交替环形推揉髌骨边缘，并重复 6 ~ 8 次（图 5 – 209）。

【要领】

（1）两拇指动作交替衔接自然、协调、连贯。

（2）紧贴髌周凹陷部操作，力量稍重。

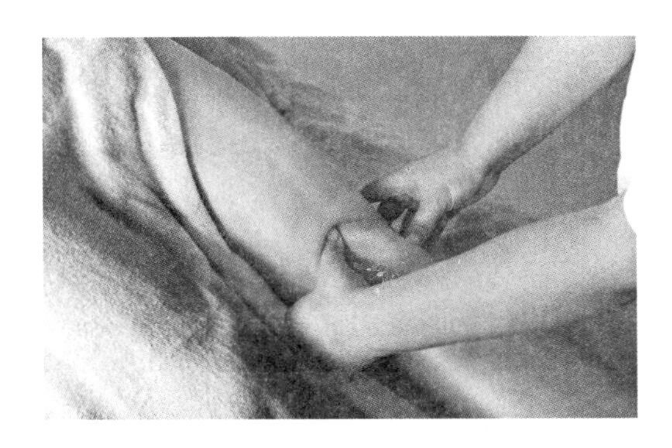

图 5－209　环揉髌周

7. 掌摩膝部

【方法】

术者用右手掌面着力于受术者膝部，做有节律的环形摩擦动作约 1 分钟（图 5－210）。

【要领】

（1）掌指关节和指骨间关节略屈曲，指掌部放松，贴合受术部位。

（2）肘关节小幅屈伸运动，带动腕掌部在膝部做环形摩动。

（3）髌骨前面及髌周均是受术部位。

（4）力量均匀，动作柔和，富有节奏感。

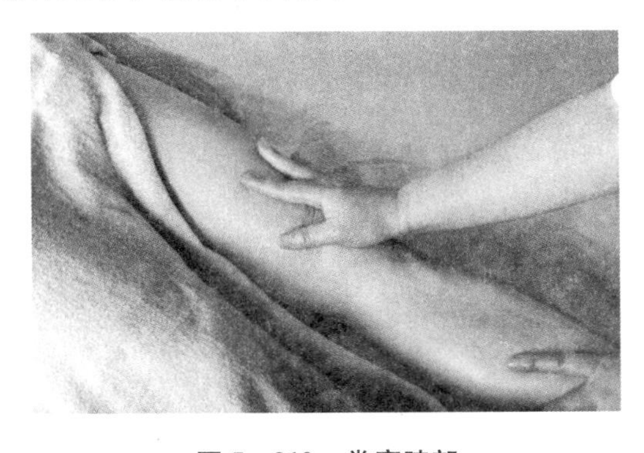

图 5－210　掌摩膝部

8. 热熨膝部

【方法】

术者两掌相搓至发热，随即迅速将两掌面轻抚受术者膝前，并小幅揉动数次，如此反复操作 2～3 次（图 5－211）。

【要领】

（1）热熨膝部时，两手四指并拢，两掌靠拢。

（2）操作以膝部皮肤微热为佳。

（3）按压力度适中，动作自然柔和。

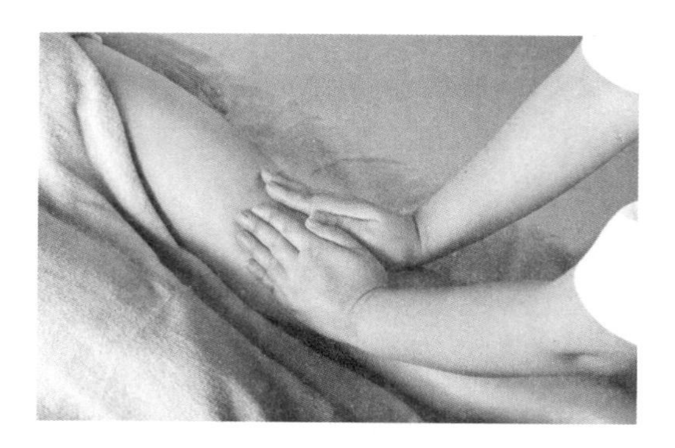

图 5－211　热熨膝部

9. 指推小腿后部

【方法】

术者示、中、环和小指四指并拢，以四指指面着力，两手从跟腱至腘窝沿膀胱经交替直推小腿后部 8～10 次（图 5－212）。

【要领】

（1）以四指整个指面着力。

（2）顺肌纤维方向直线推动，不可歪斜。

（3）力量稍重均匀，两手交替衔接自然，动作柔和流畅。

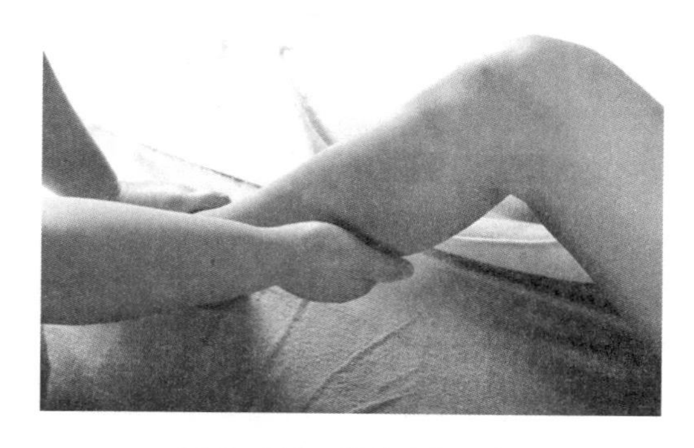

图 5－212　指推小腿后部

10. 勾揉小腿后部

【方法】

受术者半屈膝屈髋位，术者示、中、环和小指四指微屈，以四指指腹勾揉小腿后部膀胱经，并在委中至昆仑间上下往返移动 2～3 遍（图 5－213）。

【要领】

（1）术者腕关节放松，前臂摆动带动腕、掌、指操作。

（2）以四指指腹着力，若受术者小腿后部较敏感而不受力者则宜用四指整个指面着力。

（3）力量适中均匀，移动较慢，动作柔和而有节律。

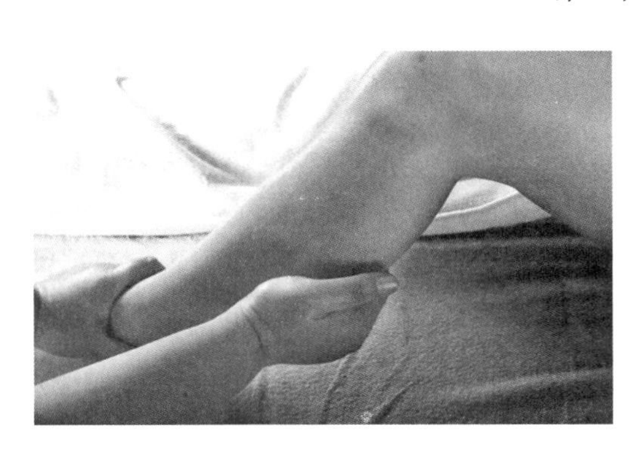

图 5 -213　勾揉小腿后部

11. 掌推小腿外侧

【方法】

术者左手握持受术者踝部，右手掌面或掌根着力，单掌从下而上直推其小腿外侧 5 ~6 次（图 5 -214）。

【要领】

（1）指掌面紧贴小腿外侧，并顺应体表的起伏变化平稳着力。

（2）直线推动，力量稍重，动作连贯，不可滑脱或跳动。

12. 指摩足背

【方法】

术者一手扶持受术者足部，另一手以拇指指面或连同鱼际着力，环形按摩其足背部 8 ~10 次（图 5 -215）。

【要领】

（1）拇指掌指关节及指骨间关节伸直，腕关节放松。

（2）在足背环形摩动面积宜大。

（3）右手摩动宜顺时针操作，左手摩动宜逆时针操作。

（4）压力适中，动作和缓而有节奏感。

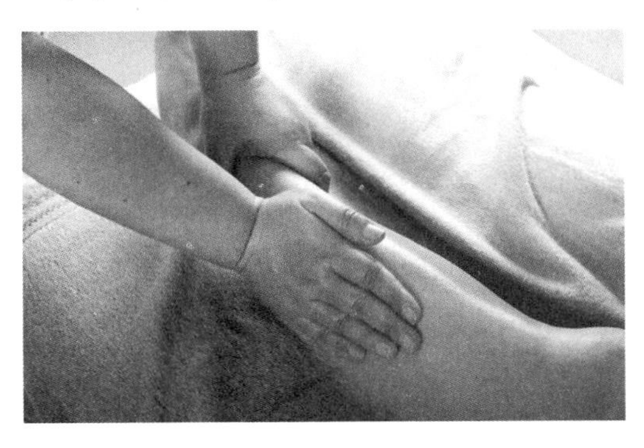

图 5 -214　掌推小腿外侧

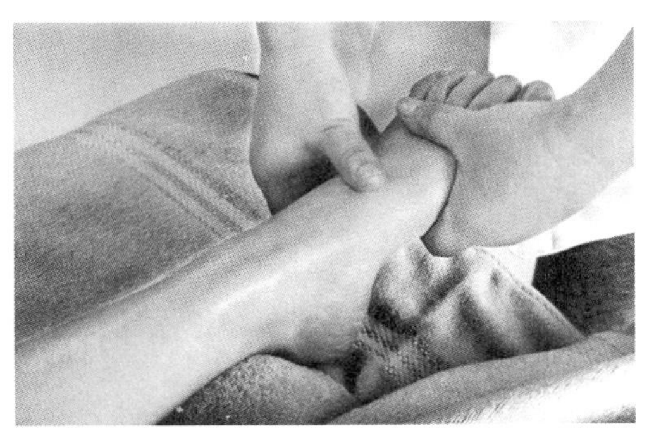

图 5 -215　指摩足背

13. 指揉足背

【方法】

术者一手扶持受术者足部，另一手以拇指指端或指腹着力，由远及近依次指揉其足背各跖骨缝，各1遍（图5-216）。

【要领】

（1）指揉足背跖骨缝一般由远及近操作，亦可由近及远操作。

（2）操作时移动宜慢，即紧揉慢移。

（3）压力适中，动作柔和。

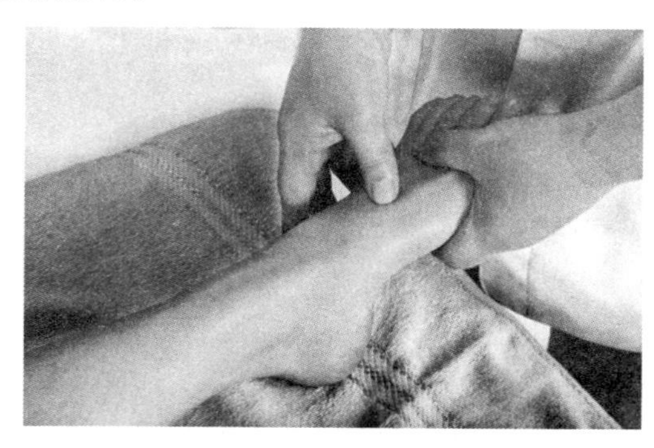

图5-216　指揉足背

14. 分推足背

【方法】

术者用双手鱼际分推受术者足背部，并在足趾与踝关节间往返移动，并重复2~3遍（图5-217）。亦可以两拇指腹分推解溪穴5~6遍（图5-218）。

【要领】

（1）整个足背由近及远每遍可分推2~3下。

（2）两手用力均匀，动作协调，力量适中。

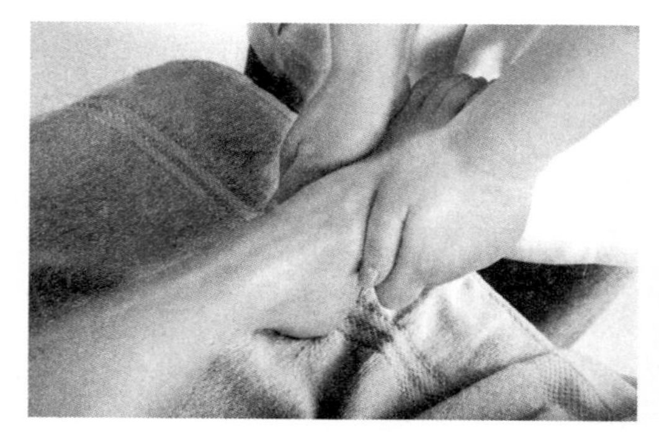

图5-217　分推足背（1）

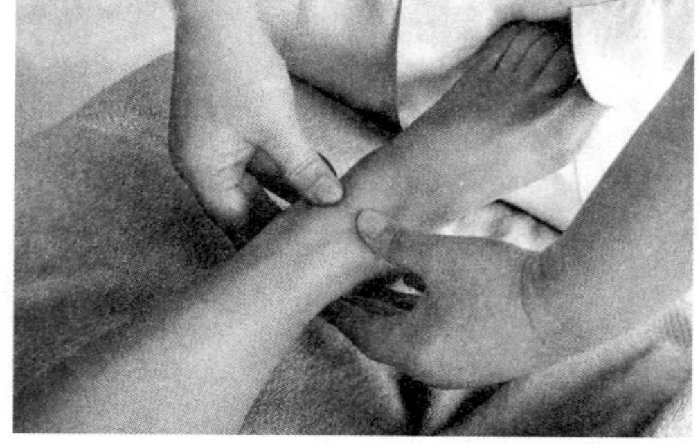

图5-218　分推足背（2）

15. 摇踝关节

【方法】

术者右手按住受术者踝背部，左手握住其足底前掌部，引导其踝关节做缓慢的双向环旋摇动各3~5次（图5-219）。

【要领】

（1）动作平稳协调，因势利导，缓慢摇动。

（2）操作时摇转幅度应由小到大，并在关节的正常生理活动范围内，或在受术者的耐受范围内。

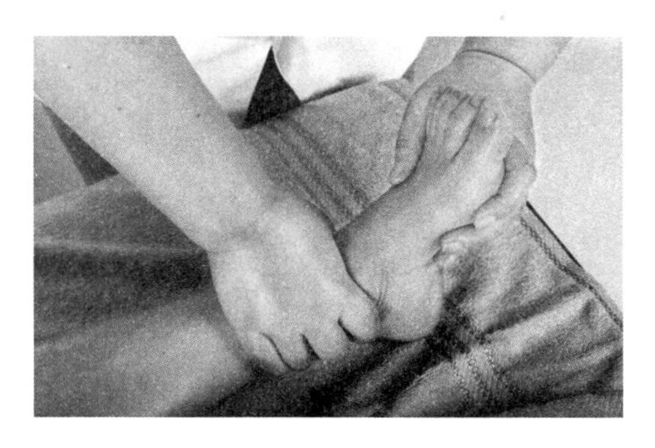

图5-219 摇踝关节

16. 拔伸下肢

【方法】

术者一手掌托受术者足跟部，另一手握住其足趾或足前掌部，两手协同用力，逐渐持续牵拉下肢约1分钟（图5-220）。术者亦可两手环握受术者踝关节拔伸下肢（图5-221）。

【要领】

（1）要求持续拔伸≥1分钟。

（2）操作时术者身体重心应后仰，尽量利用大肌肉群用力，以节省体力。

（3）操作时需注意拔伸的方向。

（4）动作平稳和缓，用力持续均匀，不可瞬间发力及粗暴用力。

（5）操作时术者呼吸自然，不可屏气。

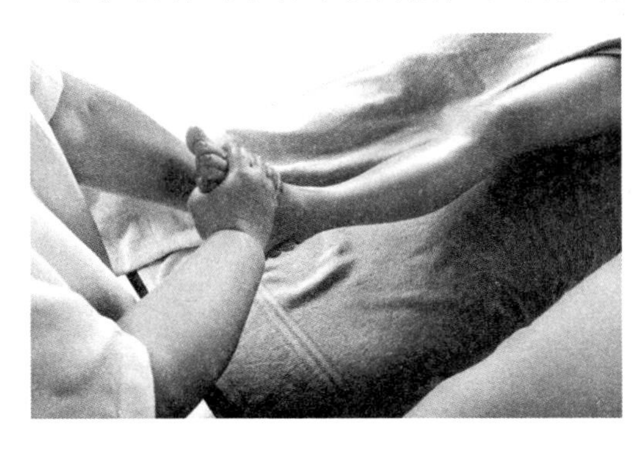

图5-220 拔伸下肢（1）

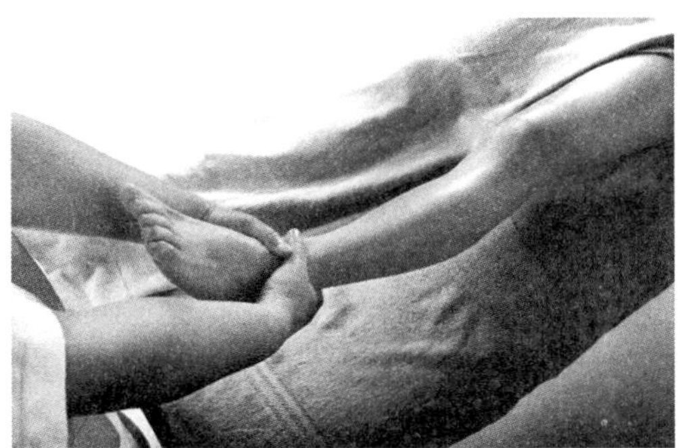

图5-221 拔伸下肢（2）

【思考题】

1. 芳香按摩局部操作与推拿人体操作有怎样的区别？
2. 面颈部芳香按摩操作的具体步骤有哪些？
3. 腰背部芳香按摩操作用了哪些基本手法？

第六章　芳香按摩特定操作

【导学】本章讲解了两种芳香按摩疗法的应用项目操作法——淋巴引流和芳香塑身按摩法。这两种操作法应用较广，因此要求掌握此两种芳香按摩特定操作法建议使用的精油品种、操作步骤和动作要领等。

第一节　淋巴引流按摩

淋巴系统是人体的重要防卫体系，它与心血管系统密切相关。淋巴系统参与免疫反应，对于液体和养分在体内的分配也有重要作用。淋巴引流按摩可疏通人体循环系统，保护淋巴系统功能，加速淋巴新陈代谢，促使体内毒素排出体外，增强人体免疫力，同时也有利于消除水肿，改善肥胖体型。

建议选用刺激淋巴循环的芳香精油，如葡萄柚、柠檬、丝柏，以及刺激血液循环的芳香精油，如黑胡椒、迷迭香、姜。

全身淋巴引流操作通常按下肢后部→背部→下肢前部→腹部→上肢部→颈胸部的顺序进行。

一、下肢后部淋巴引流

受术者体位：俯卧位，踝前部可垫一圆枕，以放松下肢后部肌肉。

术者体位：先站立于受术者左侧操作其左下肢，后换至对侧操作其右下肢。以左侧下肢后部操作为例。

1. 展油

【方法】

术者将精油均匀涂抹于手掌，两掌一前一后置于受术者下肢后部，从其足底、足跟沿下肢后部向上平推至股后根部，然后双掌分开，沿其下肢两侧从大腿根部自上而下收回至足趾部，如此反复2~3遍（图6-1）。

【要领】

（1）掌中的按摩油不宜太多，以免滴落到受术者体表。

（2）操作时用力均匀适当，速度和缓。

（3）指、掌面紧贴受术部位，在操作范围内尽可能推及各局部，将油充分展开。

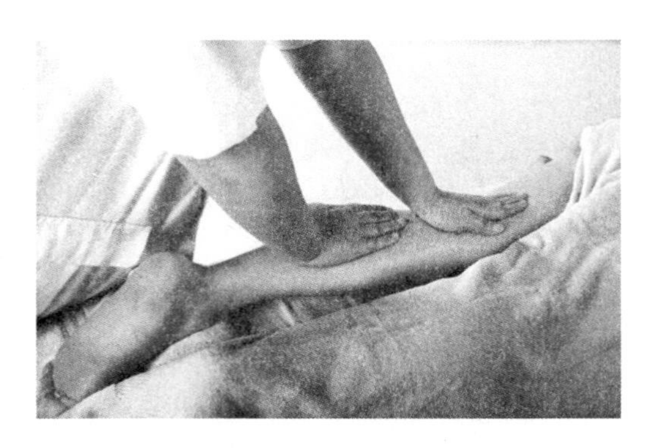

图6－1　下肢后部展油

2. 掌推下肢后部

【方法】

术者两手虎口张开向前，全掌着力，两手交替由受术者下肢后正中线向前外方弧形推抹，从跟腱至臀横纹处单向移动，再双掌沿其下肢两侧收回至足部，如此反复3～5遍（图6－2）。

【要领】

（1）操作时着力面随体表起伏始终紧贴受术者下肢后部。

（2）操作运行轨迹为：①从跟腱直线向上至臀横纹；②两手交替从下肢后正中线分别向下肢两侧前外方弧形推动，并由肢体远端向近端移动。

（3）在跟腱处可用拇指与示指夹持轻柔向上推移。

（4）速度和缓，动作沉稳、协调流畅。

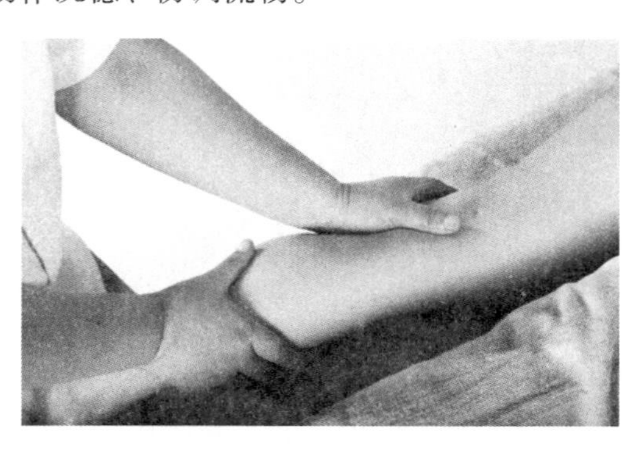

图6－2　掌推下肢后部

3. 指推下肢后部

【方法】

（1）术者两手虎口张开，拇指指面和鱼际着力，交替由受术者下肢后正中线向前外方弧形推抹，并从小腿远端至臀横纹处单向移动，然后两掌沿其下肢两侧返回至足部，重复2～3遍（图6－3）。

（2）接上式，双拇指并指直推受术者小腿后部正中线，至腘窝，并分推腘横纹，两手顺势沿小腿两侧收回至踝部，重复2～3遍（图6－4）。

（3）接上式，双拇指并指直推受术者下肢后正中线至承扶，并分推臀横纹，后沿大腿两侧回拉至踝部，重复2～3遍（图6－5）。

【要领】

（1）小腿后侧、腘窝部和股后部远端操作宜轻，股后部近端操作宜重。

（2）直线推动操作时，不可歪斜或滑脱。

（3）推动时应配合身体重心向前移动。

（4）术者呼吸自然，动作力量沉稳柔和。

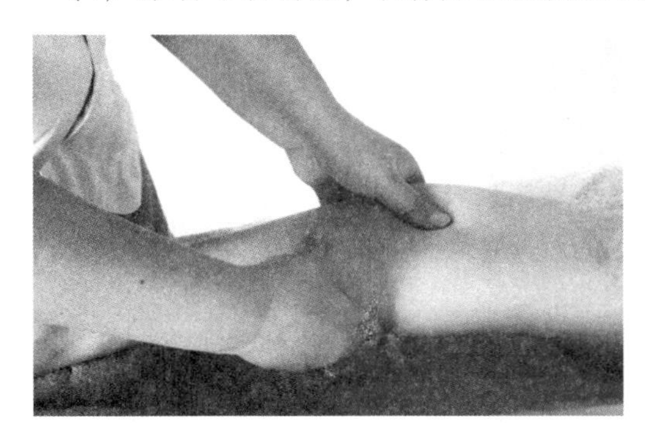

a

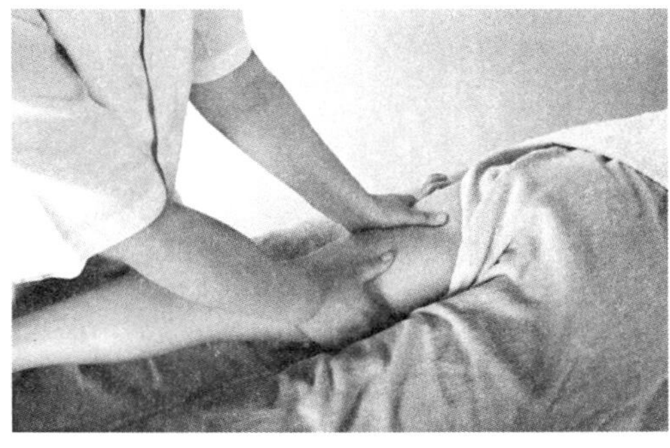

b

图6－3 指推下肢后部（1）

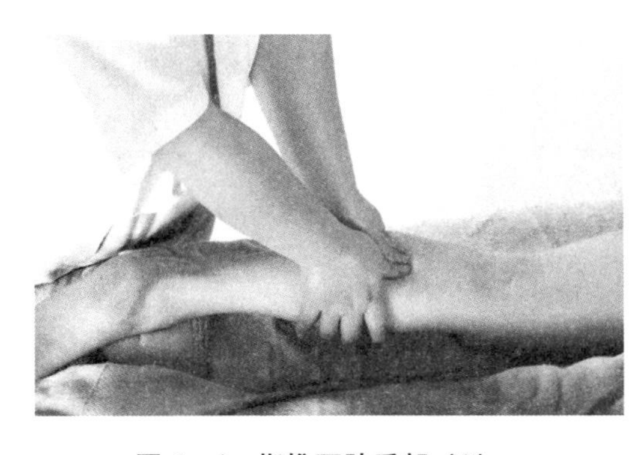

图6－4 指推下肢后部（2）

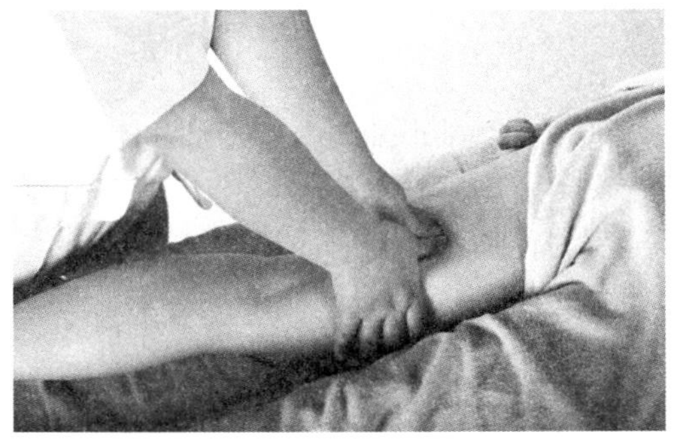

图6－5 指推下肢后部（3）

4. 推抹股后部

【方法】

术者两掌一前一后横置于股后部，掌面着力，交替从股后远端直推至股后近端（图6－6），继而两掌交替沿臀横纹从股内侧向前外方（股骨大转子）推抹20～30次（图6－7）。

【要领】

（1）掌面紧贴受术部位，直推股后部力量宜稍重，动作沉缓均匀。

（2）沿臀横纹从股内侧向前外方提抹时，术者应向前移动至左臀侧，两手四指指端朝向股内侧，以四指指面为主着力，由内向前外方提抹。

（3）操作须避开腘窝。

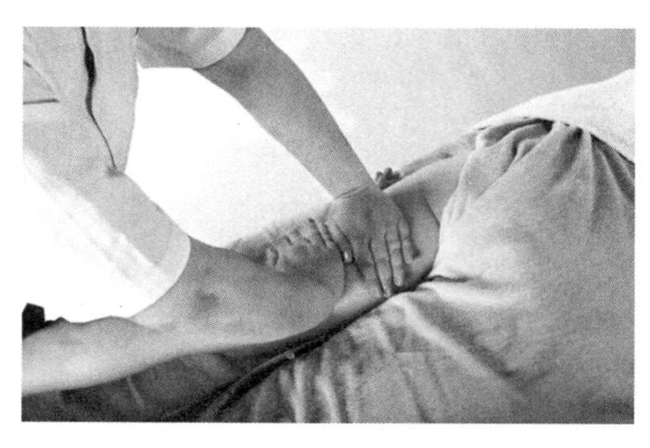

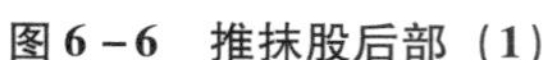
图6－6　推抹股后部（1）

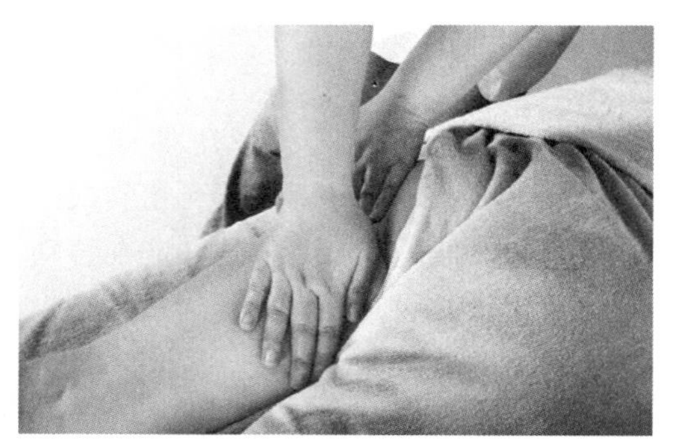

图6－7　推抹股后部（2）

二、背部淋巴引流

受术者体位：俯卧位，踝前部可垫一圆枕，以放松下肢后部肌肉。

术者体位：站立于受术者体侧及头顶前方。

1. 展油

【方法】

术者站于受术者左侧，双手掌面着力，自骶骨部起沿脊柱两侧向上直推至肩井部，再分推冈上窝，然后沿躯干两侧收回至腰骶部，如此反复3～5遍（图6－8）。

【要领】

（1）按摩油取用适量，掌中的按摩油不可滴落到受术者体表。

（2）着力面紧贴受术部位，用力均匀适当，速度和缓，使油充分展开。

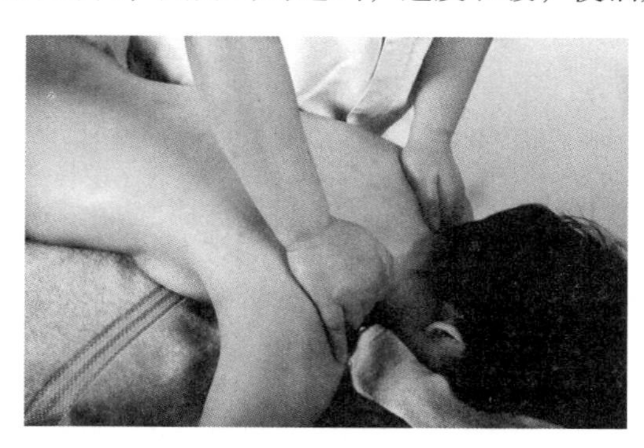

图6－8　背部展油

2. 虎口推抹背部

【方法】

术者先站于受术者左侧，虎口张开向前，全掌着力于其左侧背部，交替从髂嵴上缘自下而上经肩部推至腋窝，重复10～20次（图6－9）。操作受术者右侧背部时，术者需站立于其右侧进行操作。

【要领】

（1）拇指伸直，虎口张开。

（2）着力部位紧贴受术部位，推动距离宜长，且动作和缓，用力均匀。

（3）自下而上推至肩部后折返向下至腋窝。

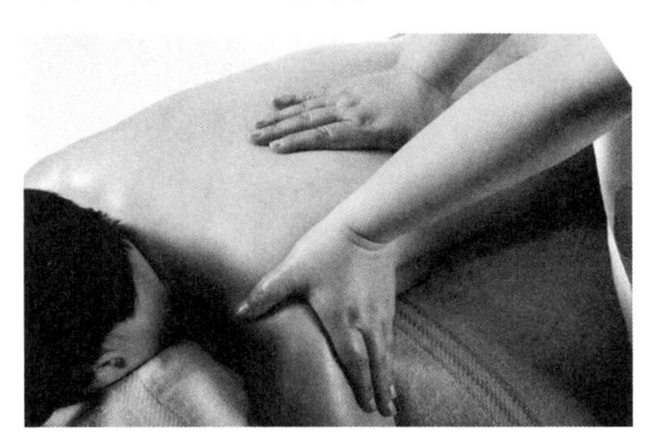

图6-9　虎口推抹背部

3. 掌推背部

【方法】

术者先站于受术者左侧，左手握右腕，叠掌沿左侧背部自下而上经肩后部推至腋窝，重复10~20次（图6-10）。同法站于受术者右侧操作其右侧背部。

【要领】

（1）背部近胁肋处为施术重点部位，掌面或掌根着力，用力宜着实。

（2）操作时术者身体重心应随手部动作前移，速度宜慢不宜快。

（3）经肩后部折返向下时，动作自然，柔和流畅。

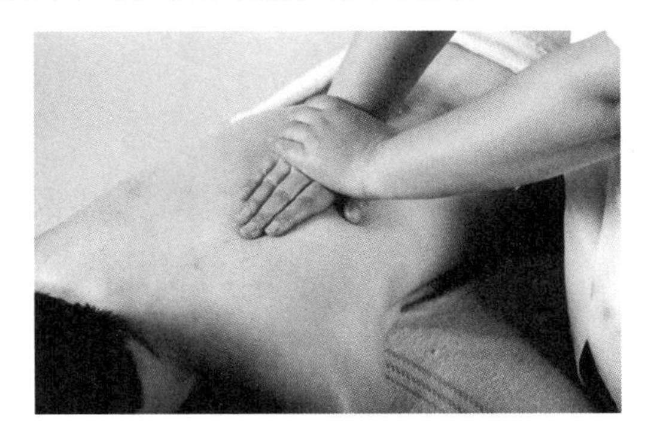

图6-10　掌推背部

4. 指推冈上窝

【方法】

术者站于受术者头顶前方，用双拇指指腹交替由内向外推抹一侧冈上窝，重复10~20次后再操作对侧（图6-11）。

【要领】

（1）推动时速度宜缓慢，注意避开肩峰等骨性突起部。

（2）稍用力下压推动，动作轻巧流畅，不可牵扯颈侧肌肤，且以推后皮肤不发红为佳。

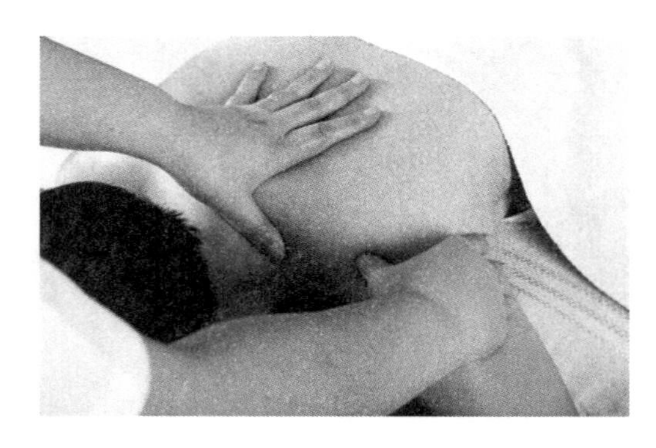

图6－11　指推冈上窝

5. 指推肩胛间部

【方法】

术者站于受术者头顶前方，以双拇指指腹着力，交替由前向后沿一侧肩胛骨内侧缘推抹至腋下，同法再操作对侧，两侧各重复10~20次（图6－12）。

【要领】

（1）操作时术者需借助身体重心施力。

（2）推动路线宜长，动作宜慢，平稳而有节奏。

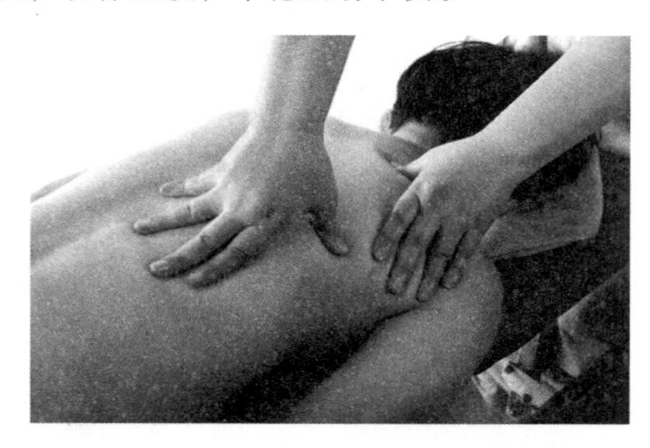

图6－12　指推肩胛间部

6. 分推肩背

【方法】

术者站于受术者头顶前方，以双手掌根着力，依次沿冈上窝、肩胛骨内侧缘分推受术者肩背部，各重复5~6遍（图6－13）。

【要领】

（1）着力部位紧贴受术体表，操作时术者应配合重心的前后移动施力。

（2）两手用力均匀，手掌及手指放松，勿翘起。

（3）力量稍重，动作协调流畅。

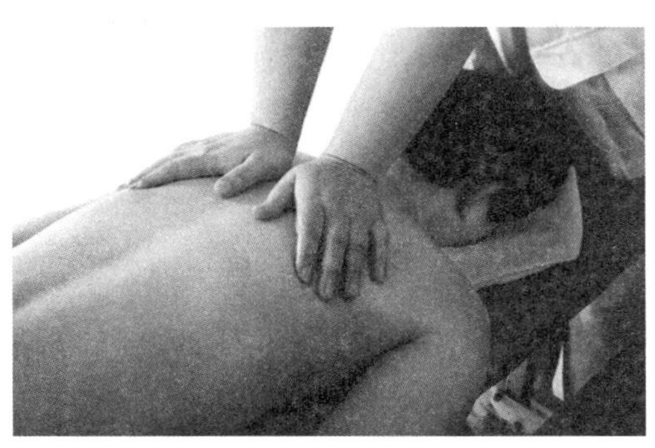

图6－13　分推肩背

7. 横推背部

【方法】

术者站于受术者左侧，掌根着力，双掌与脊柱垂直，横置于受术者右侧背部，交替从内向外推抹，并沿躯干纵轴上下往返移动1～2遍（图6－14）。继而术者移动至受术者右侧，同法操作其左侧背部。

【要领】

（1）术者掌指自然放松，掌面紧贴受术者背部，推动时以掌根为主着力。

（2）动作沉稳和缓，注意避开棘突等骨突部。

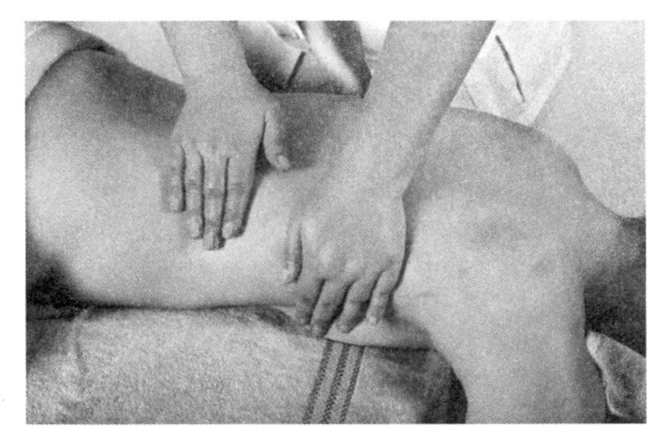

图6－14　横推背部

三、下肢前部淋巴引流

先操作左侧，后操作右侧。以左侧下肢前部操作为例。

受术者体位：仰卧位，腘窝下方可垫一小圆枕。

术者体位：先站立于受术者左侧操作其左下肢，后换至对侧操作其右下肢。

1. 展油

【方法】

术者将精油均匀涂抹于手掌，两掌一前一后横置于受术者足背，向上沿下肢前侧、外侧推抹至腹股沟，然后两手分别沿下肢两侧收回至足部，重复2~3遍（图6-15）。

【要领】

（1）掌中的按摩油不可滴落到受术者体表，将油充分展开。

（2）操作时力量轻柔，速度和缓。

（3）须注意避开会阴等敏感部位。

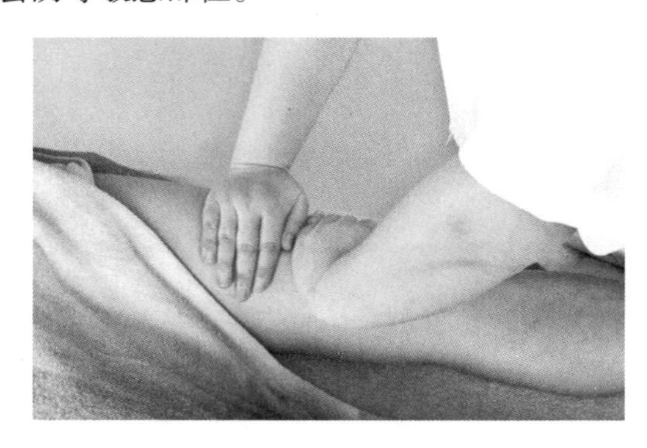

图6-15　下肢前部展油

2. 指推足背

【方法】

术者两手四指分别扶持受术者足部两侧，两拇指置于其足背部，分别从趾端向踝背直推其跖骨缝，各重复8~10次（图6-16），继而两手鱼际分推足背5~6遍。

【要领】

（1）以指腹着力，不可用指甲端操作。

（2）两拇指分别先直推受术者1、4跖骨缝，再操作2、3跖骨缝。

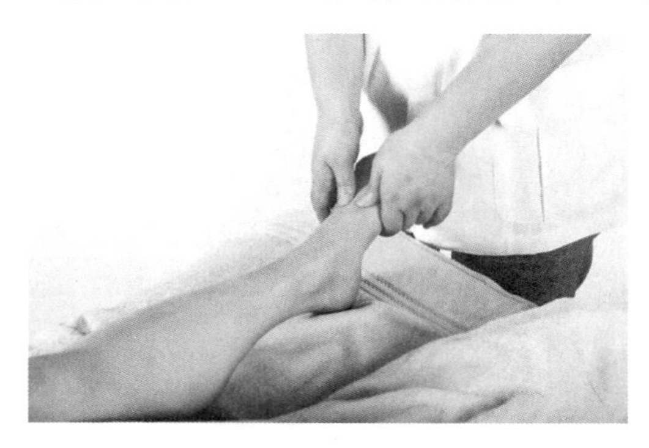

图6-16　指推足背

3. 掌推小腿前部

【方法】

术者两手虎口张开，以鱼际和掌根为主着力，交替从受术者踝背沿其胫骨前嵴向上直推至髌骨上缘，并分推髌骨上缘，后两手沿其小腿两侧收回至足踝部，重复3~5遍（图6-17）。

【要领】

（1）掌面紧贴小腿前体表，操作时不可抠压胫骨前嵴，以免引起疼痛。

（2）力量轻柔，速度和缓，动作沉稳、协调流畅。

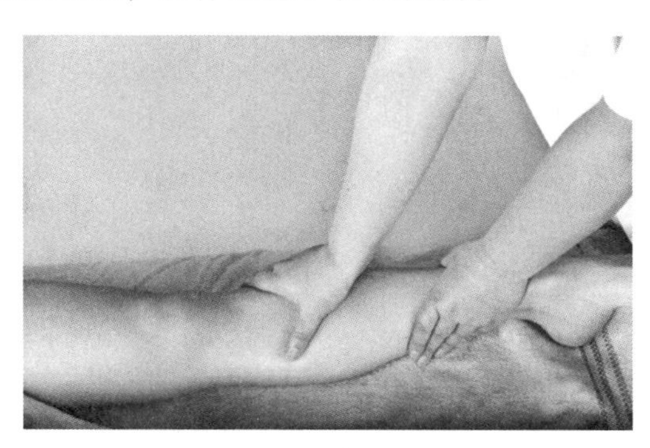

图 6－17　掌推小腿前部

4. 搓揉膝部

【方法】

术者双手掌分置于受术者膝关节内外两侧，相对用力，搓揉膝关节 20～30 次（图 6－18）。

【要领】

（1）搓揉时要带动皮下组织一起运动，可有小幅度上下往返移动。

（2）两手不可将受术者膝部夹持过紧。

（3）术者操作时动作轻巧柔和，不可屏气。

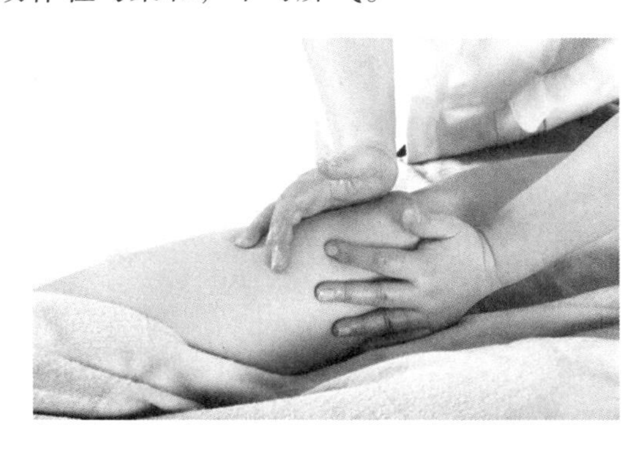

图 6－18　搓揉膝部

5. 指推股外侧

【方法】

术者两拇指并指或前后指，从髌骨上缘沿受术者股外侧直推至腹股沟，继而掌面着力，指端向内，两手交替沿其腹股沟下缘由外上向内下推抹受术者股前根部，重复 5～6 遍（图 6－19）。

【要领】

（1）指面紧贴受术部位，直线推动，不可歪斜。

（2）操作时，身体重心应随推动同步向前移动，压力均匀，速度和缓。

（3）推抹股前根部时须注意避开会阴等敏感部位。

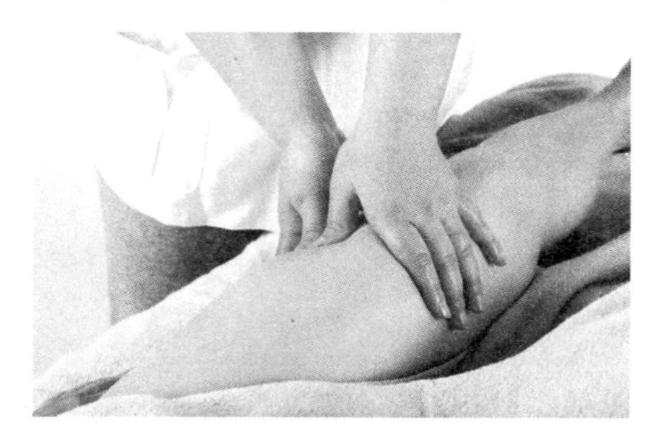

图 6－19　指推股外侧

6. 掌推股前部

【方法】

术者两手虎口张开，交替从髌骨上缘沿受术者股前部直推至腹股沟，继而旋掌90°，指端向内，两手交替沿其腹股沟下缘由外上向内下推抹受术者股前根部，重复5～6遍（图6－20）。

【要领】

（1）两手掌面紧贴受术者股前部，可交替弧形推抹并沿下肢纵轴上移，亦可交替直线向上推动。

（2）操作时应配合重心的前移施力，力量适中均匀，动作和缓，忌粗暴施术。

（3）推抹股前根部时须注意避开会阴等敏感部位。

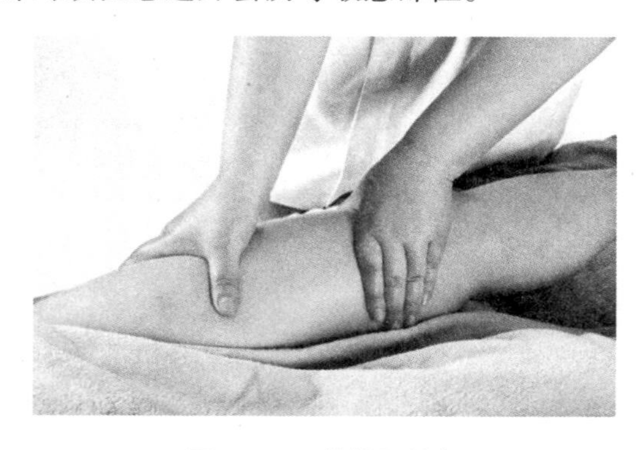

图 6－20　掌推股前部

四、腹部淋巴引流

受术者体位：仰卧位，腘窝下方可垫一小圆枕。

术者体位：站立于受术者右侧。

1. 展油

【方法】

术者双掌面着力，从脐下沿任脉直推至上腹部后，沿肋弓分抹至腹侧，再沿腹侧向下、向内返回至少腹部，如此重复5～6遍（图6－21）。

【要领】

（1）操作时须避免戳及肋骨、剑突等骨突部，避开乳房。

（2）操作时用力均匀适当，速度和缓。

（3）双掌在操作范围内尽可能推及各局部，使展油充分。

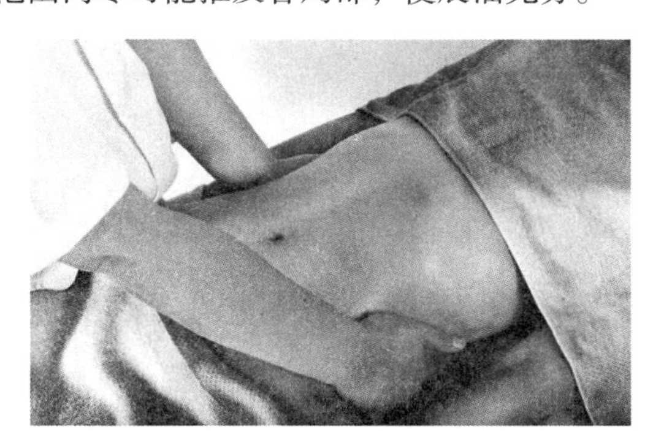

图6－21　腹部展油

2. 直推腹部

【方法】

术者面向受术者下肢而立，双手掌面着力，交替自剑突向少腹直推腹部任脉20～30次（图6－22）。

【要领】

（1）着力面应紧贴体表受术部位，动作轻柔和缓。

（2）自剑突至少腹部单向直推，不可歪斜。

（3）术者呼吸自然，切忌屏气。

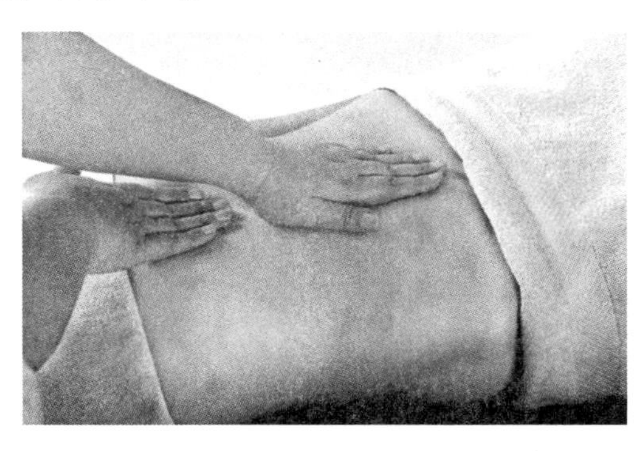

图6－22　直推腹部

3. 掌摩脐周

【方法】

术者四指并拢，双掌重叠，以四指指面着力，顺时针环摩脐周20~30次（图6-23）。

【要领】

（1）四指指骨间关节伸直，紧贴脐周体表。

（2）腕关节放松，术者肘关节应随环形摩动有节律屈伸。

（3）用力可稍重且均匀，运劲深沉，动作柔和而有节奏。

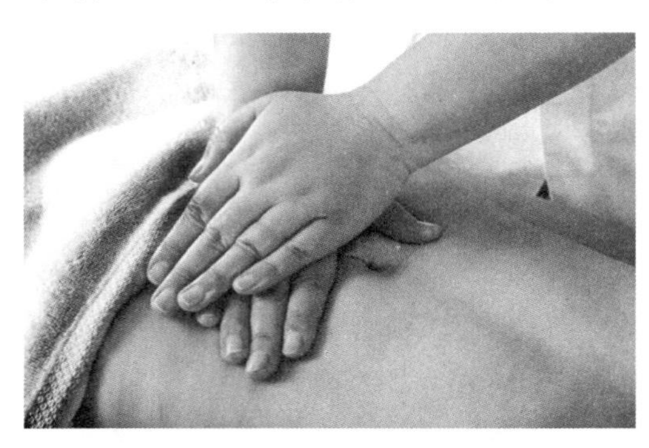

图6-23　掌摩脐周

4. 提拉侧腹部

【方法】

术者四指并拢，以掌面及四指指面着力，双手交替由腹侧向腹前提拉受术者腹侧肌筋，先操作受术者左侧，后操作其右侧，各10~20次（图6-24）。

【要领】

（1）操作时术者可借助身体重心施力。

（2）着力面尽可能大，提拉时手在体表滑动速度稍慢。

（3）一般单侧操作，可在肋弓和髂嵴间往返缓慢移动。

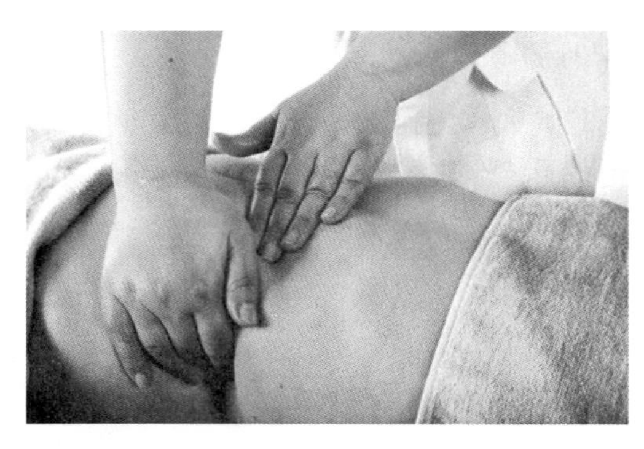

图6-24　提拉侧腹部

5. 分推少腹

【方法】

术者面向受术者下肢而立，双手指端朝向下肢，两掌并拢，以掌面着力，先自剑突沿任脉直推至少腹，再分推少腹部，重复 8～10 次（图 6－25）。

【要领】

（1）着力面应紧贴体表受术部位，两手动作自然协调，力量均匀。

（2）两足一前一后站立，以下肢蹬地的反作用力带动身体重心前后运动。

（3）术者呼吸自然，切忌屏气。

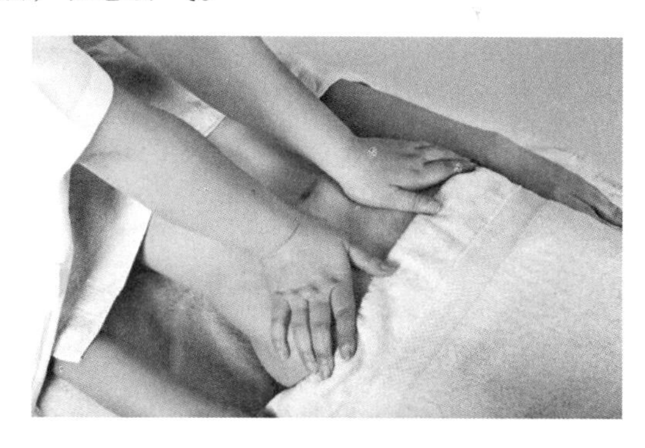

图 6－25　分推少腹

6. 斜抹腹股沟

【方法】

术者先以掌面或掌根着力，沿受术者肋弓下缘分推其腹部至腰背部脊柱两侧，然后四指并拢，以四指指面着力，沿髂嵴上缘返回至腹部，并向内下方斜抹受术者两侧腹股沟，重复 8～10 遍（图 6－26）。

【要领】

（1）着力面应紧贴体表受术部位，力量沉稳均匀。

（2）操作须避开耻骨等敏感部位。

（3）沿肋弓分推腹部时以掌面或掌根着力，从腰背部沿髂嵴上缘返回并斜抹腹股沟时则以四指指面着力。

（4）操作时术者应借助身体重心施力，且呼吸自然，切忌屏气。

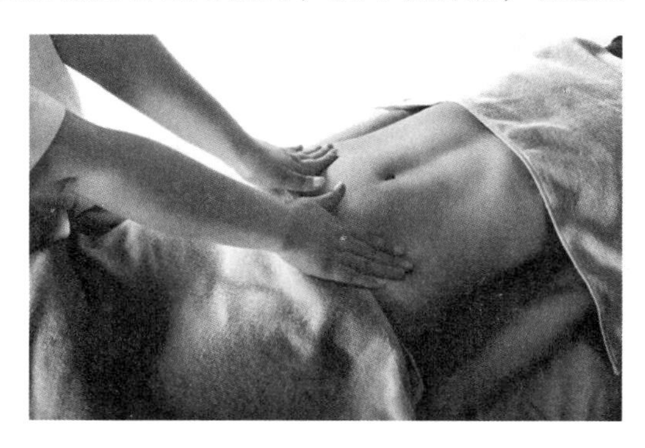

图 6－26　斜抹腹股沟

五、上肢部淋巴引流

先操作受术者右侧，后操作其左侧。

受术者体位：仰卧位。

术者体位：先站立于受术者右侧操作其右上肢，后换至对侧操作其左上肢。

1. 展油

【方法】

术者双手一前一后横置于受术者一侧腕背部，沿上肢纵轴向上推抹至肩部，继而两手分开，掌指关节与指骨间关节微屈，指端朝向肩部，沿上肢的桡、尺两侧从肩部推抹至其掌部（图6－27）。

【要领】

（1）指、掌面紧贴受术部位，手至肩整个上肢须展油充分。

（2）用力均匀适中，速度和缓。

2. 分推腕背、手背

【方法】

受术者掌心向下，术者用双手鱼际从腕横纹起，分推其腕背和手背部各5～6次（图6－28）。

【要领】

（1）操作时可由近及远分3～4条线分推。

（2）压力适中，两手用力均匀，动作协调柔和。

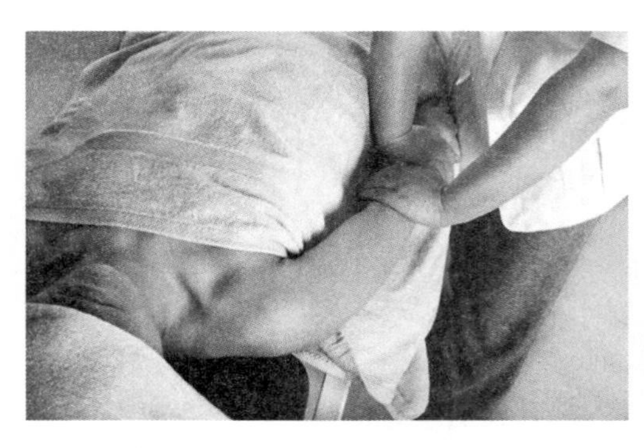

图6－27　上肢部展油

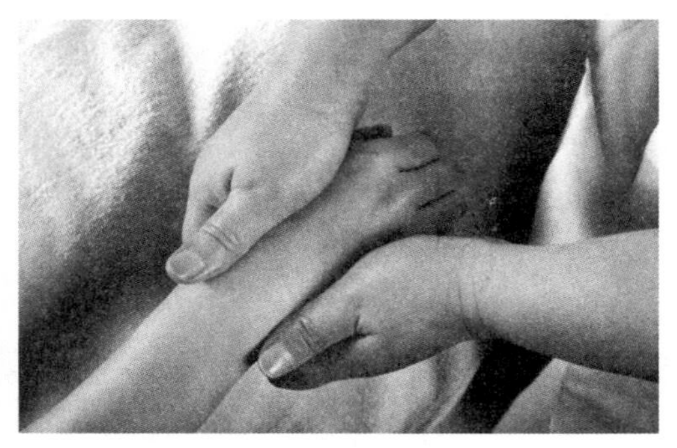

图6－28　分推腕背、手背

3. 掌推上肢尺侧

【方法】

接上式，术者一手握住受术者腕部，另一手虎口张开，掌面自然贴附受术者上肢内侧，包握其上肢尺侧，缓慢向腋下推抹，重复8～10次（图6－29）。

【要领】

（1）操作时宜将受术上肢稍作牵拉，使之伸直。

（2）力度柔和均匀，切勿用力过大。

（3）腕关节放松，速度宜慢。

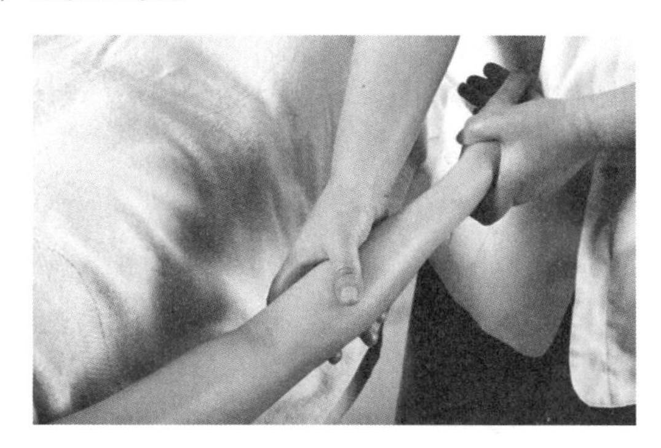

图6－29 掌推上肢尺侧

4. 掌推上肢部

【方法】

受术者掌心向下，术者掌面着力，两手与上肢纵轴平行分置于受术者上肢尺、桡侧，从掌背部直推至肩部，继而向躯干方向旋掌90°由外上向内下推抹腋前皱襞，并重复5～6遍（图6－30）。

【要领】

（1）指、掌面紧贴上肢体表，操作时速度稍慢，动作流畅。

（2）力量不宜过重，推抹腋前皱襞时避免戳及腋窝或乳房等敏感部位。

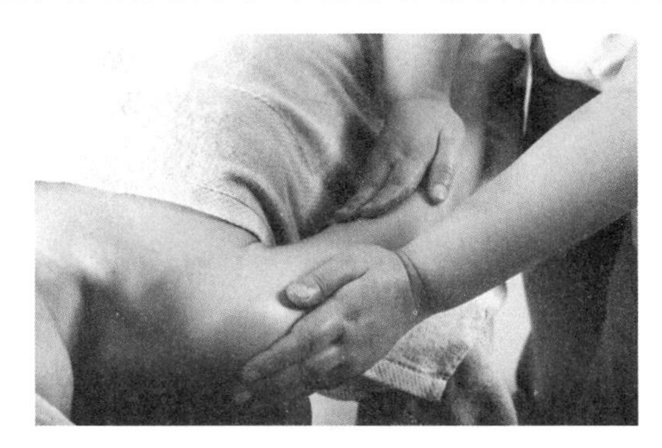

图6－30 掌推上肢部

六、颈胸部淋巴引流

受术者体位：仰卧位。

术者体位：站立（或坐）于受术者头顶前方。

1. 展油

【方法】

术者两掌面着力，双掌四指向上置于受术者颈部两侧，沿颈侧向下、向外分推至两肩外侧，后旋掌约180°由外而内合推至项部；然后再沿颈前侧向下分推上胸部至两腋下，重复3～5遍（图6－31）。

【要领】

（1）操作时须避免戳及锁骨、咽喉等部位。

（2）掌中的按摩油不可滴落到受术者体表。

（3）展油充分，力量轻柔，速度和缓，动作流畅。

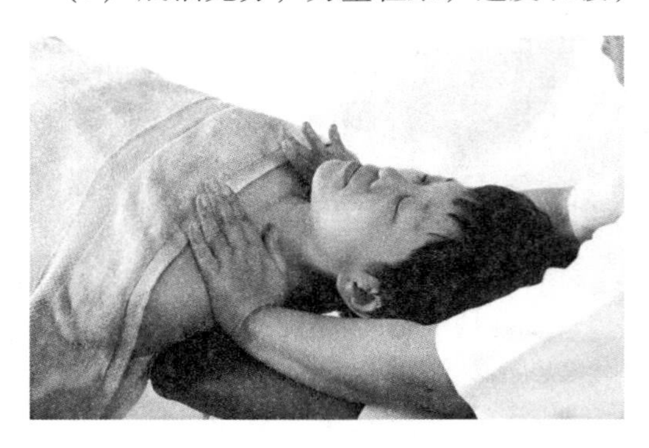

a

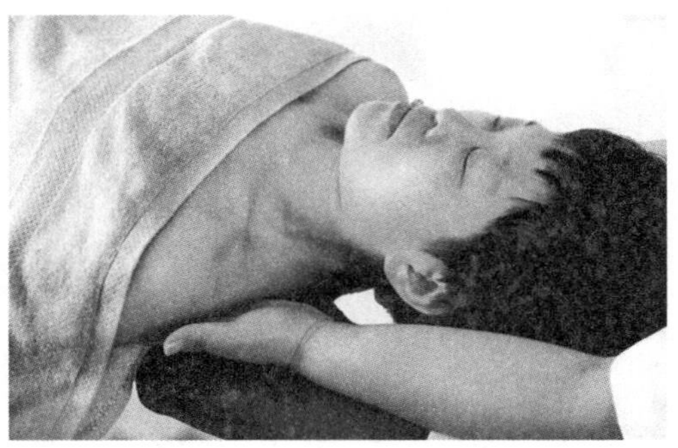

b

图6－31 颈胸部展油

2. 指揉颌部

【方法】

术者中指和无名指并拢，以指腹着力，两手由颏隆凸分别沿下颌体前缘和下缘揉至耳后，重复3～5遍（图6－32）。

【要领】

（1）操作时，指腹紧贴于受术面，力度轻柔，速度和缓。

（2）指揉后可以指腹分抹下颌部以缓和刺激。

（3）一般从颏隆凸向两耳后单向移动。

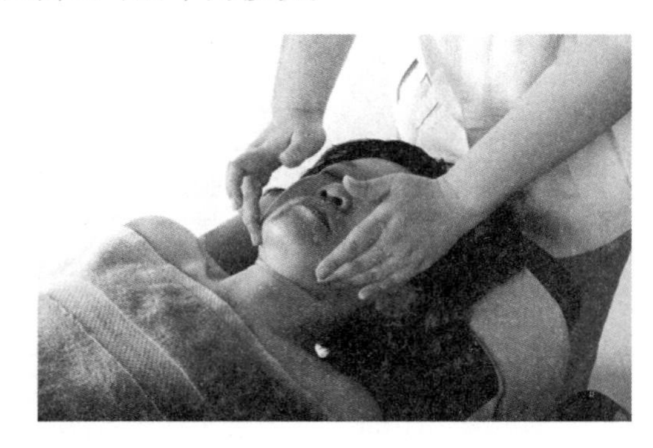

图6－32 指揉颌部

3. 指揉耳根

【方法】

接上式，术者两手示指、中指、无名指分别夹持受术者两耳根部，做轻柔缓和的环旋揉动，并沿耳根上下往返移动，重复3～5遍（图6－33）。

【要领】

（1）示指在耳屏前方，中指和无名指在耳后部，两手向前或向后同方向揉动。

（2）腕关节放松，力量稍重，动作宜缓慢。

（3）揉法操作后可配合应用擦法。

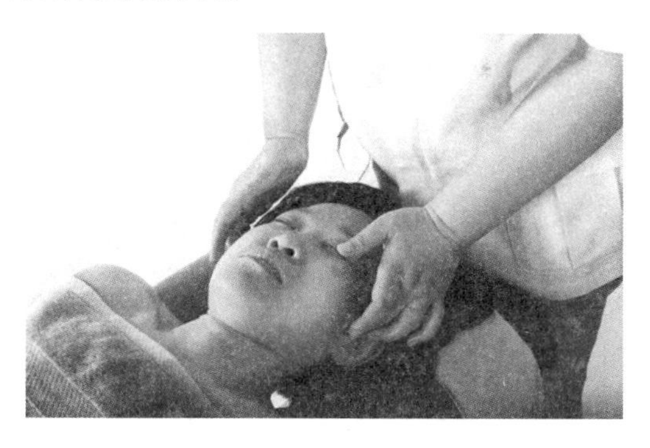

图6－33　指揉耳根

4. 勾揉枕骨下缘

【方法】

术者双手示、中、无名指并拢微屈，以指腹按揉枕骨下缘，并沿枕骨下缘从风府至翳风往返移动5～6遍（图6－34）。

【要领】

（1）勾揉时术者三指微屈，以便向受术者前额方向用力。

（2）右手逆时针、左手顺时针方向揉动，力量沉稳，动作幅度宜小，频率宜慢且有节律性。

（3）不可牵拉受术者发根引起疼痛。

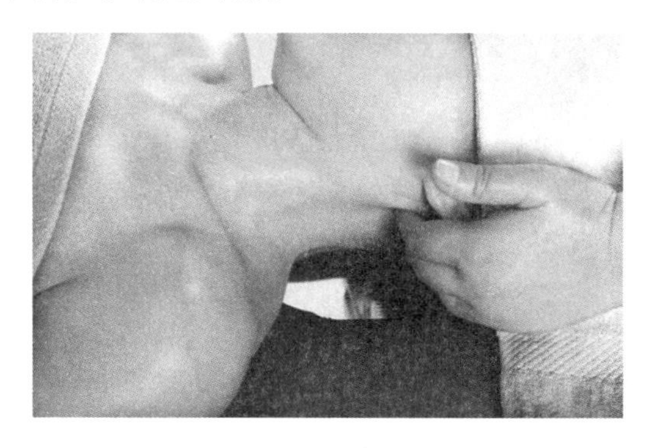

图6－34　勾揉枕骨下缘

5. 指推项部

【方法】

术者一手托住受术者头部，另一手拇指与四指张开，着力于其项部两侧，自枕骨下缘至颈根部做沿颈椎纵轴由上而下或由下而上推动8～10遍（图6－35）。

【要领】

（1）亦可拇指与四指相对用力施拿揉法，并沿颈椎纵轴螺旋形往返移动。

（2）力量适中沉稳，腕关节放松，动作幅度不宜过大，频率宜慢且有节律性。

（3）单向或双向移动均可。

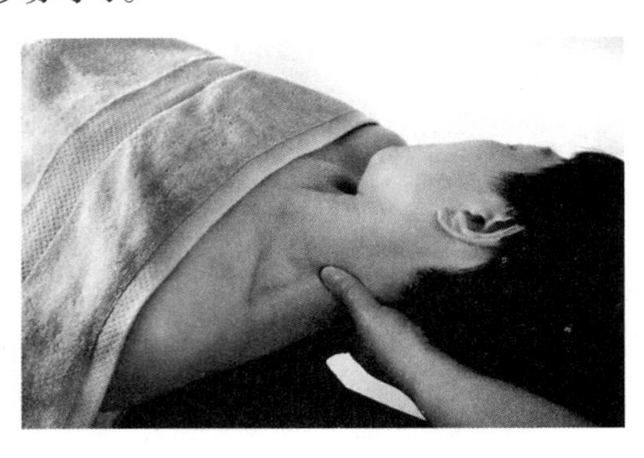

图 6－35　指推项部

6. 推抹颈侧部

【方法】

术者一手扶持受术者头部，另一手以拇指指面或手掌面自耳后乳突沿胸锁乳突肌推抹其颈侧至锁骨上窝，重复 10～20 次（图 6－36）。

【要领】

（1）拇指整个指面或手掌面紧贴颈部皮肤操作。

（2）自耳后乳突至锁骨上窝单向推抹。

（3）腕关节放松，力量轻柔，动作缓慢。

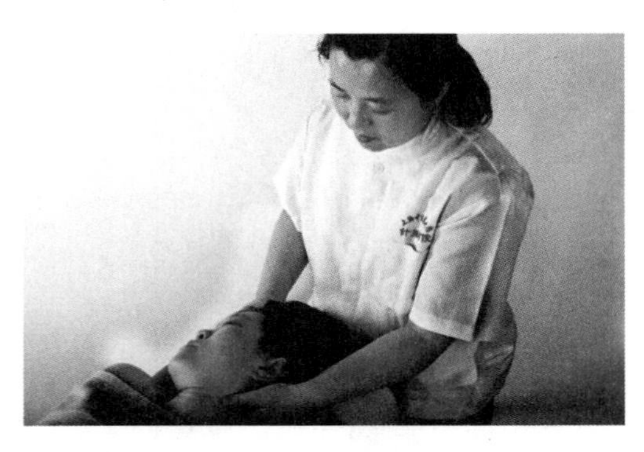

图 6－36　推抹颈侧部

7. 指揉上胸

【方法】

术者双手拇指指腹着力，从胸骨两侧沿肋间隙向外边揉边移动，并在锁骨下缘至第 4 肋间隙间各重复操作 2～3 遍（图 6－37）。

【要领】

（1）沿肋间隙操作，由内向外单向移动，且移动缓慢。

（2）动作轻柔而有节律性。

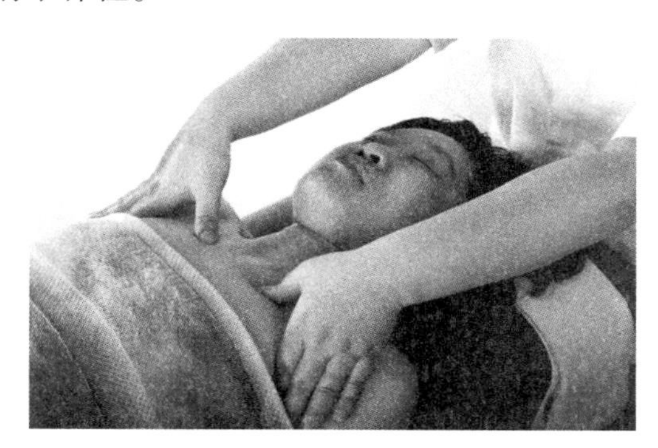

图 6－37　指揉上胸

8. 横抹上胸

【方法】

术者双手五指自然并拢，掌面着力，右手从受术者左肩经上胸部横抹至右肩，再换左手从其右肩横抹至左肩，如此两手交替横抹上胸部 10～20 次（图 6－38）。

【要领】

（1）五指自然并拢，避免拇指戳及气管咽喉部。

（2）力量轻柔，两手交替衔接自然连贯。

（3）横向抹动幅度较大，路线宜长。

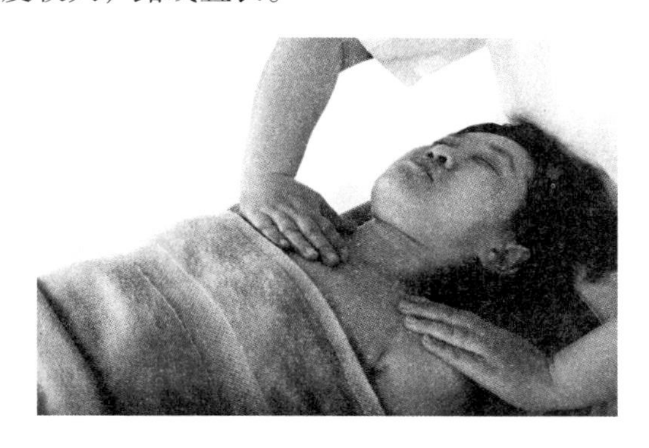

图 6－38　横抹上胸

9. 掌推肩前部

【方法】

术者以掌面着力，双手交替沿三角肌胸大肌间沟自内上向外下掌推受术者肩前部，左右两侧交替操作，各重复 20～30 次（图 6－39）。

【要领】

（1）掌面紧贴皮肤表面，同时须避开乳房部。

（2）腕关节放松，力量柔和适中，速度和缓均匀。

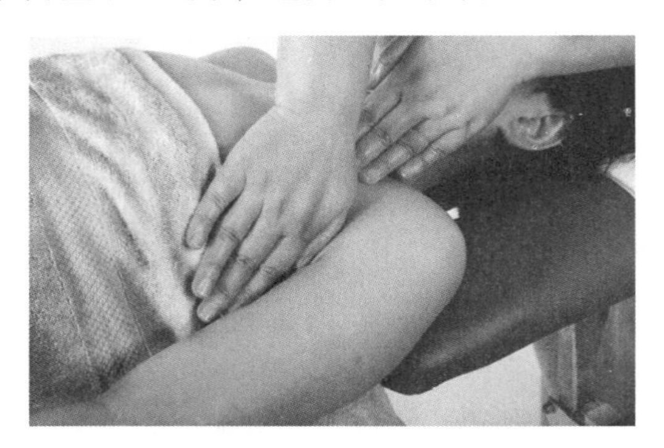

图 6－39　掌推肩前部

10. 拿揉肩井

【方法】

术者拇指与四指分开，拇指在上（锁骨上窝处），四指在下（肩背部），以四指指面为主着力，拇指与之对称用力，提捏受术者肩井部肌筋，并结合适度的旋转揉动，重复 20～30 次（图 6－40）。

【要领】

（1）拿揉法应拿中带揉，以拿为主，以揉为辅。

（2）腕关节放松，动作自然流畅，不可呆滞僵硬。

（3）操作时可在脊柱与肩胛骨之间小幅往返移动。

11. 分推冈上窝

【方法】

术者双手掌根及小鱼际着力，从颈部两侧至肩峰分推受术者冈上窝 8～10 次（图 6－41）。

【要领】

（1）着力面紧贴颈部及肩部皮肤，由颈侧分推至肩峰，分推路线宜长。

（2）力度沉稳，动作流畅和缓，不可牵扯受术者颈部肌肤。

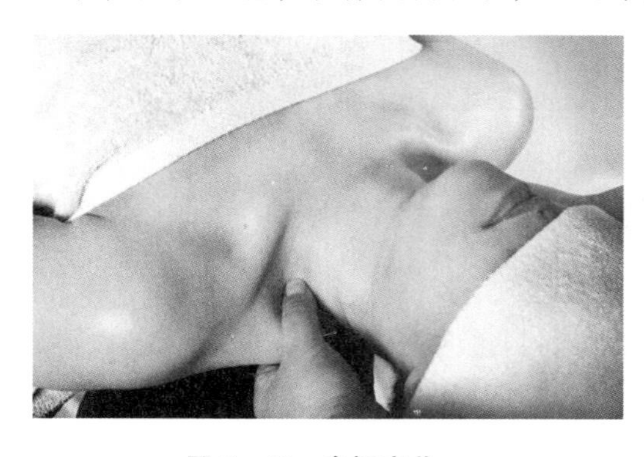

图 6－40　拿揉肩井

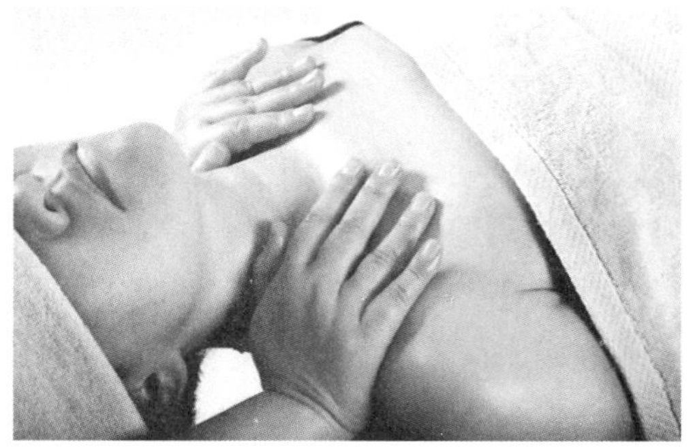

图 6－41　分推冈上窝

第二节　芳香塑身按摩

芳香塑身按摩可利用香精油，参与全身的血液循环和淋巴循环，提高身体新陈代谢能力，加快脂肪代谢和毒素排导，从而塑造出优美的曲线，不仅紧实肌肉，还可使皮肤变得光滑。本节详述了健胸与提臀的芳香按摩操作法，腹部局部瘦身可参见第五章第四节内容，本节不再赘述。

建议选用利水消肿类芳香精油（胡萝卜、茴香、丝柏）、排毒类芳香精油（杜松、葡萄柚）、助消化类芳香精油（柠檬、罗勒）、镇静安神类芳香精油（天竺葵、洋甘菊、薰衣草）。

一、芳香健胸按摩

芳香健胸按摩只需露出受术部位，其他部位则以治疗巾或毛巾盖好。操作前应清洁局部皮肤，操作时注意随时保持受术者身体温暖。

受术者体位：仰卧位。

术者体位：站于受术者头顶前方及右侧。

1. 展油

【方法】

术者站于受术者头顶前方，双掌分别置于其胸前，沿胸骨绕乳房轮廓向下、向外、再向上推至腋下，重复6~10次（图6-42）。

【要领】

（1）掌中的按摩油不可滴落到受术者体表。

（2）操作时用力均匀，速度和缓。

（3）双掌在操作范围内尽可能推及各局部，使展油充分。

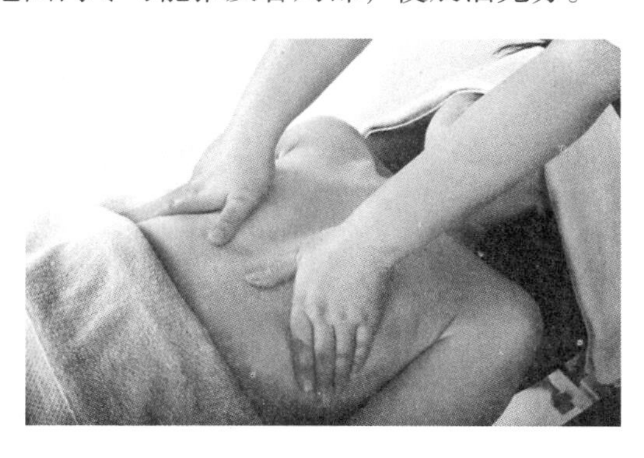

图6-42　芳香健胸按摩展油

2. 推揉乳房

【方法】

术者站于受术者头顶前方，两手握空拳，以拳面或四指第二指节背面着力，轻揉受术者乳房，并右手顺时针、左手逆时针由内向外沿乳周环形移动5～6遍（图6－43）。

【要领】

（1）拳面或四指第二指节背面吸定受术部位，肩、肘、腕关节放松，动作轻柔。

（2）操作范围内尽可能推及整个乳房，用力均匀适当，移动缓慢。

（3）如触及局部明显疼痛处，则可在该处停留片刻按揉或结合指按法以缓急止痛。

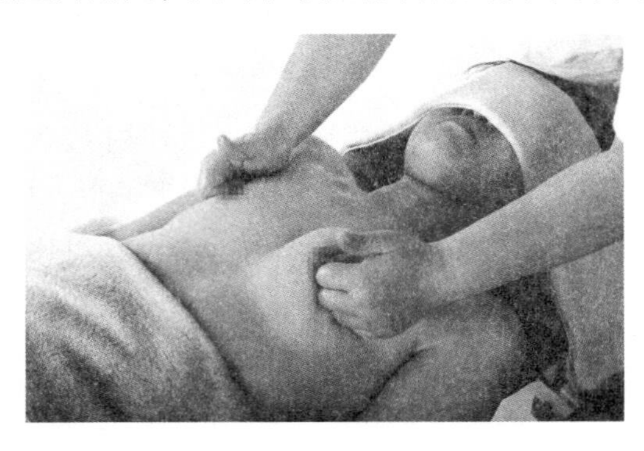

图6－43 推揉乳房

3. 指揉乳周

【方法】

术者站于受术者头顶前方，两手四指并拢，以四指掌面着力，轻揉受术者乳房边缘，并右手顺时针、左手逆时针由内向外沿乳周环形移动5～6遍，以乳房下缘和外侧为重点操作部位（图6－44）。

【要领】

（1）四指指面吸定受术部位，动作轻柔，移动缓慢。

（2）如触及局部明显疼痛处，则可在该处停留片刻按揉之或结合指按法以缓急止痛。

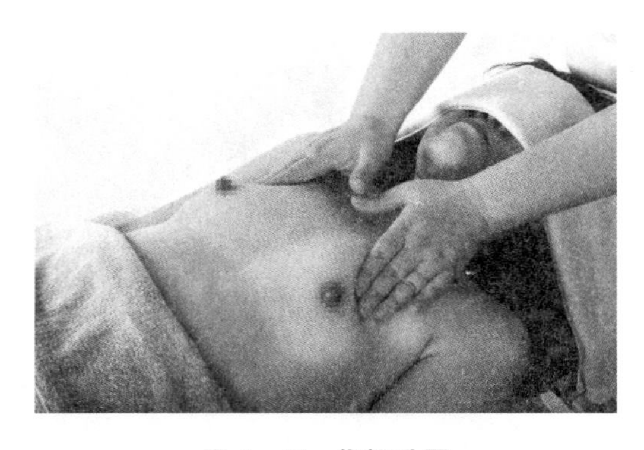

图6－44 指揉乳周

4. 掌推胸部

【方法】

术者站于受术者右侧，叠掌或两掌前后相随，掌面着力，沿乳房边缘作“∞”推抹8～10遍（图6－45）。

【要领】

（1）沿两乳房边缘操作，覆盖范围充分。

（2）掌面紧贴受术部位，避免滑脱。

（3）术者应配合身体重心的前后移动施力，上肢部各关节和掌指部放松。

（4）用力由轻渐重，动作连贯而有节奏，幅度较大。

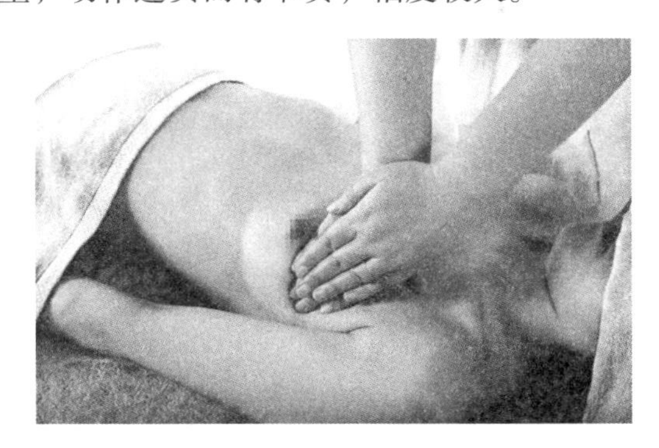

图 6－45　掌推胸部

5. 指揉乳腺

【方法】

术者站于受术者右侧，一手托扶乳房，另一手四指并拢，以指面着力轻揉其一侧乳房，并沿乳腺乳管的分布方向从乳房基底部向乳晕部移动，同法再操作另一侧乳房，各 1～2 遍（图 6－46）。

【要领】

（1）四指并拢，指面吸定于受术部位。

（2）操作以乳房基底部、外上、外下和下部为主要施术部位。

（3）动作轻柔，移动缓慢。

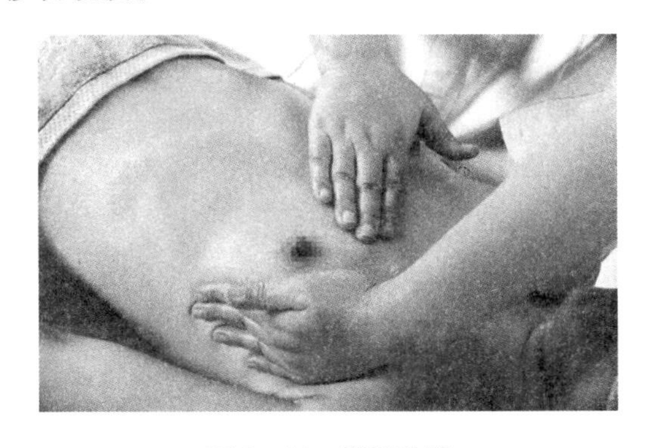

图 6－46　指揉乳腺

6. 掌推乳房

【方法】

术者站于受术者右侧，以掌面着力，两手交替沿乳腺乳管分布方向从乳房基底部向乳晕部推抹，以乳房下部和外侧为重点施术部位，两乳交替操作1~2遍（图6-47）。

【要领】

（1）推动方向为从乳房周围沿乳腺推向乳晕部。

（2）掌面紧贴乳房受术局部，以掌根及小鱼际部为主要着力部位。

（3）两手交替直线推动，速度较慢，力量适中，动作连贯柔和。

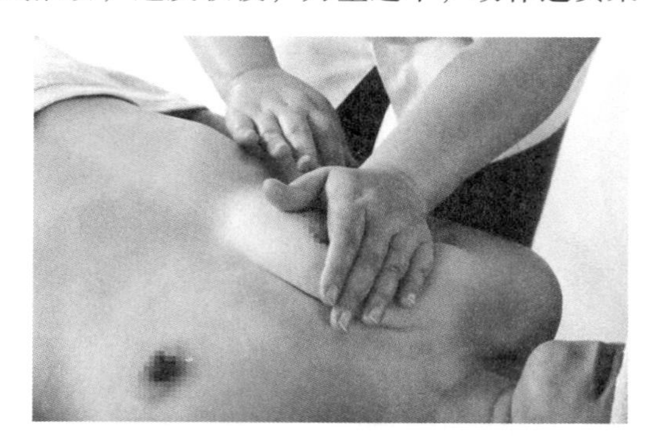

图6-47 掌推乳房

7. 托揉乳房

【方法】

术者站于受术者右侧，五指并拢，一手置于乳房下部并略向上提托，另一手紧贴乳房上部，相对用力小幅度轻揉乳房约1分钟。继而站于其左侧操作受术者左侧乳房（图6-48）。

【要领】

（1）双手均紧贴乳房皮肤，用力均匀适当，速度和缓。

（2）在乳房外侧，可用全掌着力揉动。

（3）操作范围以乳房基底部为主，避开乳晕及乳头部。

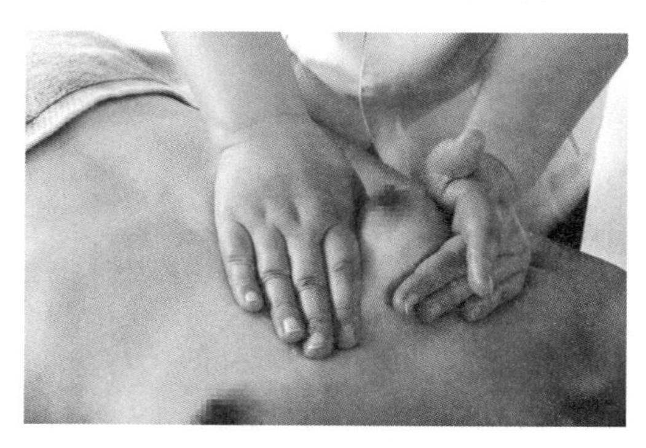

图6-48 托揉乳房

8. 推举乳房

【方法】

术者站于受术者右侧，两手掌面着力，交替从乳房根部、胁肋部向上或向内上方推举乳房 10 ~20 次，左右两侧交替操作（图 6 –49）。

【要领】

（1）双手从第 6 肋间隙开始，向上推举，要带动整个乳房的运动。

（2）着力面尽可能大，提拉时手在体表滑动速度稍慢。

（3）力量适中均匀，不宜过轻。

（4）动作协调流畅，两手交替时避免出现拍打动作或体表的拍击声。

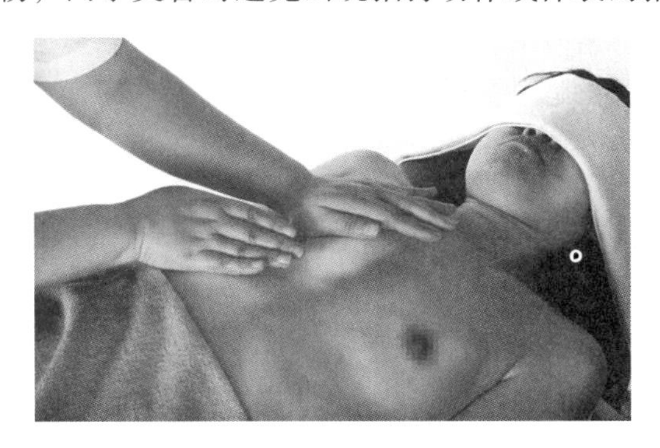

图 6 –49　推举乳房

9. 拿揉胸肌

【方法】

术者站于受术者右侧，四指并拢，指骨间关节自然伸直，拇指在前，四指扣于腋下，以指面着力，先以右手拿揉受术者左侧腋前下方胸肌，再以左手操作其右侧，两侧交替操作，各重复 10 ~20 次（图 6 –50）。

【要领】

（1）操作时要握拿住整个腋下及乳房深层的胸大肌。

（2）向上向内提拿，提起时可稍作停顿再放松。

（3）四指指骨间关节伸直，以指面着力，不可用指端抓抠。

（4）腕关节放松，动作柔和灵活，连贯而有节奏。

（5）力量由轻到重，在锁骨下与乳房间缓慢小幅移动。

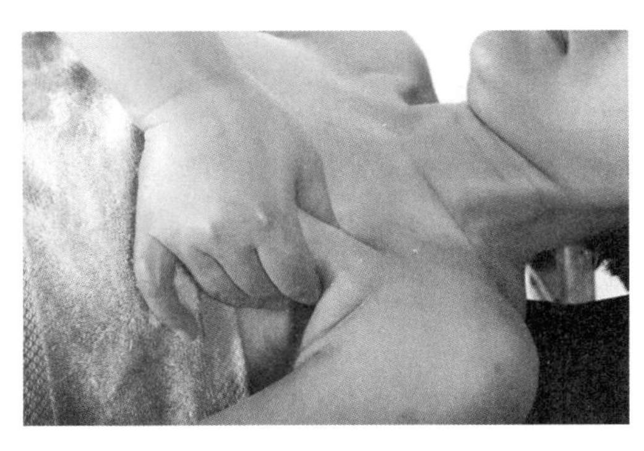

图 6 –50　拿揉胸肌

10. 分推胸部

【方法】

术者站于受术者右侧或头顶前方，以两拇指指腹着力，四指扶持于胸侧，从上而下依次分推锁骨下窝以及1~4肋间隙，重复3~5遍（图6－51）。

【要领】

（1）术者两足一前一后站立，以便借助下肢和身体重心用力。

（2）顺肋间隙操作，避开乳头和锁骨等骨性突起部。

（3）两手动作与上身的运动配合协调，力量均匀，平稳有节奏。

二、芳香提臀按摩

芳香提臀按摩需充分暴露受术部位，操作前应清洁局部皮肤。操作时注意随时保持受术者身体温暖，上背及下肢后部覆盖毛巾或治疗巾。

受术者体位：仰卧位。

术者体位：站于受术者体侧。可先站于受术者左侧操作其左侧臀部，再换至右侧进行4~9步骤操作右侧臀部。

1. 展油

【方法】

术者站于受术者左侧，双掌分别置于其股后部近端，向上沿臀后部推抹至骶部，再沿髂嵴下缘由内而外分向推抹，并收回至股后部，重复5~6次（图6－52）。

【要领】

（1）掌中的油性介质不可滴落到受术者体表。

（2）操作时用力均匀适度，速度和缓。

（3）双掌在操作范围内尽可能推及各局部，使展油充分。

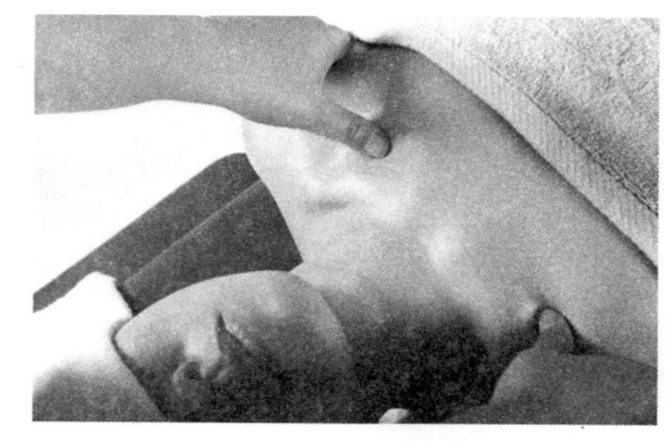

图6－51　分推胸部

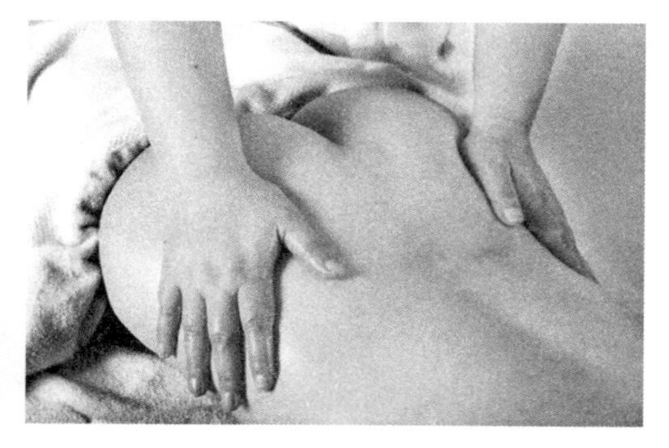

图6－52　芳香提臀按摩展油

2. 掌按臀部

【方法】

术者站于受术者左侧，两掌分置于其臀部两侧，以掌根为主着力，四指略内旋呈“八”字形，垂直按压臀部，并从髂嵴向臀横纹移动，重复2~3遍（图6－53）。

【要领】

（1）操作时术者应随臀部体表起伏随时调整按压方向。如在近臀横纹部操作时，应向前上方推按。

（2）操作时，掌面着力部位不可偏于臀部外侧而易滑脱。

（3）术者上肢垂直于受术体表用力，要配合身体重心的前后移动及呼吸施力。

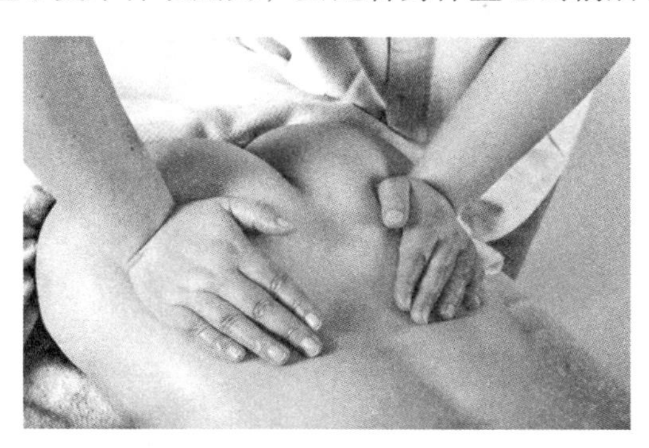

图 6－53　掌按臀部

3. 分推臀部

【方法】

术者站于受术者左侧，两掌掌根相对分置于其臀部两侧，以掌根为主着力，从髂嵴向下至平尾骨，如此从上而下重复 3～5 遍（图 6－54）。

【要领】

（1）术者两足一前一后站立，以便调节身体重心的前后移动。

（2）用力稍重，动作连贯，衔接流畅。

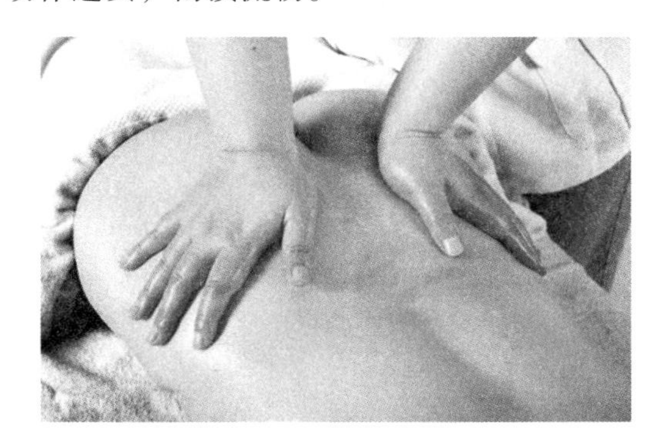

图 6－54　分推臀部

4. 直推臀部

【方法】

术者站于受术者左侧，双掌面吸附于其左侧臀部，以掌根用力，双手交替自臀横纹向上直推臀部至髂嵴下缘，然后再换至对侧操作，两侧各重复 20～30 次（图 6－55）。

【要领】

（1）两掌面紧贴体表受术部位，掌根为主用力，力量稍重且用力均匀。

（2）操作时带动臀部皮下组织。

（3）肩、肘、腕关节应放松，速度和缓，动作连贯流畅。

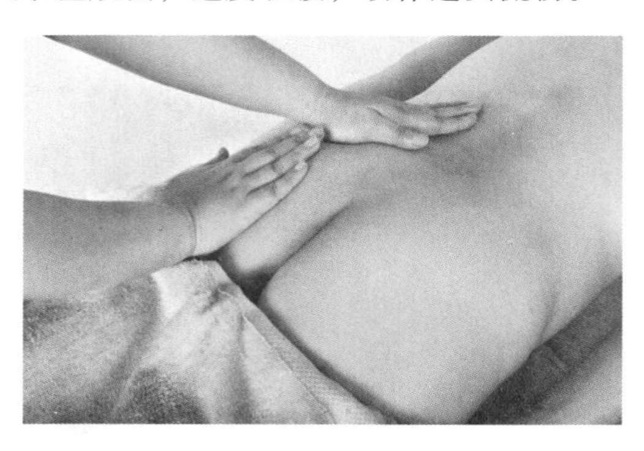

图 6－55　直推臀部

5. 掌推股后部

【方法】

术者站于受术者左侧，双掌面一前一后横置于其左侧股后部，交替向上直推至臀部，然后再换至对侧操作，两侧各重复 20～30 次（图 6－56）。

【要领】

（1）术者两掌尺侧在前，前后掌紧贴体表受术部位，压力稍重且用力均匀平稳。

（2）操作时带动股后及臀部皮下组织一起运动。

（3）操作时术者宜配合身体重心前后小幅移动，动作幅度稍大，和缓流畅。

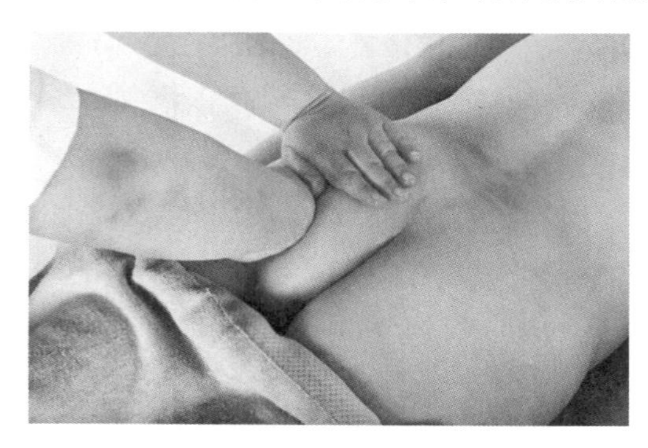

图 6－56　掌推股后部

6. 掌揉臀部

【方法】

术者站于受术者左侧，叠掌顺时针揉推其左侧臀部约 1 分钟。再站于受术者右侧同法操作其右侧臀部（图 6－57）。

【要领】

（1）左、右手单掌或叠掌操作均可。

（2）操作时借助身体重心施力。

（3）揉法幅度宜大，可揉中带推，速度和缓。

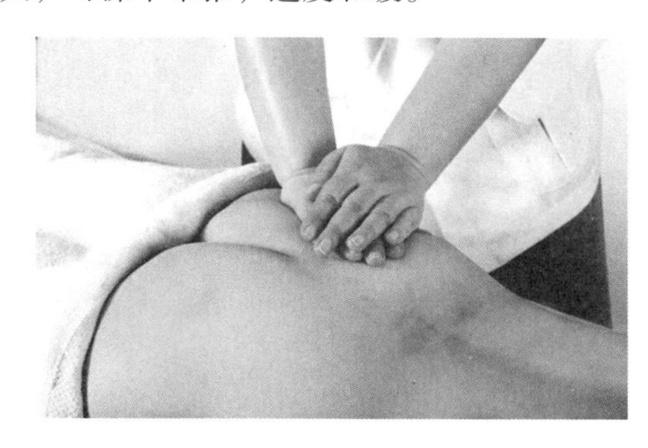

图6－57 掌揉臀部

7. 掌推臀外侧

【方法】

术者站于受术者左侧，两手虎口张开，掌面紧贴其左侧臀部外侧，以拇指、鱼际和掌根为主着力，交替由股骨大转子向内上方推抹至骶髂关节处。再换至对侧操作右侧，两侧各重复20～30次（图6－58）。

【要领】

（1）术者着力部位紧贴体表受术部位，推抹速度宜慢不宜快。压力均匀适中。

（2）一般臀部外侧较敏感，因此用力应视受术者耐受程度酌情加减，且推抹时压力均匀。

（3）操作时要带动臀部皮下组织，受术者躯干下部及下肢允许有轻微晃动。

（4）术者肩、肘、腕关节放松，呼吸自然；动作幅度稍大，且连贯和缓流畅。

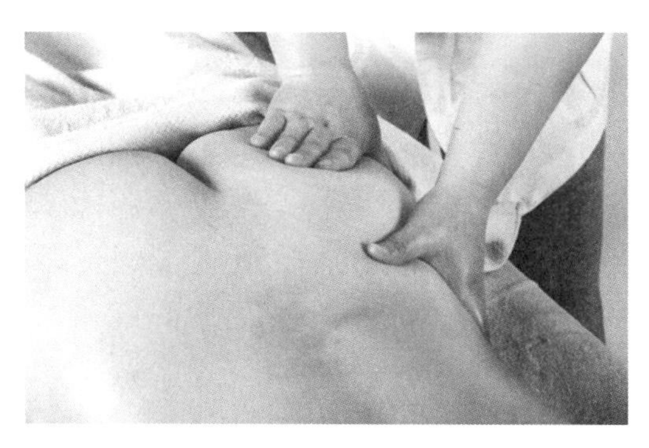

图6－58 掌推臀外侧

8. 指抹臀外侧

【方法】

术者站于受术者左侧，四指自然分开，以指面着力，两手交替自臀外侧向骶后部推抹。再换至对侧操作右侧，两侧各重复20～30次（图6－59）。

【要领】

（1）四指指面着力，自外下向内上进行弧形推抹，稍加入向内、向上推提的力量。

（2）操作时双手交替动作平稳，连贯流畅，稍快但不乱。

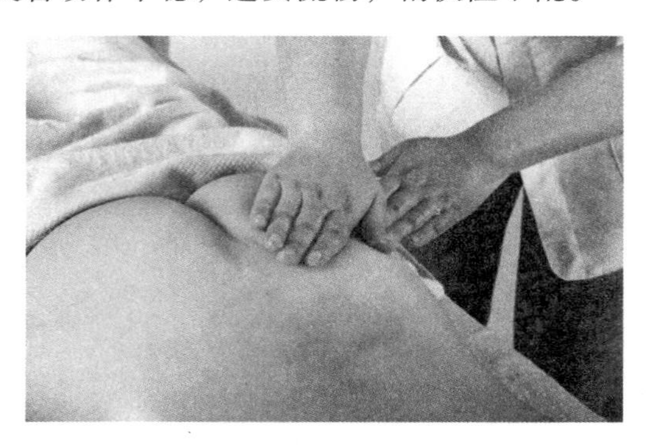

图6－59　指抹臀外侧

9. 五指提拿臀部

【方法】

术者站于受术者左侧，两手拇指与其余四指分开，虎口相对，提拿受术者右侧臀部肌筋，并顺序由外向内移动。然后站于受术者右侧操作其左侧臀部，两侧各重复2～3遍（图6－60）。

【要领】

（1）术者操作时五指指骨间关节伸直，指面着力，以增加提拿的范围，切忌用指端抓提或抓抠。

（2）操作时，提拿尽可能多的臀部肌筋。

（3）腕关节放松，动作柔和灵活，连贯而有节奏，移动宜慢；切不可忽快忽慢、跳跃不定。

（4）力量适中，不可突然用力或使用蛮力。

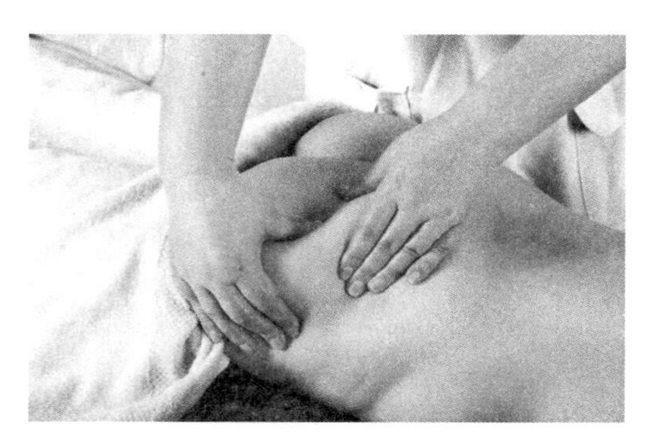

图6－60　五指提拿臀部

10. 横擦骶部

【方法】

术者站于受术者左侧或右侧，以一手掌小鱼际或全掌着力于骶部，做与脊柱垂直的横向往返摩擦运动，并上下小幅往返移动，至局部产生明显的温热感（图6－61）。

【要领】

（1）着力面紧贴体表受术部位，左右手均可操作，压力均匀适中。

（2）操作时，上臂摆动，动作幅度宜大，横擦轨迹距离宜长。

（3）要求局部产生明显的温热感，术者呼吸自然，不可屏气。

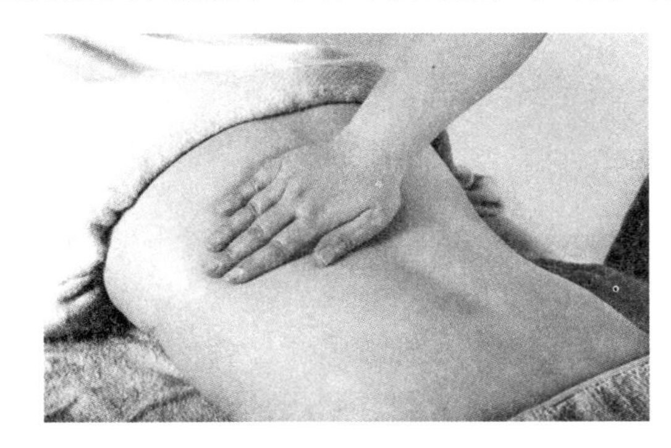

图6－61 横擦骶部

【思考题】

1. 全身淋巴引流操作通常按怎样的顺序进行？

2. 芳香塑身按摩建议选用哪些种类的精油？

第七章 其他芳香应用方法介绍

【导学】芳香疗法通过按摩、沐浴、呼吸、敷涂、室内设香、闻香等多种方式作用于人体，通过鼻腔吸入、口腔内服、皮肤吸收等途径使精油作用于人体发挥其功效。本章介绍了鼻腔、口腔、黏膜和经由皮肤等不同途径的其他芳香应用方法。为芳香精油的日常使用提供参考。

芳香疗法是利用天然植物的芳香挥发油或精油，通过手法刺激、沐浴、呼吸、敷涂、室内设香、闻香等多种方式，促使人体神经系统受良性激发，诱导人体身心朝着健康方向发展，实现调节新陈代谢，加快体内毒素排除、消炎杀菌、保养皮肤等保健和祛病功能的方法。可通过呼吸或皮肤吸收进入人体，对人体神经、消化、呼吸、泌尿系统和皮肤组织都存在着治疗和辅助治疗作用。我国传统芳香疗法内容丰富，清代宫廷的医药档案中记载着香发方、香皂方、香浴方、香丸方等药方，以及日用的香串、香瓶、香珠、香枕、香鼎、熏炉等芳香制品和工具，成为古代应用芳香疗法的生动写照。

一、鼻腔途径

芳香成分通过刺激嗅觉神经而作用于大脑，起到放松情绪的功效。某些具有杀菌、抗病毒作用的精油，可净化空气，有预防感冒的功效。

（一） 香熏法

这是芳香疗法中应用最普遍的一种方法，而香熏文化是中国传统文化的重要组成部分。古代香熏选用的主要香料有藿香、木香、茴香、艾叶、菖蒲、佩兰、迷迭香、沉香、苏合香、樟脑、乳香、檀香、麝香等。《神农本草经・百种录》中有以香疗病的论述："香者，气之正，正气盛则除邪辟秽也。"古代进香拜佛、祭祀先祖、陛见皇帝等重要活动都要焚烧香料。民间流传端午节将艾叶、菖蒲等插于门楣、悬于堂中的习俗，以辟秽除疫，杀灭各种虫害，减少夏季传染病的流行。此外，民间还广泛流传"佩香法"，即将芳香药物制成小巧玲珑的香囊随身携带，以达到芳香辟秽、防病治病的效果。明清时期，香熏的使用更为普及，当时的文人高士，多在书案上设有造型典雅的香熏炉（图7-1）或香熏盒，以便在苦读吟诵之时用来芳香醒脑；小姐老妪则手中常捧一炉，内放香料，寒冬之日取暖之时尚可怡情悦性。现代使用香熏法多选用扩香设备，若熏香室内面积在20~25m^2，使用4~5滴精油为宜，以温和的方式加热，使精油均匀、充分地发挥，避免其成分在过高温度下遭到破坏。如果没有专门的扩香设备，在注入热水的普通容器中滴入精油也可以起到相似的效果。

注意事项：

（1）尽量减少一天的精油用量，并以稳定浓度的香气进行香熏。

（2）不可过度加热精油，高温易改变精油的性质，破坏精油功效。故不可将精油靠近火源，或直接滴在高热物体上（如灯泡等）。

（3）须定时给香熏房间通风换气。

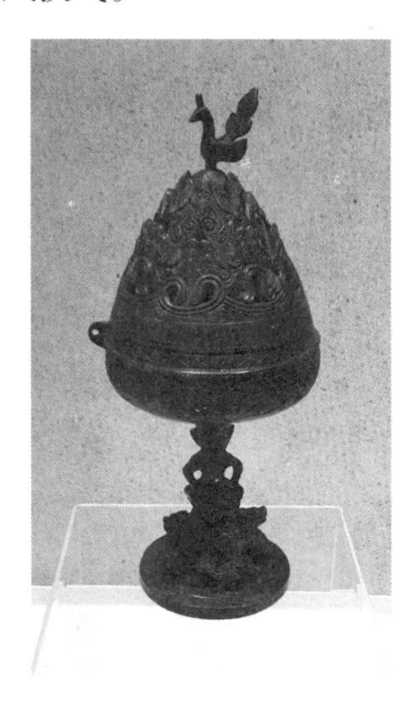

图 7－1 香熏炉

（二） 吸入

吸入途径利用香气对嗅觉的刺激，达到放松精神或治疗呼吸、神经系统等方面疾病的目的。有干吸法和湿吸法两种方式。

干吸法是将 2～3 滴纯精油滴在手绢、纸巾上，或滴在腕部掌面、背面直接嗅吸的方法。每天可以重复多次使用，多在长时间集中于某一项工作或学习、驾车、搭乘飞机车船等发生不适时吸入以缓解眩晕、恶心、呕吐等症状。

湿吸法是在吸入蒸汽的同时吸入精油成分的方法。通常患有呼吸系统疾病者较常使用蒸汽吸入。其方法是在普通器皿中注入热水，滴入 1～2 滴精油，把脸部放在器皿上口，以口、鼻交替吸入蒸汽，直到舒适为止。也可用专门的面部湿蒸器（图 7－2）。应用湿吸法时建议取一条毛巾覆盖于头部，以使蒸汽范围相对集中。此法不仅能使呼吸道及肺部充分吸收精油，蒸汽还能滋润呼吸道黏膜，可有效防治感冒和花粉过敏症。此外，湿吸法亦可发挥精油美容的卓越功效，使面部毛孔张开，易于肌肤清洁，并使肌肤富有弹性。

注意事项：

（1）吸入法不适合重感冒或喘息患者，有加重病情的可能。

（2）蒸汽吸入后不可立即暴露在寒冷或污染空气中。

（3）在吸入操作前宜用生理盐水清洗鼻腔，以增强吸入效果。

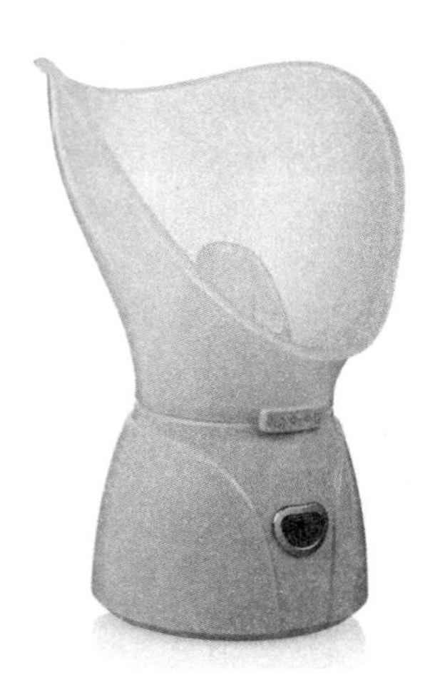

图7－2 面部湿蒸器

二、口腔途径

中国古代的皇室和贵族们为使自己的身体散发出香味，以及为了美容养颜、养生保健，常把一些芳香植物制成丸剂等服用。如曹雪芹的《红楼梦》中曾记载香疗方“冷香丸”和可食用的玫瑰洁露、木樨清露等。口服法是将精油加载于某种载体（如药丸、胶囊等）内服，或将精油滴在舌上或舌下含服。主要用于消化、呼吸、泌尿系统的感染，妇科疾病，以及循环与代谢方面的困扰。

注意事项：

（1）口服法必须在持有芳香精油处方权的专业芳疗师指导下使用。

（2）口服精油剂量必须精准，且要求选择合适的载体。

（3）某些精油可能对消化系统有刺激作用，故应慎用内服精油。

三、黏膜途径

黏膜组织中含有丰富的微血管，渗透速度非常快。众所周知，在处理呼吸系统病症时，肛门栓剂是一种快捷有效的方法，尤其适用于婴幼儿的支气管炎、咽喉炎等病症。同样，可以选择合适的精油栓剂用于肛门或阴道，治疗呼吸系统病症和真菌导致的阴道感染等。

四、经由皮肤

（一）浸浴法

浸浴法主要用于呼吸道感染、各种疼痛、身体疲惫困重或过度兴奋、肢体水肿等病症。其方法是选用合适的精油滴入浴缸或浴盆中，在享受香气的同时使全身肌肉松弛，血液循环加快，既能消除疲劳，亦可缓解精神压力。浸浴法也是一种值得推荐的局部物理治疗法，如下肢水肿者可予以足浴，痔疮或月经不调患者多建议坐浴。

注意事项：

（1）浸浴法精油的用量为一般每次3～5滴，滴入水中应搅拌均匀。

（2）因精油易挥发，故而浸浴水温不宜过高，且应在临浴前添加精油。

（3）精油不溶于水，可将精油和盐、蜂蜜、牛奶等混合后使用。

（4）避免在饭后立即浸浴，建议餐后1～2小时后再行浸浴。

（二）　湿敷法

湿敷法具有止血、消肿、降温、消炎的功效。有冷敷法和热敷法之分，通常根据不同情况选择相应的敷盖方法。

1. 冷敷法

冷敷法可使毛细血管收缩，减少局部血流，减轻局部充血，降低神经末梢的敏感性而减轻疼痛，增加散热，从而起到降温退热、防止炎症和化脓扩散的作用。冷敷法可用于扁桃体摘除术后、鼻出血、局部软组织损伤初期、高热、中暑、牙痛及脑外伤患者。

方法：先将复方精油涂抹于患处，或将精油稀释在冷水或冰水中，将面巾浸湿后拧成半干，敷于局部，每隔1～3分钟更换一次，持续15～20分钟。也可用外裹毛巾的冰袋敷于涂有精油的体表。

2. 热敷法　在炎症早期，热敷可促进炎症的吸收和消散；后期则有助于坏死组织的消除和组织修复。精油的治疗特性在“温热”作用下，能更有效地渗透肌肉、肌腱和韧带等组织，解除肌肉痉挛、强直和疼痛，如腰肌劳损、急性腰扭伤、臀肌筋膜炎等。此外，热敷法擅长减轻深部组织充血，使局部血管扩张，促进血液循环，改善儿童、妇女、老年人等易发生的末梢循环不良。

热敷法同冷敷法操作相似，先将精油涂抹于患处，或将精油直接滴入温水中，用小毛巾浸湿后拧成半干使用。亦可用热水袋灌装热水裹上毛巾敷于患处。

注意事项：

（1）对精油敏感者在使用精油前必须经过皮试。

（2）眼部应用热敷法，不可在局部直接涂抹精油。且热敷眼部的精油必须经过稀释，热敷时受术者应闭上眼睛。禁用薄荷等刺激性强的精油。

（3）应用冷敷法需注意避免局部冻伤。

（4）软组织损伤初期宜用冷敷控制组织出血，24小时后方可使用热敷法，以扩张血管，促进血瘀吸收。

（5）感染、各种脏器出血、急腹症忌用热敷。

（三）　涂抹法

这是精油最直接、最简单的使用方法。将精油用基础油稀释后，涂抹于患处。其优点是不需经过消化道，避免了对消化系统的刺激。涂抹法适用于疲劳、关节肌肉损伤、头痛、鼻窦炎、感冒、支气管炎、胸闷恶心、消化不良、肢体水肿、焦虑等病症及诸多皮肤问题。

注意事项：

（1）建议选择适合自己皮肤的基础油。

（2）由于精油具有挥发性，所以建议随调随用。

（3）白天慎用具有光敏性的精油。

【思考题】

1. 芳香精油应用时有哪些方式？通过什么途径作用于人体？

2. 经由皮肤吸入的有哪些方法？

附 录 彩 图

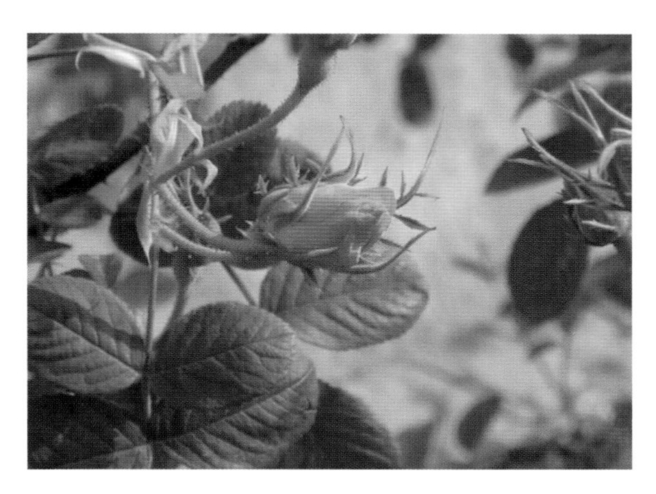

彩图1　大马士革玫瑰

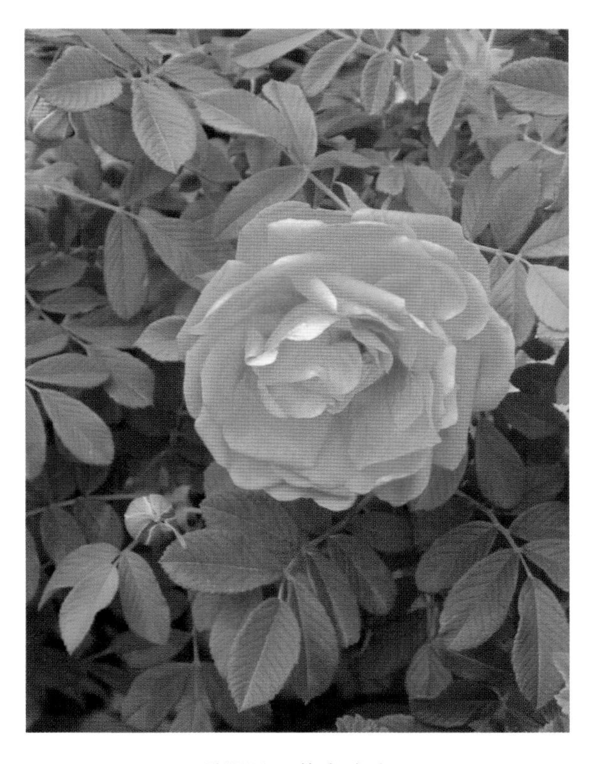

彩图2　苦水玫瑰

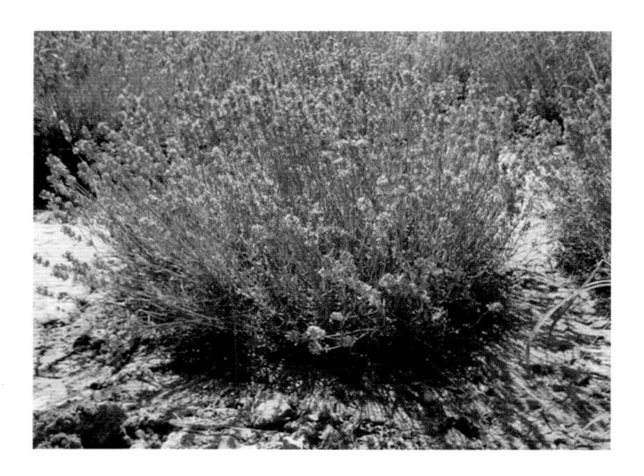

彩图 **3** 真薰衣草

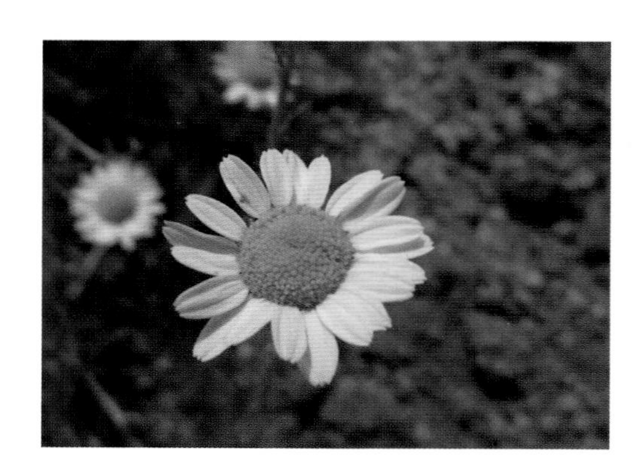

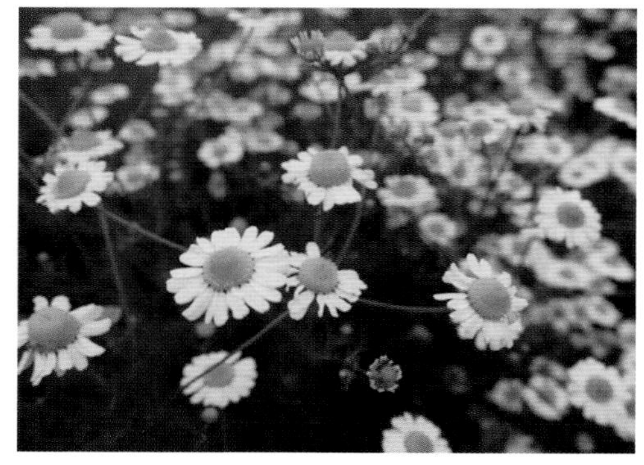

彩图 **4** 罗马甘菊

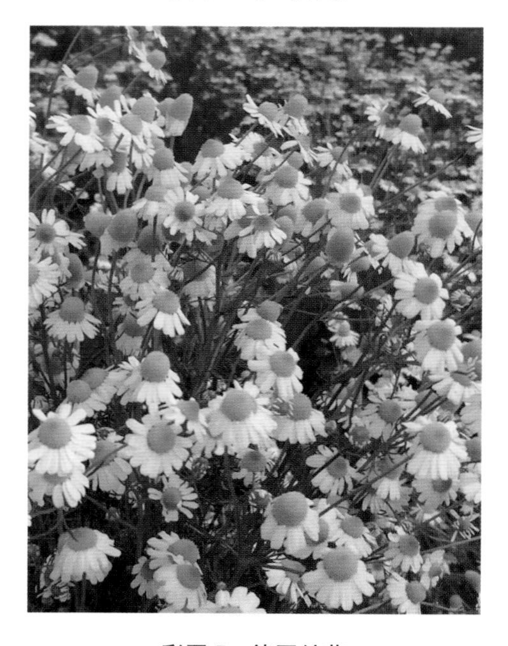

彩图 **5** 德国甘菊

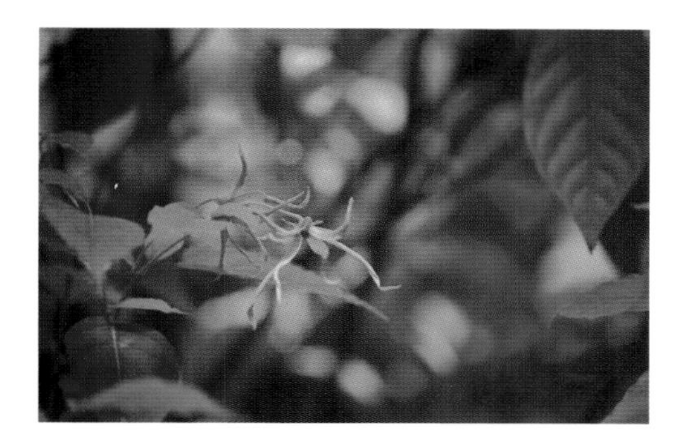

彩图 6　依兰依兰

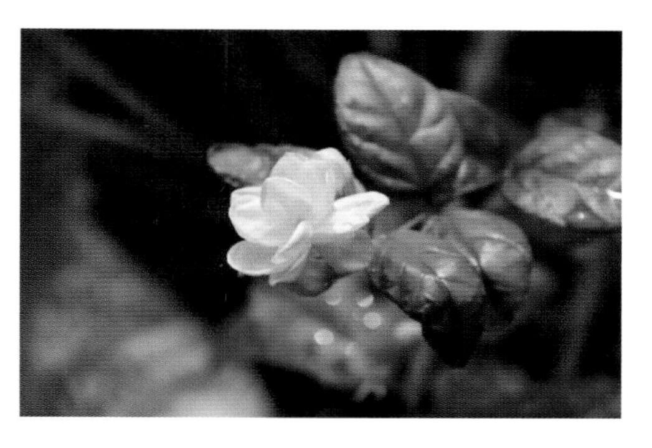

彩图 7　素馨花

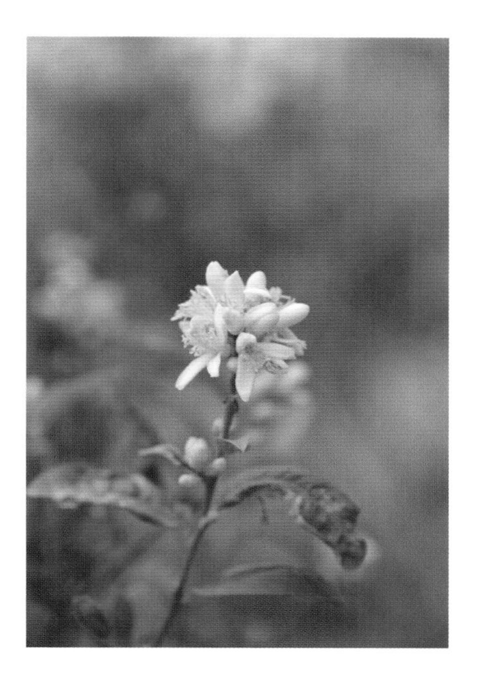

彩图 8　苦橙

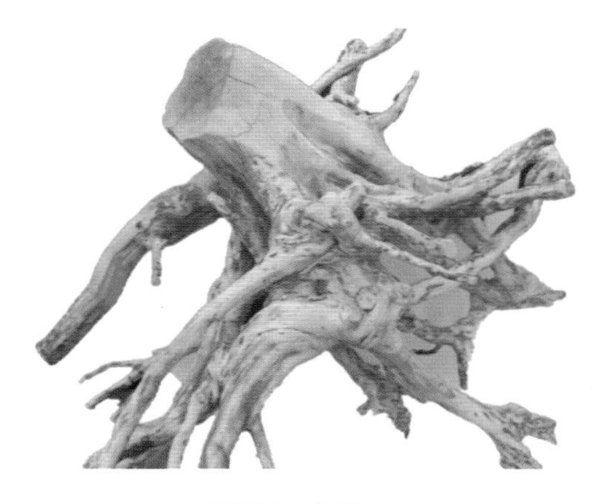

彩图 9　檀香

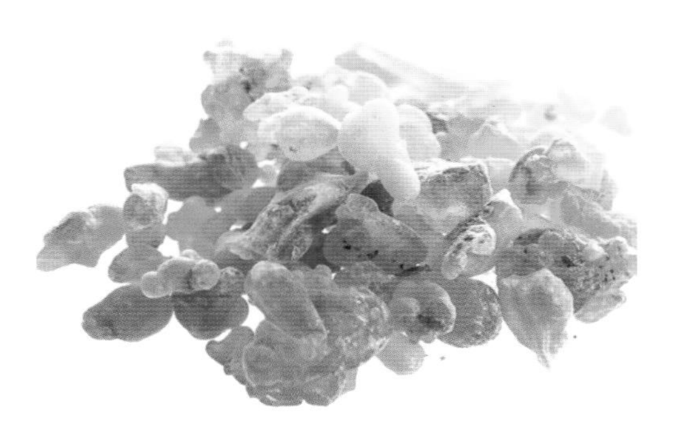

彩图 10　乳香

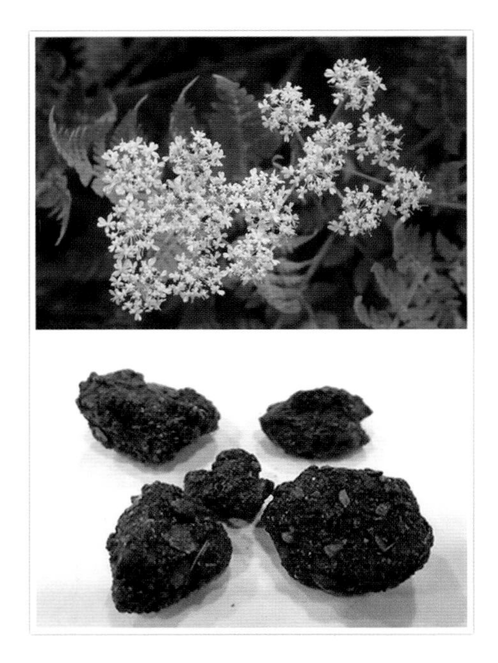

彩图 11　没药

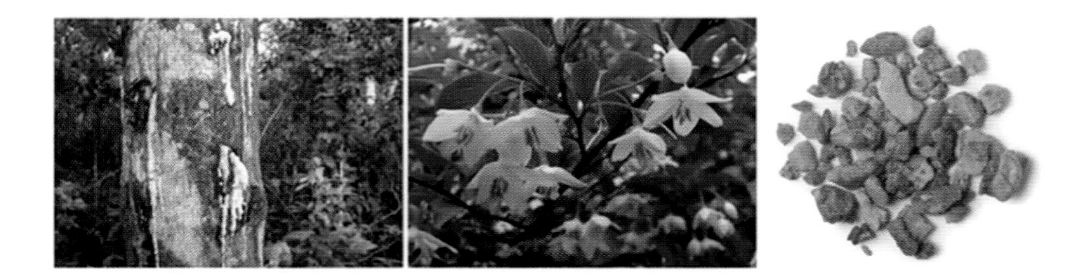

彩图 12　安息香

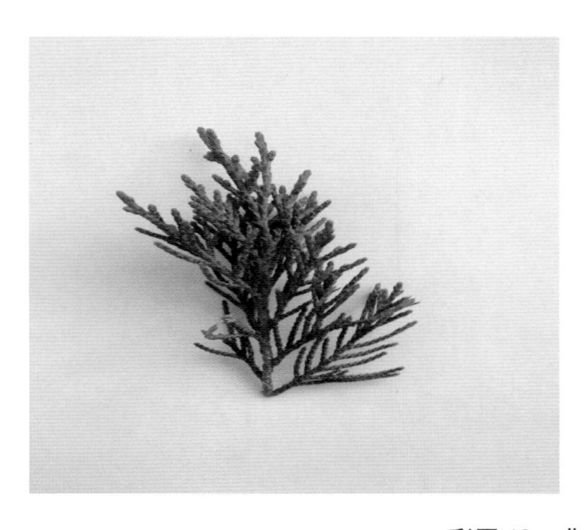

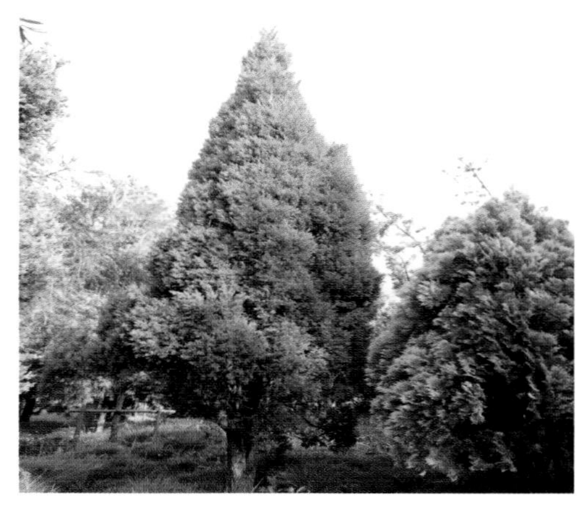

彩图 13　弗吉尼亚雪松

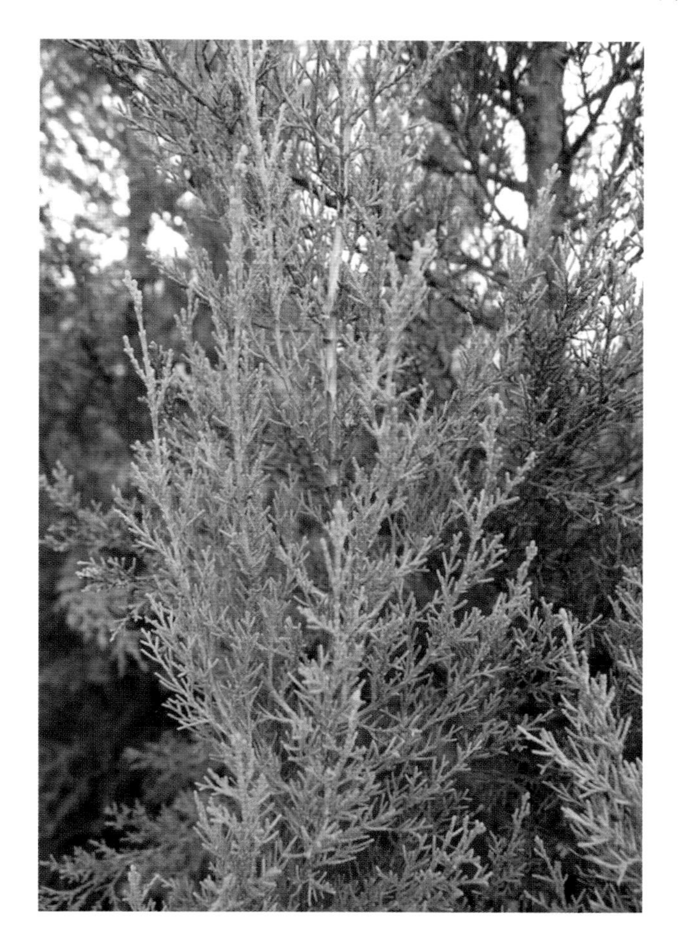

彩图 **14** 丝柏

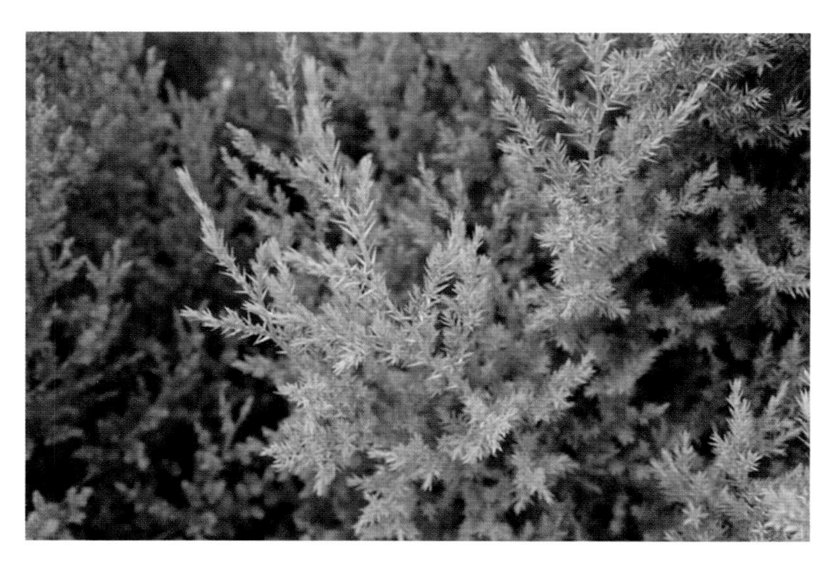

彩图 **15** 欧洲刺柏

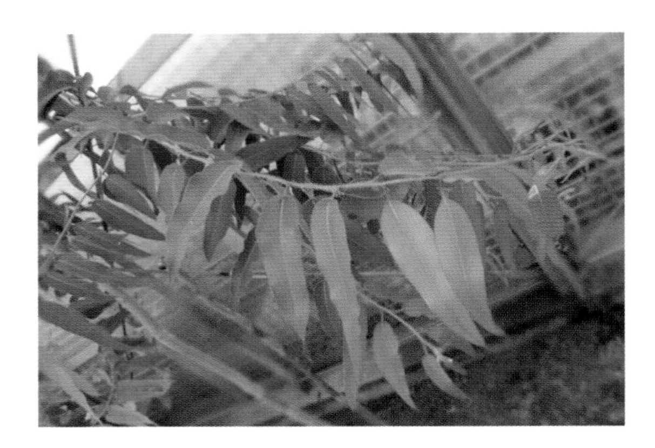

彩图 16　蓝桉

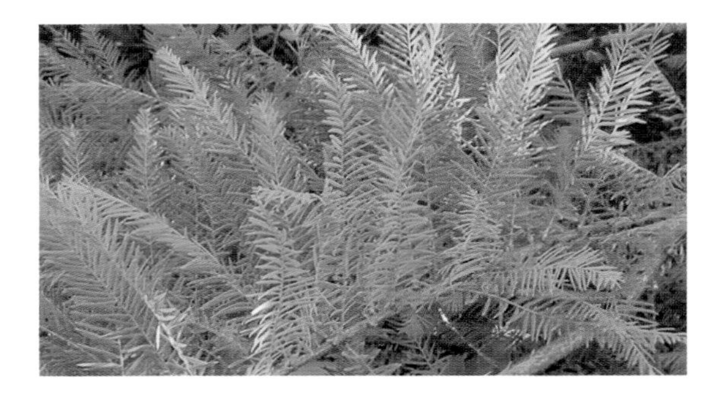

彩图 17　茶树

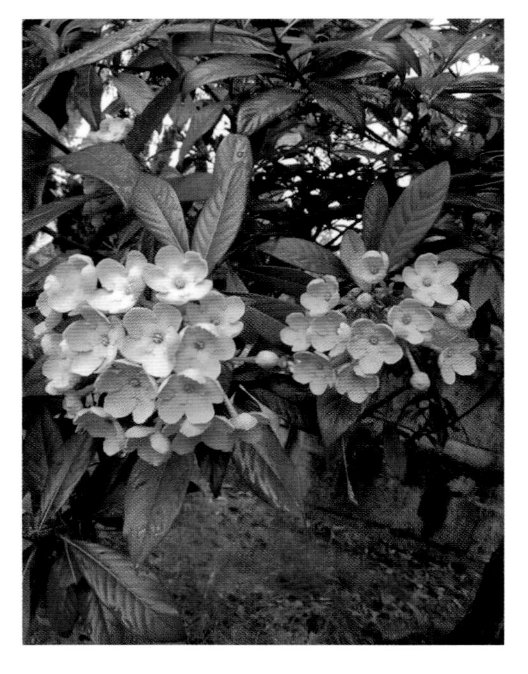

彩图 18　丁香

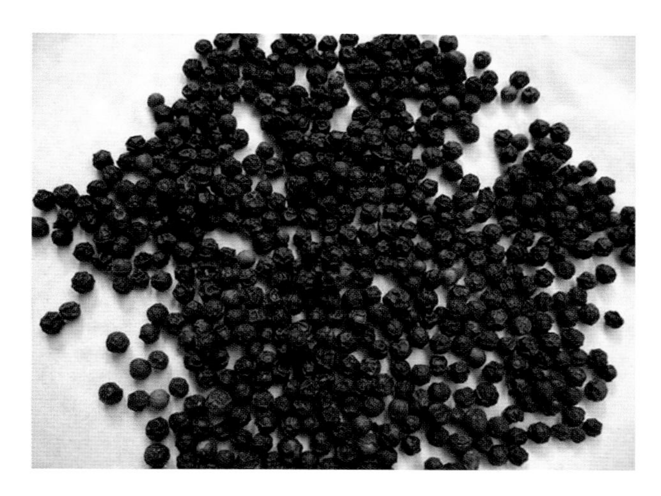

彩图 19　黑胡椒

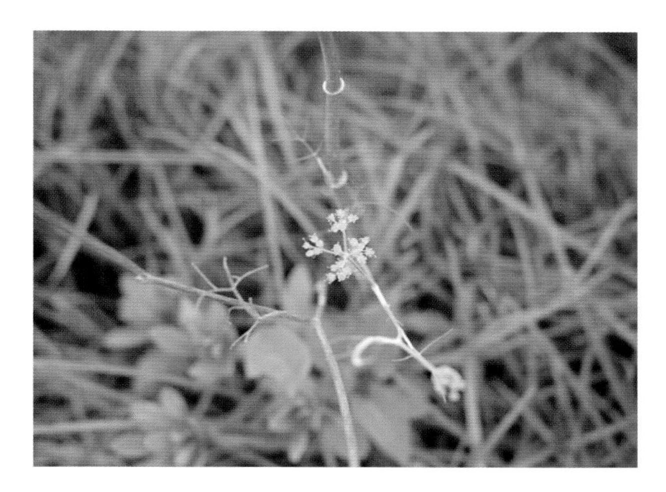

彩图 20　茴香

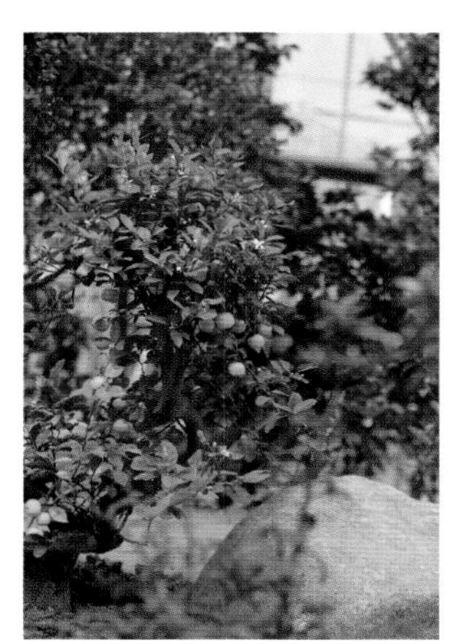
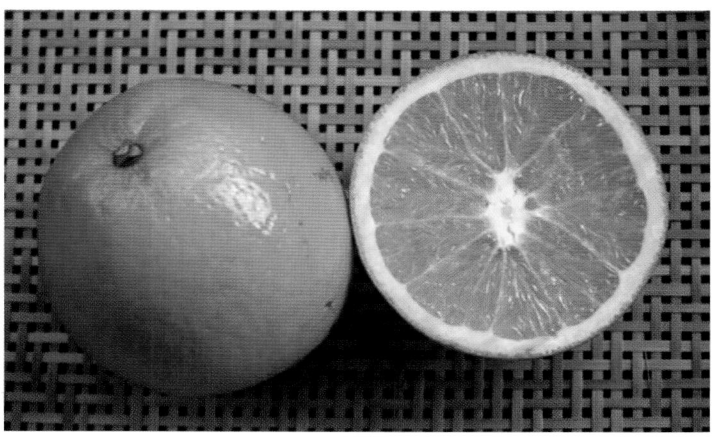

彩图 21　甜橙

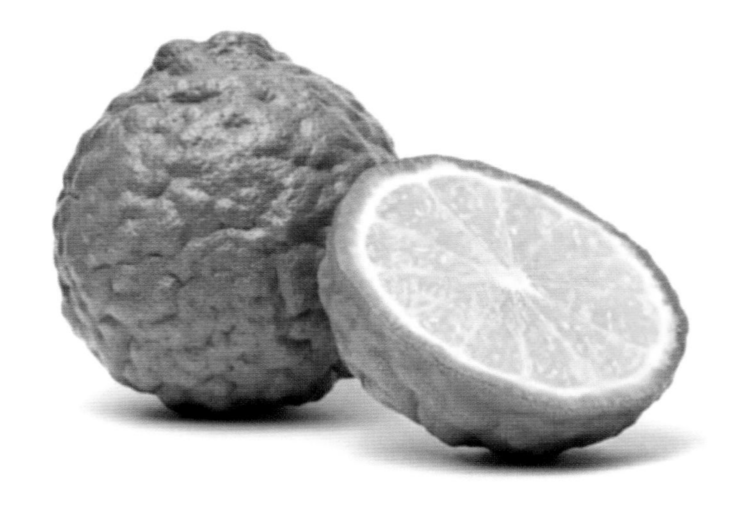

彩图 22　香柠檬

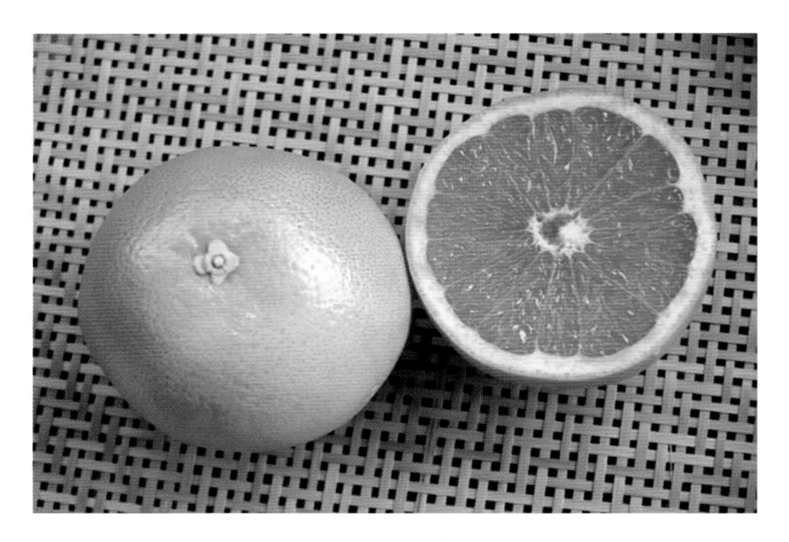

彩图 23　葡萄柚

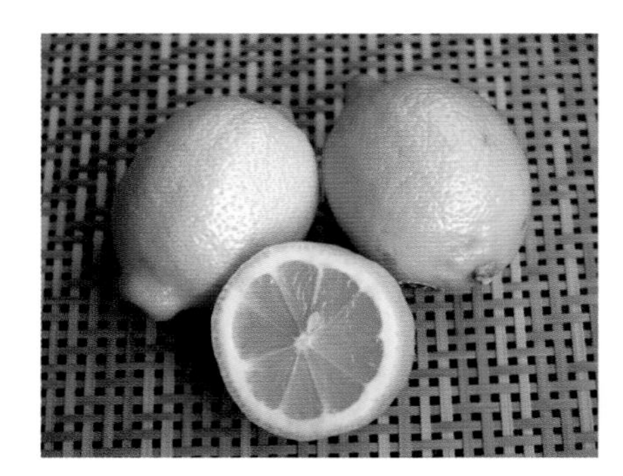

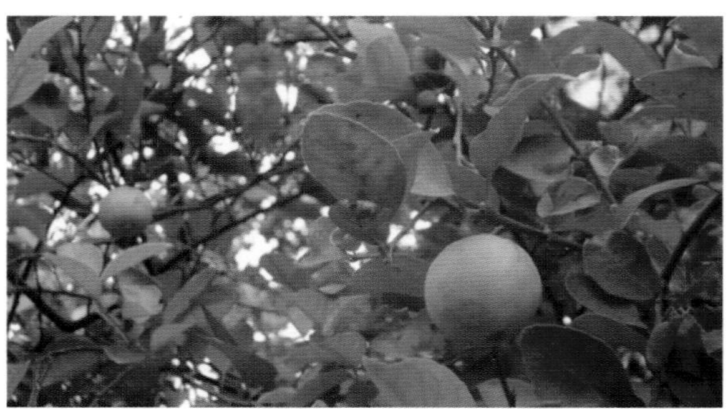

彩图 24　柠檬

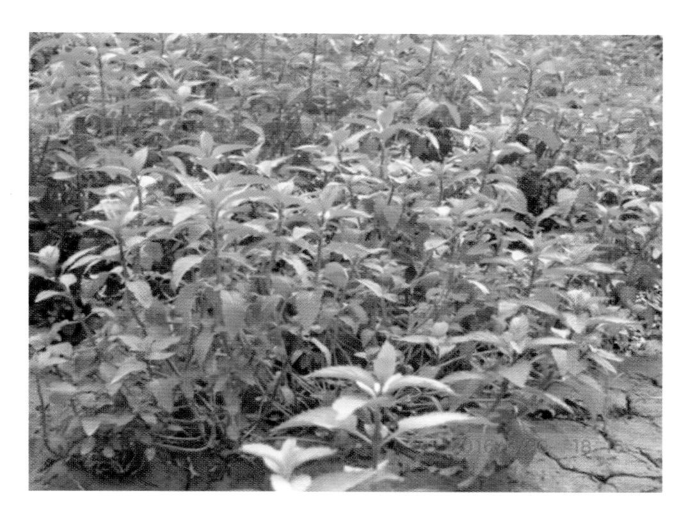

彩图 25 胡椒薄荷

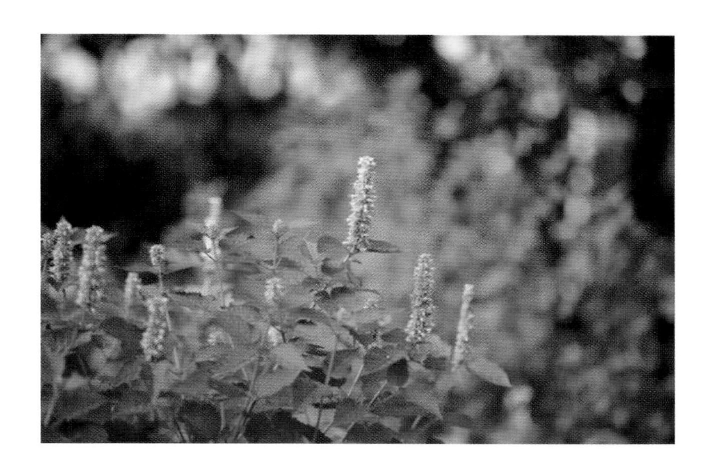

彩图 26 广藿香

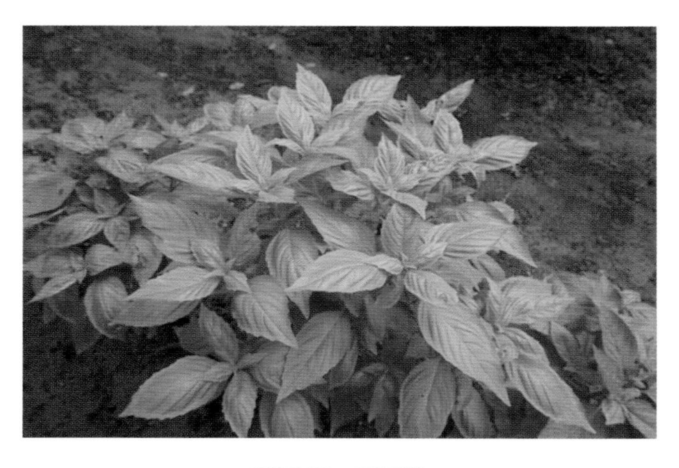

彩图 27 甜罗勒

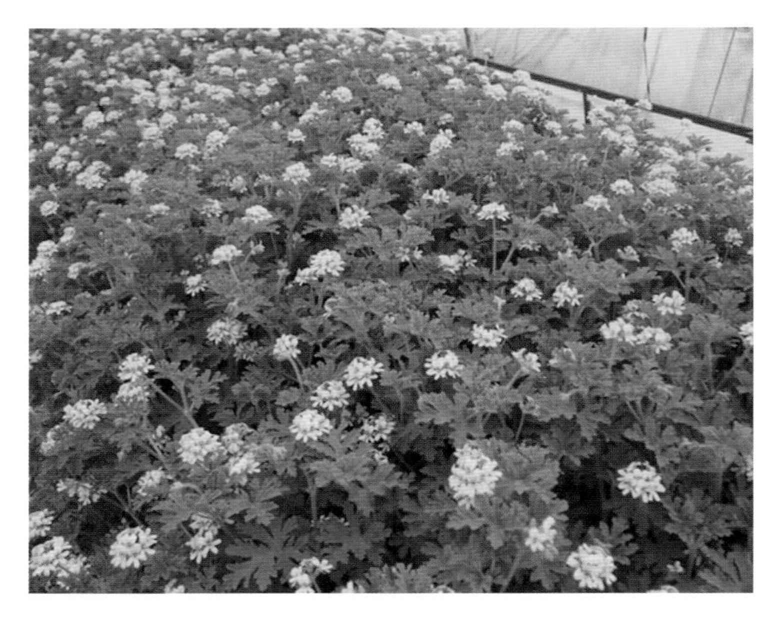

彩图 28　香叶天竺葵

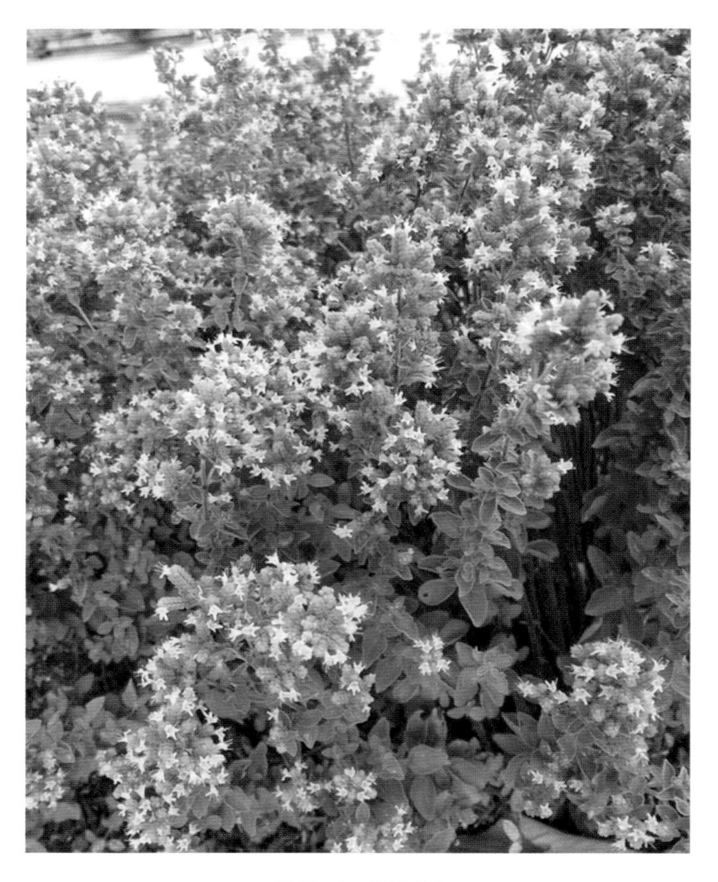

彩图 29　百里香

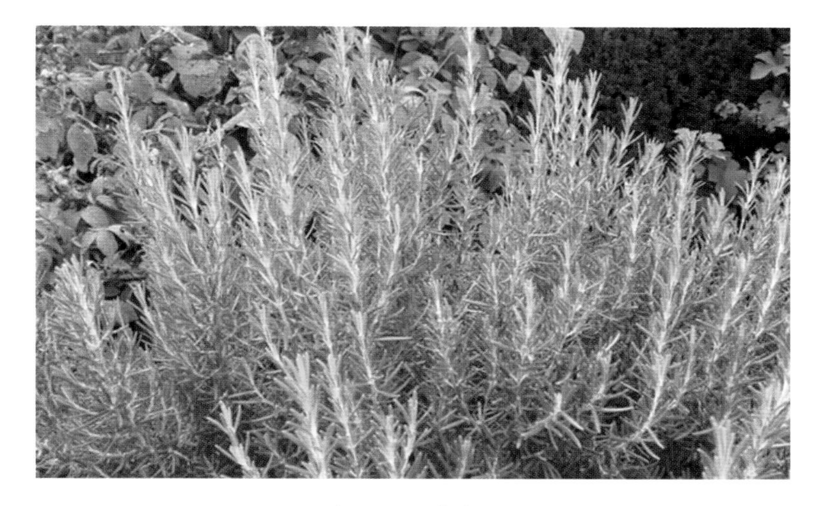

彩图 30 迷迭香

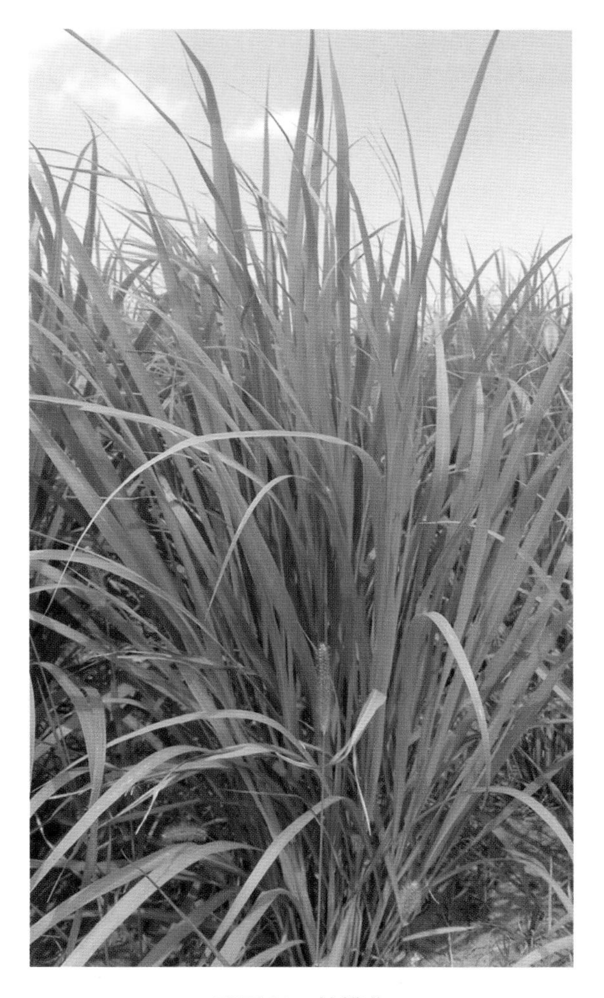

彩图 31 柠檬草

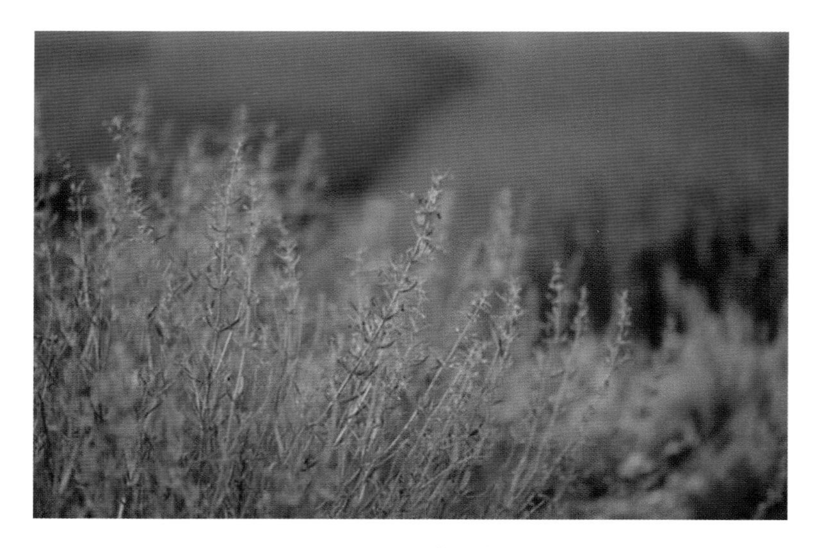

彩图 32　神香草

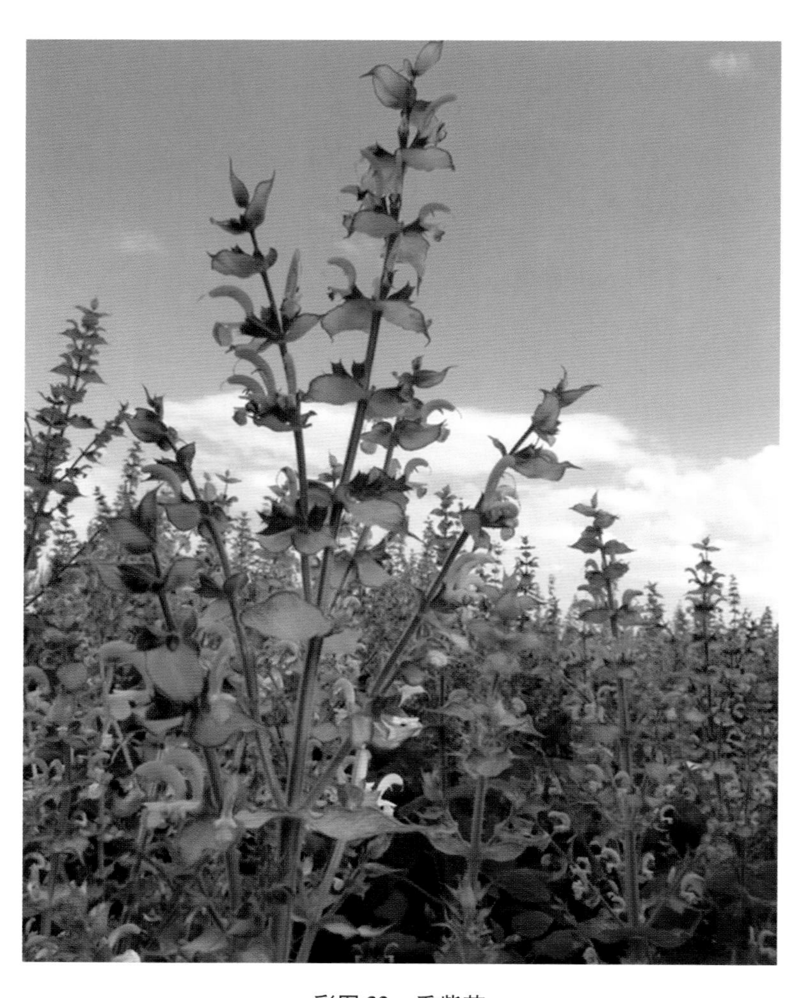

彩图 33　香紫苏

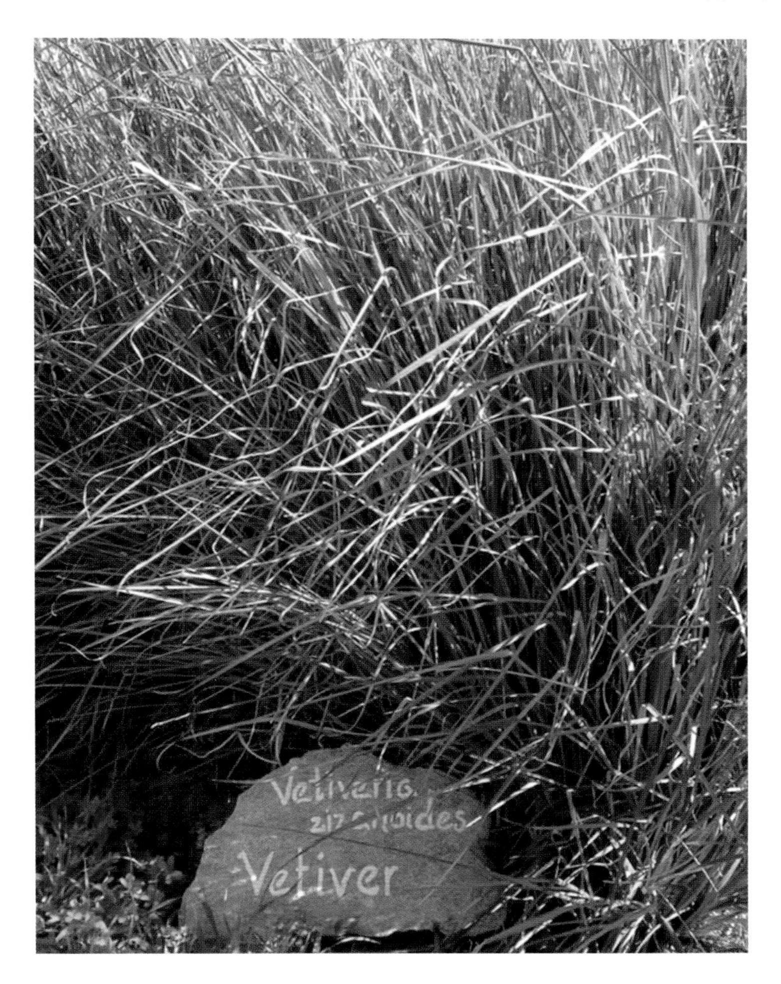

彩图 **34**　香根草

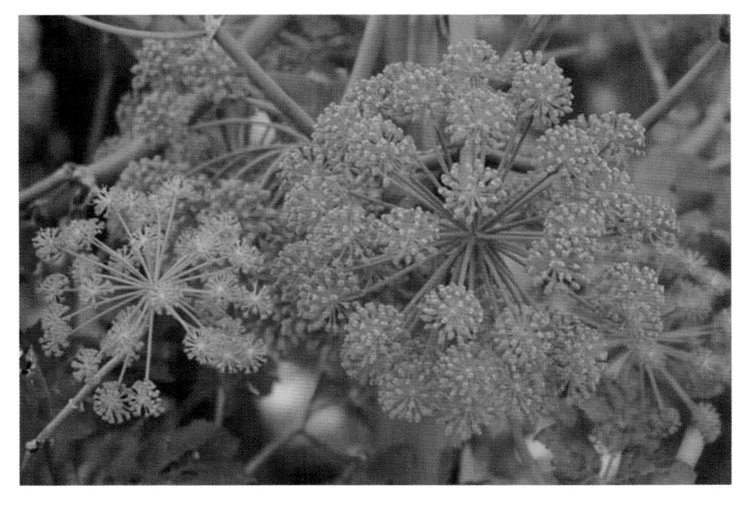

彩图 **35**　欧白芷

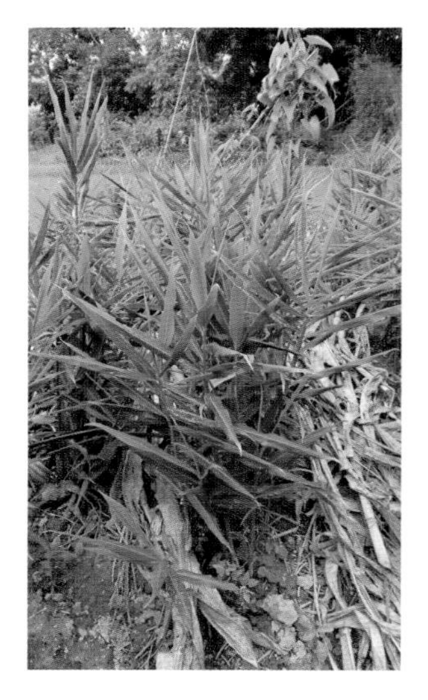

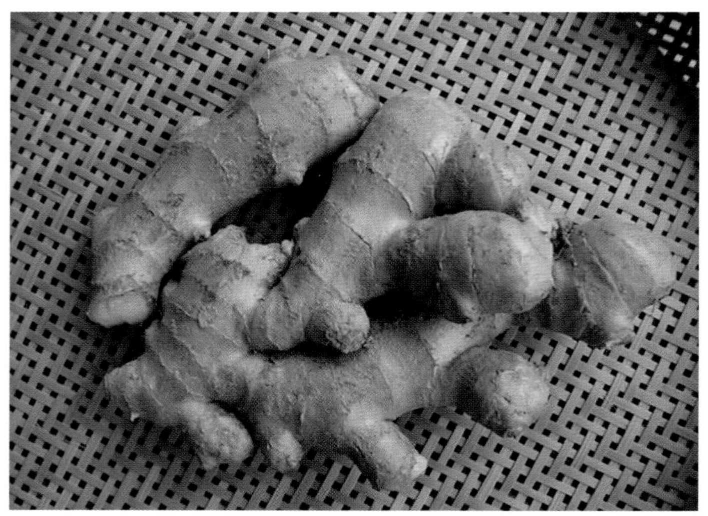

彩图 **36**　姜

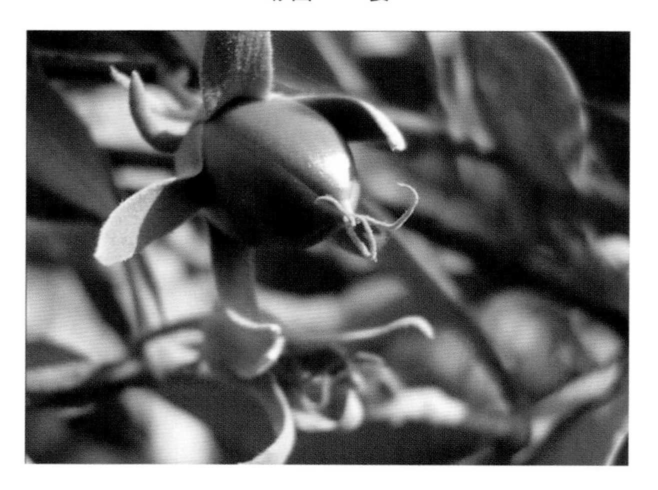

彩图 **37**　荷荷巴

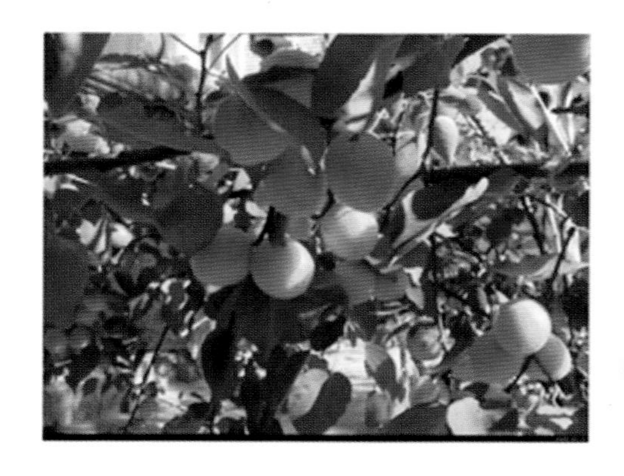

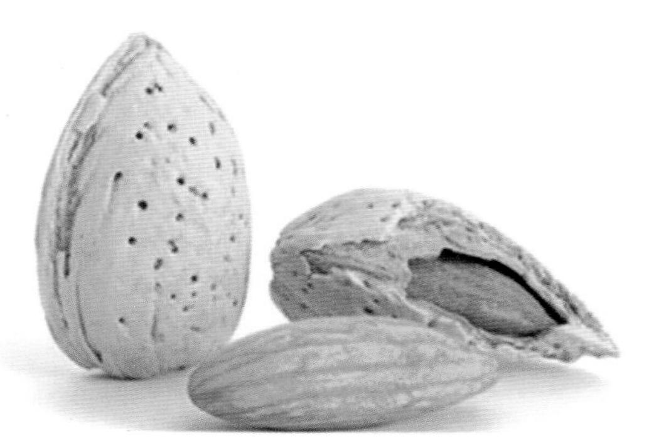

彩图 **38**　甜杏仁

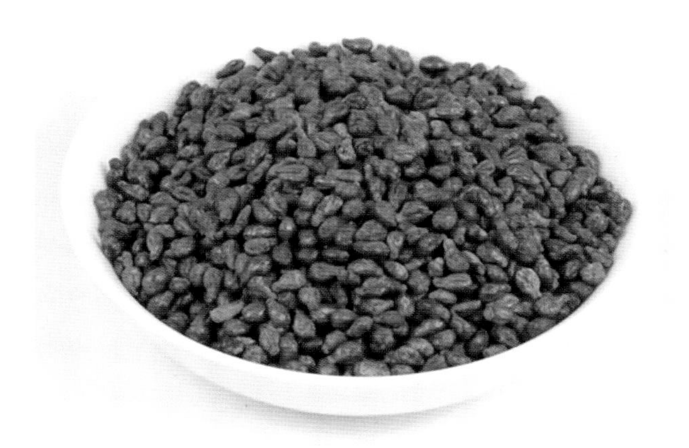

彩图 **39** 葡萄籽

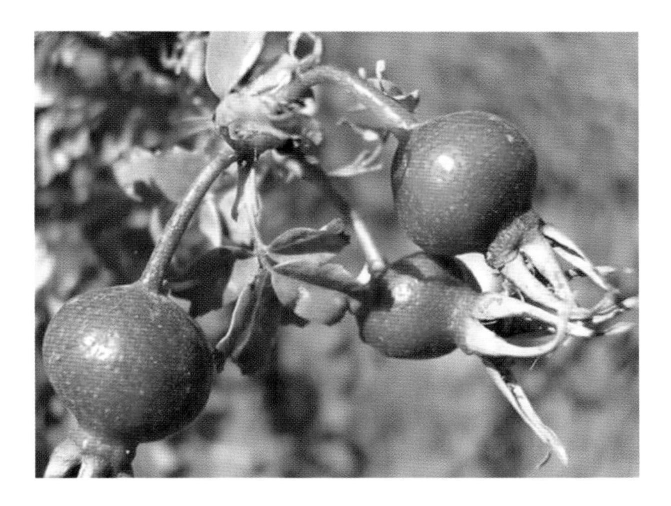

彩图 **40** 玫瑰果籽

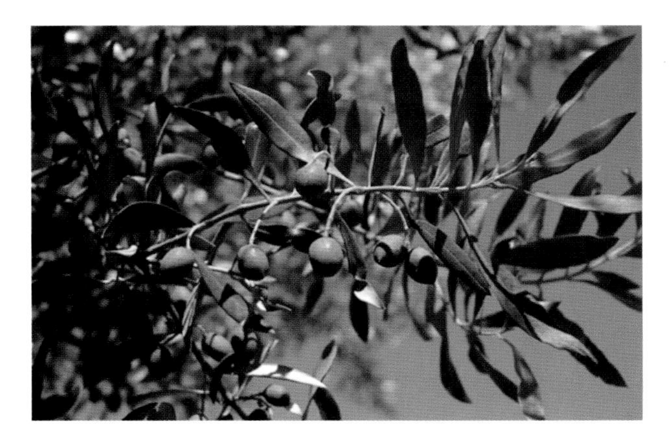

彩图 **41** 橄榄

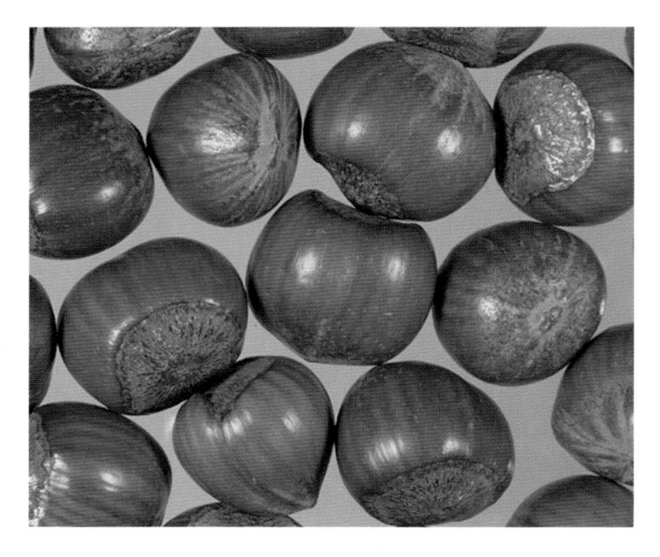

彩图 **42**　榛果

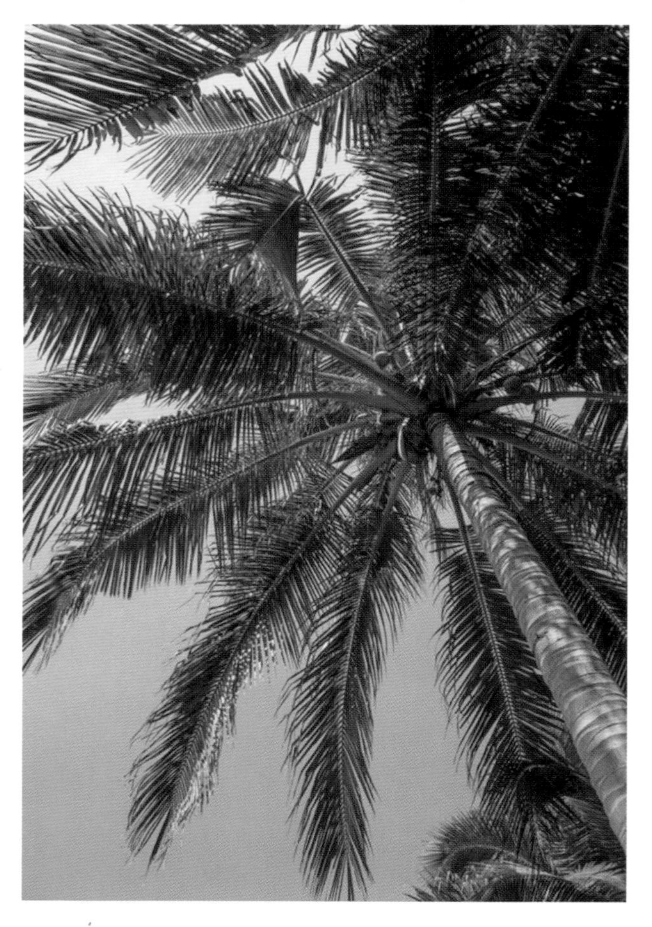

彩图 **43**　椰子

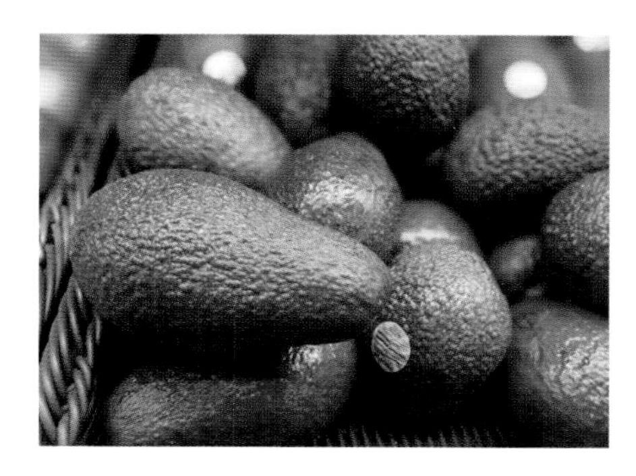
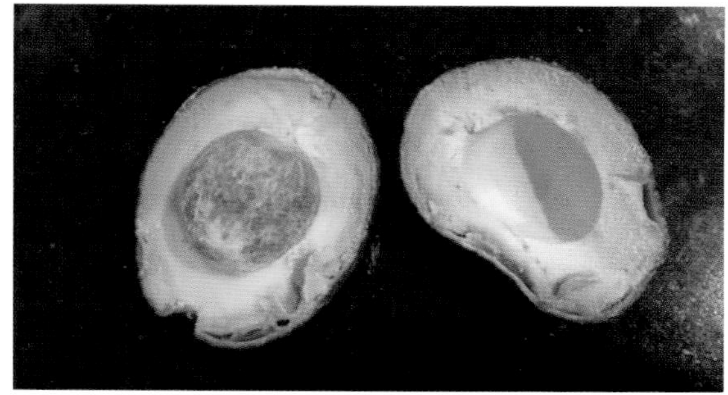

彩图 **44**　鳄（酪）梨

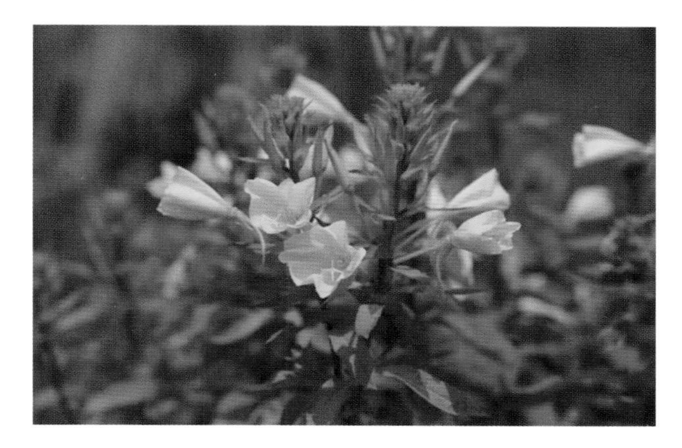

彩图 **45**　月见草

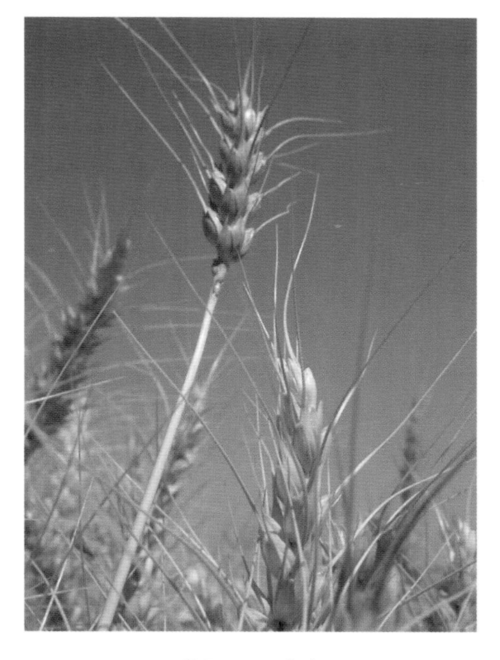

彩图 **46**　小麦

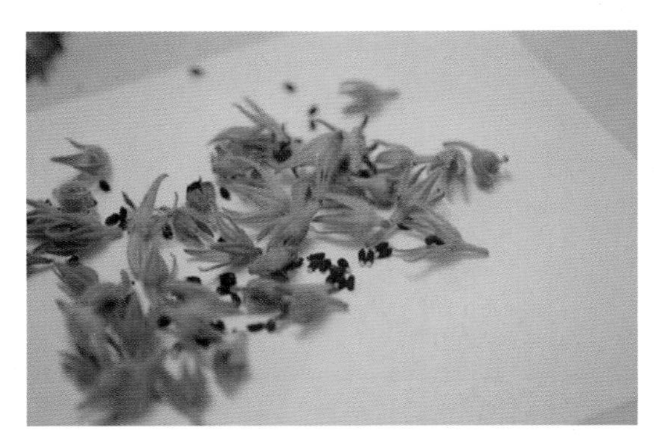
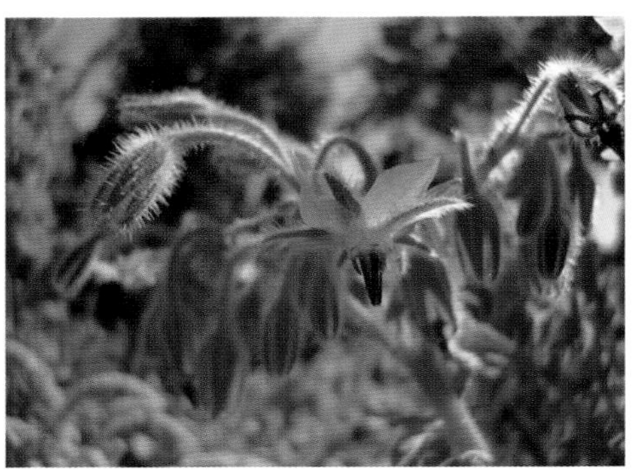

彩图 **47**　琉璃苣

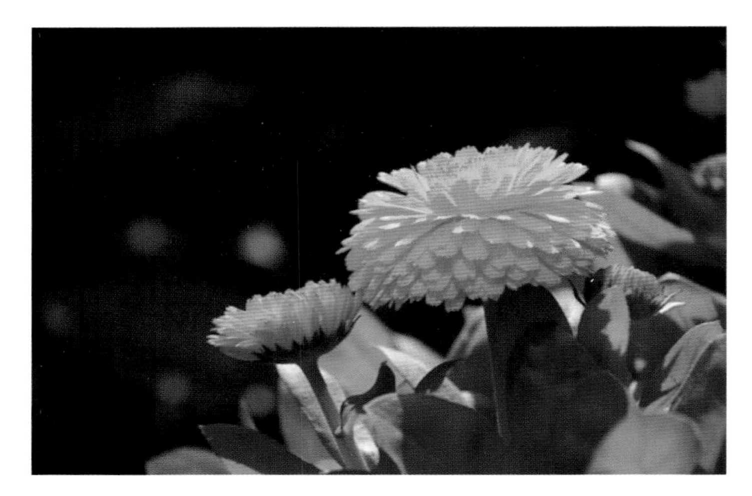

彩图 **48**　金盏菊

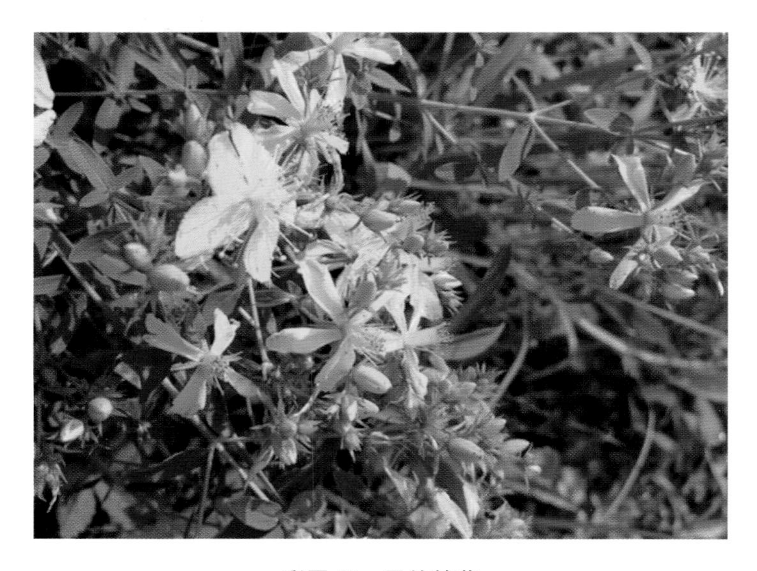

彩图 **49**　圣约翰草